神戸大学
感染症内科版
TBL

問題解決型
ライブ講義
集中！5日間

岩田 健太郎

金原出版株式会社

はじめに

みなさん，こんにちは。岩田健太郎です。本書を手にとっていただき，感謝しています。

本書は2012年6月に神戸大学の医学部4年生に行われた1週間のTBL，Team Based Learningをもとにしたライブ講義です。実際に行われたTBLを録音し，これを金原出版の中立稔生さんに文字起こししてもらい（英語の部分とかも多くて，ご苦労をお掛けしました），さらに「文章」として再構成したものです。

学生や患者のプライバシーに配慮して，内容を改めたところもあります。それと，「言葉遣い」はだいぶ変えています。コロキアルな言葉は，文字で読む言葉とは全然違います。いくら（二葉亭四迷以来）口語体と文語体が融合したからといって，両者は同じではありません。

今回とくに文字起こしして気がついたんですけど，ぼくは同じフレーズを繰り返す癖があるようです。それは授業の場では「重要事項の強調」として許容範囲なのかもしれませんが，書物上ではややうっとうしい表現となります。

というわけで，文字起こしをした文章は校正においてかなりイジることになりました。しゃべったことを文字起こしして本にするなんて，楽するんじゃねえよ，と思っておいでの方もいるかも知れませんが，実はとても大変なんですよ，ほんと。

2008年にぼくが神戸大学に異動した時，4年生はproblem based learning（PBL），別名チュートリアルを行っていました。しかし，これを見学したぼくは全然よいとは思いませんでした。真面目な学生の間でも評判が悪かったです。

学生は教官たちにPBLを見直すよう要求しました。彼らはPBL改善を要求し，後に感染症内科が行ったTBLも評価し，これを医学教育学会に発表しました。

- 佐藤直行ら：学生・教員が共に創るチュートリアル教育　より良い医学教育を目指して．医学教育 41Suppl：p111（2010.07 会議録）
- 國谷有里：臨床実習に資するチュートリアル・臨床前教育の模索　学生・教員が共に創る医学教育（第2期）．医学教育 42Suppl：p119（2011.07 会議録）
- 浅井真理恵：TBL アンケート調査から見た PBL・TBL 教育の現状と可能性　学生・教員が共に創る医学教育/第3期．医学教育 43Suppl：p97（2012.07. 会議録）

で，感染症内科は独自のコンセプトでTBLを導入することに決めました。

外科などいくつかの科は，伝統的な講義形式に戻しました。ま，確かに「虫垂炎の手術のしかた」とかは，素人が不毛な話し合いをやるよりも「こうやるんだ」と教えてもらうほうがはるかに効率が良いに決まっています。

PBLで特に問題を感じた点は2つあります。

1つは，「学生が自主的に勉強して，臨床感染症という学問領域について妥当な理解を得られる」という信憑にぼくが共感しなかったことです。その懸念は，本書をお読みいただければ実に正しかったことが分かります。自主学習をしてきた学生は最初からトンチンカンな理解で，基本的なコンセプトを理解せずに見当違いな学習をやっていました。それは「だれか」が是正しなければならない致命的な誤謬でした。

2つめは，チューターです。ぼくは，その「だれか」にチューターがなれるとは思えませんでした。

感染症診療を自学自習で学ぶことは可能か。はい，可能です。しかし，そのためには膨大な努力と感性，そして妥当なテキストと出会う「運」が必要です（日本で出ている感染症のテキストは玉石混淆だからです）。

神戸大学のチューターになるような世代のドクターはほとんど，学生時代や研修医時代にきちんとした臨床感染症の教育を受けていません。もしかしたら，きちんとした臨床医学の教育すら受けていないかもしれません。

彼らすべてが膨大な努力と感性と「運」を持っていて，妥当な感染症教育を学生に提供できると信じるほど，ぼくはお人好しにはなれませんでした。

そういうわけで，学生にはぼくたち感染症のプロが教える以外に選択肢はないと思いました。その必然的な結果として，「みんな集めてまとめて

やる」TBLしかありえなかったのです。ぼくにとって，TBLは（日本の医学教育者がやりがちな）「今アメリカで流行している手法」だから取り入れたのではなく，「それしか選択肢がなかった」という後ろ向きの選択だったのでした。

　TBLとは，「ある特殊なやりかたで協力して行う学習で，特定された個人学習とグループ作業，そしてその場で受けるフィードバックの流れがある。これによって学生がお互いに築きあげるモチベーションの枠組みを作るのだ。準備をしてからクラスに参加し，議論に参加するのだ」とMichael Sweetさんは定義しています。

　定義は（ほとんどの定義がそうであるように）わかりづらいですが，要するに学生が主体的に学習していくことをその特徴としているようです。

　オーセンティックなTBLは事前学習，iRAT，tRATと呼ばれる事前テスト（individual readiness assurance test, team readiness assurance test），テストの間違いを検討，ミニレクチャー，問題解決，発表……という流れを取ることが多いようです（http://www.teambasedlearning.org/starting）。

　でも，ぼくはこのようなアメリカ式の，教科書的なTBLにはあまり感心しませんでした。実際にTBLに関するワークショップにも参加したのですが，なんというか，せっかくのライブ感が失われてしまっているような残念な印象を受けたのです。

　ある医学教育系の学会に参加した時も，TBLに関する発表で概ね学生の評判が悪かったのを見て，「やっぱりなあ」と思ったものです。言うならば，脂身など，毒々しくも美味しい部分を取ってしまった秋刀魚のようなものです。

　やっぱり「秋刀魚は目黒に限る」のです。

　TBLの「チームで学ぶ」「みんなで学ぶ」「自主的に学ぶ」というコンセプトは面白いと思ったのですが，つまらない（とぼくが感じたこと）をそのまま残して，オーセンティックにやることは好みませんでした。なので，コアなコンセプトは残しましたが，iRAT，tRATみたいなものは全部やめました。学生に予習も求めませんでした。

では，その「目黒の秋刀魚」はどのようなものであったか。これは本書をお読みいただければわかります。

　本書をお読みになった方は，ぼくがひたすらしゃべりまくって，学生はほとんど発言する機会がないかのような印象をお持ちかもしれません。でも，実は学生は各グループでの話し合いの時間を十全に与えられており，それは本書の内容には反映されていません。
　そんなわけで，学生もグループ内でたくさん話し合ったり，あるいは自主学習的な時間をたっぷりとっていることはご理解ください。

　さて，TBLを受けた学生の評価はどうなったのか。ぼくは「あえて」今回，正式な評価作業を学生に課しませんでした。アンケートもとらなかったし，試験もレポートも課していません（もっとも，アンケートは6年生達が自主的にとって，上述の学会発表に至りました）。それじゃ，学生の成長が吟味できてないじゃん？　と疑義を唱える方もおいでかもしれません。
　その疑義に対する答えも，本書に込められています。まずはお読みになってください。
　「目黒の秋刀魚」同様，ウンチクよりも，まずは食べてみなくてはね。

目　次

6月18日(月) 1日目

第1講 ——————————————————— 2

- なぜTBLか，PBLの問題はどこにあるのか ……………… 2
- シラバスなんて要らない！ ……………………………… 4
- 診断とは？ 病気とは？ …………………………………… 6
- 病気は恣意的な規定 ……………………………………… 10
- 治療が変われば診断も変わる …………………………… 10
- 「潜在結核」という病気 …………………………………… 11
- 精神科疾患は個性？ ……………………………………… 13
- 昔の病気は「露骨」だった ……………………………… 15
- 病気でなかったものが病気になる日本 ………………… 17
- 尿酸値が高いと治療なのか？ …………………………… 18
- 無症候性細菌尿は治療すべきか？ ……………………… 19
- 微生物と現象と病気そのもの …………………………… 22
- 病気の時間性 ……………………………………………… 24
- 89歳，女性。2週間前から体が痛い …………………… 26
- 体中が痛いおばあちゃん ………………………………… 31
- 病気が不安なおばあちゃん ……………………………… 32
- 「なにかあったら」どうするか ………………………… 34

第2講 ——————————————————— 38

- レポートとプロセス評価 ………………………………… 38
- 「検査をする」という選択肢 …………………………… 39
- 検査を選ぶポイント ……………………………………… 41
- 感染症の診断プロセス …………………………………… 45
- 微生物は治療の対象ではない …………………………… 46
- 時間情報の得方 …………………………………………… 47

- 長いスパンの感染症―例外を考える ……………………………… 49
- 微生物の見つけ方 ……………………………………………………… 50
- 感染臓器の見極め方 …………………………………………………… 52
- 痛みの話 ………………………………………………………………… 54
- 解剖学的なアプローチ ………………………………………………… 56
- 血液検査のピットフォール …………………………………………… 57
- コッホの原則 …………………………………………………………… 58
- 感染経路が大事 ………………………………………………………… 59
- そのトキソプラズマは，どこから？ ………………………………… 62
- 臨床で役立つ感染経路の整理法 ……………………………………… 64

第3講 ──────────────────────────── 68

- 食品関係者の検便？ …………………………………………………… 68
- 「可能性は否定できない」という思考停止 ………………………… 70
- 20歳男性，頭痛と発熱 ………………………………………………… 73
- オッカムの剃刀 ………………………………………………………… 75
- システム・レビューをしよう ………………………………………… 77
- 髄膜炎を疑ったら―首の診察法① …………………………………… 79
- 仮説生成に基づく問診と診察 ………………………………………… 82
- 喉の診察法 ……………………………………………………………… 84
- 破傷風とは ……………………………………………………………… 86
- 首の診察法② …………………………………………………………… 89
- リンパ節腫脹の鑑別 …………………………………………………… 90
- ストレスと発熱 ………………………………………………………… 92
- 薬物中毒の知識 ………………………………………………………… 93
- インフルエンザの診断 ………………………………………………… 96
- HIV感染症とsexual activity …………………………………………… 99
- 全身性エリテマトーデス（SLE）とは ……………………………… 101
- 副鼻腔炎の診察 ………………………………………………………… 103

6月19日(火) 2日目

- 急性副鼻腔炎の診断プロセス 110
- 『PubMed』の使い方 113
- 病気のシーズナリティをみる 117
- 病気を解剖学的に考える 117
- 急性副鼻腔炎の治療戦略 118
- 慢性副鼻腔炎とはなにか 122
- いい教科書の条件 124
- 急性副鼻腔炎の診断にCTは必要か？ 128
- 急性副鼻腔炎に抗菌薬を使うべきか 133
- 頭痛，発熱の鑑別 135

6月20日(水) 3日目

第1講 —— 142
- 尤度比とアナログな医学の世界，そして重症度 155
- HIV検査のピットフォール 162
- 診断アルゴリズムとゲシュタルト 165
- なぜ，論文を読むのか？ 168
- 論文の構成 171
- MethodsはPECOでみる 174
- 上手な発表，そしてエラー 176

第2講 —— 179
- ゲシュタルト診断とは 179
- エビデンスの「レベル」とは 181
- ビタミンEは心臓に良いか？ 187
- 階層は，本当に階層か？ 191
- 83歳男性。発熱，腰痛 193

- ■ 問診の仕方, 病歴のとり方 ……………………………………………… 202
- ■ 薬剤歴から導く診断 …………………………………………………… 215
- ■ 頻度と程度の重みづけ ………………………………………………… 221

第3講 ———————————————————————— 225

- ■ 結核性椎体炎の発生機序 ……………………………………………… 225
- ■ 結核性椎体炎の診断 …………………………………………………… 228
- ■ 結核性椎体炎の治療戦略 ……………………………………………… 232
- ■ 発熱と腰痛の鑑別疾患 ………………………………………………… 237
- ■ わからないときは『エポケー』 ……………………………………… 240
- ■ 臨床医学のゲーム理論 ………………………………………………… 245

6月21日(木) 4日目

第1講 ———————————————————————— 252

- ■ ポパーの反証主義 ……………………………………………………… 252
- ■ Nの数は大事か？ ……………………………………………………… 255
- ■ シミュレーショントレーニングの方法 ……………………………… 257
- ■ ツ反, QFTの検証 ……………………………………………………… 260
- ■ ツ反とQFTとはなにか？ ……………………………………………… 265
- ■ QFTの使いどころ ……………………………………………………… 274
- ■ 検査の価値判断 ………………………………………………………… 275

第2講 ———————————————————————— 277

- ■ いよいよ英語で症例 …………………………………………………… 277
- ■ バイタルサインと意識状態の見方 …………………………………… 287
- ■ 検査値と基準値の考え方 ……………………………………………… 297
- ■ カンジダ感染症の基礎知識 …………………………………………… 301
- ■ 皮疹の原因は……？ …………………………………………………… 303
- ■ 免疫抑制のパターン …………………………………………………… 310

第3講 ——————————————— 315

- ニューモシスチス肺炎の疫学とリスクファクター ……………… 315
- ニューモシスチス肺炎の臨床症状と診断 …………………………… 317
- ヘルペスウイルス感染症の基礎知識 ………………………………… 322
- ニューモシスチス肺炎の画像診断と次の手 ……………………… 327
- ニューモシスチス肺炎とステロイド ………………………………… 337

6月22日（金）5日目

第1講 ——————————————— 344

- メタ分析の扱い方 ……………………………………………………… 345
- UpToDateの使い方 …………………………………………………… 347
- ニューモシスチス肺炎の予防法とその対象 ……………………… 354
- AIDS関連ニューモシスチス肺炎と
  Non-HIVニューモシスチス肺炎の違い ………………………… 358

第2講 ——————————————— 361

- TBL最後のケース①—症例提示 …………………………………… 365

第3講 ——————————————— 395

- TBL最後のケース②—鑑別疾患の吟味と検討 ………………… 395
- そして，診断は…… …………………………………………………… 423

あとがき ……………………………………………………………………… 429

1st
June 18.
Monday

The Live Problem-Solving Lecture for 5 Days

6月18日(月) 1日目 第1講

なぜTBLか，PBLの問題はどこにあるのか

岩田

それでは。感染症内科の岩田と申します。
始める前にいくつかの説明をしておきます。今週のセッションは全部録音して，文字起こしをして，本にまとめるつもりです。みなさんのプライバシーが保たれるように配慮したり，若干デフォルメしたりはしますが，これからやろうとしていることって，実は日本でまだあまりやられていないことなんですね。
それを紹介するという意味で，ライブ講義として出版しようと思っています。

（学生どよめき）

岩　田　……ご承認ください。絶対嫌だって人がいたら，後でこっそり教えてください。その人の発言は全部削除します[1]。それがひとつ。

みなさんが今までやっていたチュートリアルは，俗にPBLといわれています。Problem based learningと呼びます。一方，今からここでやろうとしていることは，TBLと一般的に呼ばれています。Team based learningというやり方です。
PBL，みなさんがやっているチュートリアルは，いくつかの問題が指摘されています。それをみなさんが感じているかどうかはわかりませんけどね。

ひとつは，PBLでは症例の資料が，最初から患者情報も検査結果も含めて，全部ダーッと提示しているので「問題解決型」といっておきながら，実は全然問題解決になっていないこと。ひたすら検査データを教科書で調べて，それについてまとめてしゃべるだけになってしまいます。
そのため，実際に5年生になってベッドサイド実習（BSL）を始めたとき，患者さんを診ようとしても全然問題の解決方法が見つからないという欠点が指摘されています。指摘されている，というのはみなさんの先輩たちが

---

[1] このような要望はありませんでした。

なぜTBLか，PBLの問題はどこにあるのか

そのような苦情を言っているんですね。

もうひとつは，チュートリアルにはチューターが必要になりますが，どうしてもマンパワーの関係で，チューターはその領域の専門外の人がやっている点です。

もちろんチューターは，みなさんの議論を円滑にするファシリテーターとしての役割を期待されているので，専門知識がなくても別にいいじゃないかという意見もあるんです。けど，冷静になって考えてみると，みなさんは，学校の中でも一番アカデミックな場所である大学，いわば最高学府で勉強しています。そこで医学という専門領域を素人が教えてもいいのかという疑問が生じますよね。本当にそれで妥当な内容を教育することが担保できているのかというと，かなり疑わしい。

実際にチューターがチームの議論をやっているのを観察していても，結構見当違いな方へ誘導していたりすることはままあることです。

かといって，専門家だけをチューターにあてようとするとマンパワー的にはとても普通の大学レベルではできない。そのためどっちをやってもうまくいかない。

そこで編み出されたのが，このTBLという概念です。Team based，つまりみなさんをバーッと1カ所に集めてきて，それぞれの臨床問題解決を同じ場所でやることによって，ぼく（という専門家）が1人でここにいてもある程度対応できる。つまりマンパワーの問題はそれによって解決して，質的な担保ができるのです。

さらに，雰囲気の問題。やっぱり，みんながチュートリアル部屋でバラバラになっていると，なんというか「ノリが悪くなる」というか，場の空気が淀むチームがあるでしょう，ときどき。

みんながいるって大事でね。焼肉屋に行くとさ，なんとなく普段食べない人もよくパクパク食べちゃったりするじゃん。つられる効果があるわけです。そういう場の空気の盛り上がりの相乗効果……おそらくは倍音と呼んでも良いと思うんだけど。音楽の世界で倍音ってあるじゃないですか。あれと一緒でみんなが盛り上がっていくと，だんだんだんだん盛り上がっていく効果もあるんじゃないかと期待しているんです。

そういうわけで，これから5日間TBLをやっていこうと思います。従来のチュートリアルは各科によってやり方が違うので，みなさんがどういうことをやってきたかというのは，ぼくはすべて詳細には把握していないんだけど，この週のセッションではみなさんがリアルに患者さんを診ている感じで，話が展開されていきます。症例を出すときも検査データなんか全然出てこない。むしろみなさんがどの検査をするかを考えて，選ばなければいけません。

ここまでのところで，何か質問とか意見はありますか？ 大丈夫ですか？ それでは先に進めます。

シラバスなんて要らない！

岩田

さて，いくつか事務的な話をしておきます。

みなさんの手元にシラバスが出されていると思います。開始時間と場所はそれに準じてもらっていいんですが，内容はそれとは全然関係ないことをします。ちょっと時間がなくてね，それ去年のそのままコピーして出しちゃったんだよ（笑）。

ま，めんどくさかったというのもあるんだけど，シラバスなんてあんまり大学の教育には向いていないんですよ。文科省が出せというから仕方なくやっているんだけどね。みなさんはこういうことを学びますよと言われて，「そうですか」ってパッケージで教わるのは，本来，駅前の英会話学校とかそろばん教室みたいな学びの場では良いかもしれない。しかし，大学ではもっとレベルの高いことをしたい。そこでは，なにをこれから学ぶのかよくわからないものなのです。

「あなたはこういうこととこういうことを学びましょう」というと，人間は大体「そこ以前のところ」で終わっちゃいます。それ以上のところまで考えようという意欲を失ってしまうんですよ。

そうではなくて，**この5日間一体私たちはなにを学ぶんだろうという謎の中で，一生懸命，頭を使って考えてほしいわけですよ。**

ですので，目の前にあるシラバスは教務係のために作ったものであり，み

なさんのために作ったものではないということをご理解いただきたいと思います。

今日は，初日なのでイントロダクションをやろうと思います。いきなり症例をポーンと出してもたぶん急にはできないと思うので，最初のベーシックなところを理解していただこうと思います。

さて，臨床医学において大切なものはなにか。それは，診断と治療ですね。患者さんがいて，診断して，治療するというプロセス。これについては，みなさんはもちろんすでに講義（診断学）で習っているべきなんだけど，実際には（真の意味では）習ってないと思うんですよね。だから5年生になって病院実習をしても，全然できないわけですよ。ですので，ここでもう1回レビューしておこうと思います。いいですか？
ではまずみなさんに質問します。2つ質問するので，それをチームで話し合ってください。

チームってさ，番号ついているの？1班とか2班とかそんな感じ？ うん。じゃあ手を挙げてね。……1班，……2班，……3班，4班，5班，6班……。なんか全然秩序がないね。

（一同笑い）

岩田　……7班，8班，9班。それで終わり？10班。11ってある？11もある。12？13？……13班もあるんだ。結構たくさんあるんだね。たぶん今のままだとすごく喋りにくいと思うから，もう少しチーム同士で固まって，チーム間の距離も置くようにした方がいいと思うよ。みなさんが丸くなって話し合いをしやすいように，ポジションチェンジしてもらっていい？

移動

岩田　いいですか？ はい。そうしたら次回からは13のグループで集まってもらって，こんな形で話し合いができるようなポジションを取っておいてください。

それから今イギリスのシェフィールドから，学生が実習に来ているんだけどさ。でも英語でやるって言ったら怒るよね？
……それは勘弁しておいてやろう。ま，普段は初期研修医に適宜翻訳してもらいながら，日本語で進めます。でも4日目と5日目は症例を英語で出すからね。それは予告しとく。

診断とは？ 病気とは？

じゃあ，みなさんに話し合ってもらうトピックは2つです。

1つめ。『診断』という言葉があります。英語ではdiagnosisといいますが，それは一体なにをすることなのか？ ということをまず話し合ってください。

2つめ。診断とは病気を診断することですが，では「病気とはそもそも何だろう」。

この2つについて，みなさんの知恵を絞って考えてみてください。では，始めてください。

> 1. 診断とはなにをすることか
> 2. 病気とはそもそもなにか

話し合い

こういうときはたいていそうなるので申し訳ないけど，1班からいきましょう。まずは「診断とはなにか」について聞こうかな。どうぞ。何でも言って。

治療方針の決定や病名をつける。原因を探る。患者の訴えを聞いてそれらをすること。

岩田　オッケー。他は？ それだけ？

＊学生の名前はすべて仮名。

診断とは？ 病気とは？　　7

田中　あとは問診とか検査とかしたりすること。

岩田　問診とか検査をすることね。以上？　はい，ありがとう。じゃあ5班。どうぞ。

野村　もう言われてしまいました……。

岩田　なにを？

野村　患者の主訴に基づいて，現病歴や性別とか年齢，身体所見を基に患者の疾患を鑑別して，治療方針を導くこと。

岩田　うんうん，大丈夫。結構オリジナルやん。オッケー。じゃあもう1グループだけ聞こう。11班。

杉山　単なる病名当てゲームではなくて……。

岩田　単なる病名当てゲームではなくて（笑）。何か皮肉の匂いを感じますけど。

杉山　病歴聴取や身体変化を通して病態の判断をして，治療方針を導くこと。

岩田　なるほど。面白いですね。

　　　じゃあ，診断についての話をする前に，次の問題の「病気とはなにか」。これも何というか，根源的な問題といえば根源的な問題だし，今さら「なにをいってんねん」という感じがしないわけじゃないけど。じゃあ13班。

金子　まとまった答えは出来ないですけど，まずはすごく主観的なもの。

岩田　あ，主観的なもの！　ほうほう。

金子　基準値は人が決めたものだし，国によっても違うし，すごく曖昧で患者さんが自分を病気だと思えば，病気だし。

岩田　患者が病気だと思えば病気？

金子　患者さんが病気だと思っていなくても，他人が，たとえば医師が「あなた病気です」って言えば，病気になります。

岩田　患者が病気だと思えば病気だし，患者が病気だと思っていなくても医者が

「お前，病気や」って言ったら病気になる？ でもそれってさ，「病気とはなにか」という問いの説明にはなってないよね。

金子　答えはありません。

岩田　答えはない！（笑）いいね〜。

（一同笑い）

岩田　7班いってみようか。……みなさん意外にラディカルですね。

検査で基準値から離れているからといって，病気というわけではなくて，ある場所で病気と言われていても，別の場所では病気とは限らない。

岩田　……ほう。それは「病気とはなにか」という問いの答えにはなっていないような気がするね（笑）。「ワンと言わないからって犬とは限らない」って犬の説明にはなっていないよね。

質問をちゃんと理解して，質問に答えることは結構大事なスキルなんだよ。質問に答えてないことがよくあるんだよね。

石川　ええと，人がカテゴライズした状態。

岩田　人がカテゴライズした状態が病気なの？

石川　病態……？

岩田　病態ってなに？ ……病気の状態だよね。ぐるぐるまわっちゃっているよね。難しいね〜。はい，ありがとうございました。じゃあ最後2班。

（2班から歓声）

岩田　はい，お待ちどおさまでした。

病気とは生活に支障があって健康じゃない状態。

岩田　というと，お金がなくて困っている状態は病気？

山田　（上から目線口調で）あー，それはね〜。

(一同笑い)

山田 それが引き金になって病気になることもあるかも知れない。

岩田 じゃあ，お金がないことそのものは病気じゃなくて，引き金になるかもしれないと。

山田 そうっす。

岩田 じゃあ，病気と「引き金」の違いってなにかな？ お金がないことは病気じゃないんだよね？ なにが病気なの？ ……そのまま上から目線で言ってくれてもいいよ(笑)。「それはね〜」って。

山田 そ，それはですね……うーん，お金がないのは体が悪いわけじゃなくて。病気は体が悪い，と。

岩田 なるほどね。たとえば精神科の病気とかはどうなるの？

山田 それはまぁ，病気ですね。……じゃあ心と身体の異常です。はい。

岩田 うーん，じゃあたとえば……ごめんね，なんかこういじめてみたくなってきちゃって(笑)。たとえば，ハゲ。あれって病気かな？
異常と言えば異常だけど。異常というのは，要するに正常からの逸脱だよね。極端に言えば，めっちゃ背が低いとか際立って背が高いとか，あるいはもっと言えばすっごくジャンプ力がある，むちゃくちゃ記憶力がいいとかね。そういうのは病気なの？ 基準からはずれているって意味で。
ハゲを病気とするかは深刻な問題だよね。

山田 ハゲは生活にはそんなに支障がないはずだし……。

岩田 そうでもないかも知れないよ(笑)。

(一同笑い)

岩田 それはハゲてない人の驕りかもしれないぞ。……ありがとう。もうやめとくわ(笑)。

今みんなに相談してもらったこの2つの問題は，意外に大事なんですよ。

というのも，「診断」はぼくらが，あるいはみなさんが医者になったときに毎日ついてまわるものです。それからみなさんのターゲットは当然「病気」ですから，病気というものについてもしっかり扱わないといけない。ところが，じゃあ「そもそも病気とは何やねん」という話になると，意外とわかりづらい，あるいはよく分からないということになります。

病気は恣意的な規定

答えのひとつをいうとね，病気かそうでないかというのは，人間さまが決めた約束事にすぎなくて，根底的な基準というのはないんですよ。
たとえば人間の身体的な機能が侵されることを病気とする場合，妊娠して動きづらいことを病気かというと，そうカテゴライズしていないんだよね。なぜ妊娠を病気としないかというと，病気じゃないと決めましょうと約束事を決めたから，病気じゃないのです。

もっというと「老化」。人が歳をとる，これも病気とは言わないよね，普通は。だけど運動能力は衰えるし，頭の能力もだんだん衰えていくわけだから，人間の身体能力が侵されることを病気というのであれば，実は老化だって明らかに病気なんだよ。でも普通は病気とは言わないよね。それはなぜかというと，病気かそうでないかの区別は，恣意性だけが規定しているからなんですね。

恣意性，Intentionといいますね。人間さまの恣意性だけが病気を規定しているという事実をまず知っておくことが大事なんですよ。**病気かそうでないかは科学的な真理とか事実ではない**。人間がその状態を『病気』と呼びたいと病気なんだよね。そうじゃないと考えれば病気ではない。

治療が変われば診断も変わる

最近，関節リウマチの診断基準が変わったのは知ってる？ 昔は朝のこわばりが何週間続いて，関節炎がいくつあって，リウマチドイド因子がどうのこうの……という診断基準で，そこまで「ガチガチの病気」になった

ら，関節リウマチ，Rheumatoid arthritisという病気にしていたんだけど，そんなに関節がボロボロになるまで待っていたら，治療が遅くなって，治療効果があんまり期待できない。だからもっと早いうちに見つけて，早期診断，早期治療しようと思ったわけですよ。

TNF-α阻害薬やメトトレキサートのようないい薬がだんだん出来てきて，昔はステロイドをずっと使って，緩やかにボロボロになるまでみておくという感じだったのが，もっともっとしっかりとした治療薬が出来てきたので，「治療薬もあることだし，早めに診断しよう」ということで逆に診断基準を変えたんですね。

これは治療が存在するから，診断を早める，つまり病気じゃないと今まで言われていた人も病気ということにしようと人間さまが決めたんですよ（ ポイント❶ ）。

「潜在結核」という病気

同じように，結核という病気がありますね。結核は結核菌が起こす病気です。*Mycobacterium tuberculosis*という抗酸菌ですね。これに感染して，咳が出たり，熱が出たり，体重減少が起きると肺結核という病気として認識されるわけです。

今までは結核菌を体の中に持っているだけでは，病気とは言わなかったわけですね。それをどうやって観察するかというと，ツベルクリン注射で，赤いものがぷくっと膨れ，結核菌に対する免疫反応が見つかる。結核菌に対する免疫反応が見つかるから，これは結核菌が体の中にいるなと判定する。

昔は予防投与といってね，結核にならないようにするために，ツベルクリン反応陽性の人にはイソニアジドという薬を予防投与されてきた。「予防」投与というからには，それは病気になる「前」に行うものだよね。だから，ツベルクリン反応が陽性になった人は「結核という病気」じゃないんだけど，結核菌が体の中にいるから，将来結核という病気を発症するのを「予防」しましょうね，ということで予防投与されてきた。

ところがこれが，確か2000年くらいだと思うんだけど，変わったんで

ポイント ❶

●過去の関節リウマチの診断基準（1987）

①少なくとも1時間以上持続する「朝のこわばり」が6週間以上続く
②3個以上の関節の腫脹が6週間以上続く
③手・中手指節関節または近位指節関節の腫脹が6週間以上続く
④対称性関節腫脹が6週間以上続く
⑤皮下結節（リウマチ結節）
⑥血清リウマトイド因子が陽性
⑦手・指のX線の変化

以上の7項目中，4項目を満たすものを関節リウマチとする。

●ACR/EULAR（アメリカリウマチ学会，ヨーロッパリウマチ学会）新基準（2009年）

【関節病変】	
①中・大関節に1つ以上の腫脹または疼痛関節あり	0点
②中・大関節に2～10個の腫脹または疼痛関節あり	1点
③小関節に1～3個の腫脹または疼痛関節あり	2点
④小関節に4～10個の腫脹または疼痛関節あり	3点
⑤少なくとも1つ以上の小関節領域に10個を超える腫脹または疼痛関節あり	5点
【血清学的因子】	
①RF，ACPAともに陰性	0点
②RF，ACPAの少なくとも1つが陽性で低力価	2点
③RF，ACPAの少なくとも1つが陽性で高力価	3点
【滑膜炎持続期間】	
①<6週	0点
②≧6週	1点
【炎症マーカー】	
①CRP，ESRともに正常	0点
②CRP，ESRのいずれかが異常	1点

上記のスコアの合計が6点以上である症例は「RA確定例（definite RA）」と診断。

す。アメリカが「あれは予防投与ではない，治療だ」と言い出したんですよ。ツ反が陽性になるのは実は病気で，潜在結核という病名をつけようと，病気にしたんだよね。

起きている現象は同じですよ。ツ反が陽性になるという，起きている現象は同じなんだけど，その現象を今まで予防の対象にしていたのが，病名を

つけて潜在結核，Latent tuberculosisという病気にしたんです[2]。

なぜそんなことをしたかというと，アメリカでは90年代の頭に移民が増えたり，AIDSが増えたりして，結核が一時，ボーンと増えたことがあるんだよね。それで，結核対策をしたいアメリカは，結核を国から撲滅したいと一生懸命やったんですよ。

だから，今までみたいに「予防投与なんてぬるいことやってたらたまんないぜ」っていうことで，あれはみんな病気ということにしちゃおうと，バシバシ診断して，薬を（予防薬ではなく）治療薬としてバンバン飲ませて，そしてアメリカという国から結核を撲滅するんじゃ，と決めたわけです。決めたから「あんたはこれから病気やで」と。そうすると今までは予防の対象だった普通の人は，「患者」になるわけですよ。病名がつけられているから。

このようにさっきの関節リウマチにしても，結核にしても，わりと人間の都合で「この人を病気にしよう」とか「病気じゃない」とか決めていたわけですよ。

精神科疾患は個性？

岩田

精神科疾患で境界型パーソナリティ障害ってあるよね。ボーダーラインのいわゆる人格障害ってやつですけど，人格障害とはなにかというと目の前で話していると，ぶん殴りたくなるような，そういう感じの人。とぼくは教わったんだけど（ぼくが言ったんじゃないよ）。

アメリカで研修医をしていた時，ぼくの上級医はそう言っていた。非常にキャラクターに問題があって，対人関係がうまくいかなったり，コミュニケーションがうまくとれないという状態をいうんだけどね（ポイント❷）。

ところが，精神科医の春日武彦先生に訊いたら，フランスにはボーダーライン／パーソナリティ障害という病気はないんだって。

「ない」というのはそういう人がいないということではなくて，フランス

[2] http://www.cdc.gov/tb/topic/treatment/ltbi.htm

> **ポイント ❷**
>
> ● DSM-IV-TRによるパーソナリティ障害の診断基準
>
> | | |
> |---|---|
> | A. | その人の属する文化から期待されるものより著しく偏った，内的体験および行動の持続的様式。この様式は以下の領域の2つ（またはそれ以上）の領域に表れる。
①認知（つまり，自己，他者，および出来事を知覚し解釈する仕方）
②感情性（つまり，情動反応の範囲，強さ，不安定性，および適切さ）
③対人関係機能
④衝動の制御 |
> | B. | その持続的様式は柔軟性がなく，個人的および社会的状況の幅広い範囲に広がっている。 |
> | C. | その持続的様式が，臨床的に著しい苦痛，または社会的，職業的，または他の重要な領域における機能の障害を引き起こしている。 |
> | D. | その様式は安定し，長期間続いており，その始まりは少なくとも青年期または小児期早期にまでさかのぼることができる。 |
> | E. | その持続的様式は，他の精神疾患の現れ，またはその結果ではうまく説明されない。 |
> | F. | その持続的様式は，物質（例：乱用薬物，投薬）または一般身体疾患（例：頭部外傷）の直接的な生理学的作用によるものではない。 |

ではあれは「個性」だと。「嫌な奴」というのも個性のひとつで，病気とは認識していないのだそうです。

認識しなければ，つまり「現象」としては「そういう人」はいるのだけど，病気と捉えるのはアメリカや日本の考え方で，フランスでは「ああいう人も世の中にはいるよね」と，医療の対象にはしていないんだそうです。

今，「新型うつ」っていう話がときどき出てるでしょ？ クラシックなうつ病は，いわゆる真面目なタイプのA型パーソナリティといわれている人が，仕事や勉強を一生懸命やりすぎて，現実世界と自分の気持ちの中での適応がうまくいかなくなって，エネルギーが落ちちゃったりとか，あるいは人生の中に楽しみみたいなものを全然見出せなくなっちゃったりとかする気分障害（mood disorder）と呼ばれる病気ですよね。

ムード，情動的なエネルギー，喜びみたいなものが，だんだん下がってくる，そういう病気ですよね。

ところが，「新型うつ」という現象はそうではなくて，ある特定の上司，ある特定の授業に対して，急にエネルギーが落ちちゃって，動けなくなっちゃうんだけど，家に帰るとわりと元気で，夜飲みに行ったりとか，ディズニーランドに遊びに行ったりは平気でできる。そういう特定の対象だけ

嫌になっちゃう現象なんだそうです。これは日本に固有な現象だと言われているらしいのだけど，あれを病気ととるかどうかというのはちょっと難しい問題ですよね。

「新型うつ」って聞いたことある？　病気だと思う，思わない？　訊いてみようか。「新型うつ」って知らない人どれくらいいる？　聞いたことないって人。……結構いるね。時事的に話題になっている医療の問題は知っといたほうがいいよ。じゃあ「新型うつ」と呼ばれている現象は病気だと思う人，どれくらいいる？　……病気ではないって人はどれくらいいる？　……病気じゃないと思うって人の方がちょっと多いのか。そんなことは興味ないって人どれくらいいる？（笑）……まぁ，いろいろだね。

このように「病気とはなにか」というのはなかなか手ごわい問題なんですよ。正常からの逸脱が病気かというと，さっきのフランスじゃないけど，それは個性だという捉え方もあるわけですよね。

昔の病気は「露骨」だった

岩田

昔はあんまりこういう観念的な悩みってなかったんですよ。100年くらい前は，病気というのはもっとわかりやすかったんですよね。

ぼくは大体毎年のようにカンボジアに行くんですけど，カンボジアというのはすごい国で，ポルポト派という人たちが知識層をよくないと考えるようになった。1970年代くらいのことです。医者とかいわゆるインテリと呼ばれている人たちは，みんな殺されちゃった。

昔のカンボジアはフランスの植民地だったので，フランス語で医学を学ぶんだけど，ちょっとフランス語を喋ると，「Vous parlez français?」「Oui」バーンって殺されちゃうみたいな，そんな感じだったらしい。見たわけじゃないけど。そうだったらしいんですよ。「キリング・フィールド」[3] みたいな映画を見ると雰囲気が伝わってくる。

何百万という人たちがポルポト派によって殺されちゃって，医者はみんな

---

3) The Killing Fields：ローランド・ジョフィ監督，イギリス，1984

国外に逃げるか，殺されちゃうか，あるいは農民のふりをして「ワタシ，ガイコクゴナンカ，シャベレマセン」みたいな感じで，鍬を持って畑仕事するしか選択肢がなかった時代がずっと続く。

90年代にUNTAC（国際連合カンボジア暫定統治機構）が入ってきて，ようやく医療という，今まで存在しなかったものをもう1回導入しようとなった。UNTACが入ったとき，カンボジアには医者が本当に数えるほどしかいなかったらしい。

今でもカンボジアには，片手で数えられるほどしか医学部って存在しないし，医者も全然いないし，医療制度そのものもまだないんですよ。医療保険すら機能してないんですよね。そういう悲惨な状態にあって，WHOのデータによると，2009年のデータで平均余命は男性57歳，女性65歳[4]。病気も多いし，けがも多い。

プノンペンに，シアヌーク病院というチャリティー病院があって，ぼくはときどきそこに行くんだけど，本当に重症になっている人しか来ないんですよね。だって病気になっても診てくれる人がいないし，みんなめっちゃ貧しいから。リヤカーみたいなものにおばあちゃんを乗せて，いよいよ危なくなったら，国のはずれから歩いてやってくるわけですよ。

たとえば，結核性髄膜炎になって動けなくなった人とか，交通事故で手がもげちゃった人とか，「露骨に病気」っていう人ばかりが目立って病院にいます。日本みたいに入院患者が歩いて売店に行って，デイリーニュースを買って昨日の阪神戦の結果に一喜一憂するなんて光景は考えられない。

たぶん100年前の医療ってあんな感じだったと思うんですよ。医療制度というものがしっかりしていなくて，医学があんまり進歩しなかったころは。誰が見ても「病気」という病気しかみていなかった。

そこには議論の余地はない。交通事故で手がもげちゃったのを「それは健康の1バリエーションに過ぎないよ」とか，そういうこと言わないでしょ？ 誰がどのように解釈しても，健康からは逸脱しているよね。結核性髄膜炎で，首がガチンガチンになって，目ん玉がひっくり返っちゃっている人を，「それも個性のひとつだよね」とか言わないよね。

---

[4] http://www.who.int/countries/khm/en/

露骨なわかりやすい病気は，誰の目にもわかりやすく，議論の余地もない。

病気でなかったものが病気になる日本

ただ世の中がだんだん進歩してきて，我々日本が先進国と呼ばれるお金持ちの国になって，国民皆保険制度ができて，医療がほとんどすべての人に提供されるようになって，しかも検査をばんばんやるようになると，わりと微妙な状態も病気として扱うようになりました。

ちょっと喉が痛いとかさ，カンボジアではそんな理由で，まず病院には来ないですよ。だからカンボジアでは「喉がちょっと痛い」というのは病気としてカテゴライズされていないんです。

あるいは鼻水が出たとか。日本の小児科の外来だと「最近ちょっとぐずっていて，鼻水出るんですけど」ってお母さんがすぐ連れてくるでしょう。あんなのはぼくが知るかぎり日本だけですよ。「鼻水が出る」は日本以外の国ではほとんど病気として認識されていないのかもしれないよ。

健康診断で血液検査をすると，コレステロールが高いとか。腹囲が80何センチ以上あるとかさ。腹囲が何十センチ以上なんてのは，10年前はそれこそ個性のひとつだったんですよ(笑)。でも今はそれもメタボリック症候群なんて病名をつけられちゃっているでしょ（ ポイント❸ ）。あるいは尿酸値が高いとかね。

じゃあ，そういうものを病気と呼んでいいのか，ということをみなさんに

ポイント❸

●メタボリック症候群の診断基準

ウエスト周囲径が男性で85cm，女性で90cm以上を「要注意」とし，その中で
①血清脂質異常（トリグリセリド値150mg/dL以上，またはHDLコレステロール値40mg/dL未満）
②血圧高値（最高血圧130mmHg以上，または最低血圧85mmHg以上）
③高血糖（空腹時血糖値110mg/dL）
の3項目のうち2つ以上を有する場合をメタボリックシンドロームと診断する。

ちょっと考えてほしいんですよね。

どうしてか。さっきいみじくも誰かが言ったように，「診断をする」，つまり病名をつけるということは，治療方針を立てるためだと言っていたでしょう。その通りなんだよね。治療があるから診断があるんだよ。治療がないのに診断してもしょうがないでしょう。もちろん，現在でも治療方法が確立していない病気もあるけどね（慢性疲労症候群とか。でも，その「診断名」を基準に治療法は模索される）。

もっと言えば，診断というのは「手段」であって「目的」ではないんだよね。「ナントカ病の人が日本では何人いるか探してやろう」というのは，学術的には意味があるかもしれないけど，臨床の医者としてはなぜ診断するのかというと，治療するために診断するわけでしょう？　だよね。
治療しないと言っているのに診断してもしょうがない。

尿酸値が高いと治療なのか？

たとえば，尿酸値が高いという人がいるんですよ。高尿酸血症というのだけど。高尿酸血「症」というからには病名だよね。よく，健診とかで見つかっている。

だけど実は，無症状の高尿酸血症は治療の必要はないんですよ。それはきちっとした教科書にちゃんと書いてある[5]。治療しても治療しなくてもその人の予後が変わったりしないんです。だから，尿酸値が高いからといって治療しなくても別に支障がない。

けれども，多くの医者はアロプリノールみたいな薬をどんどん出して，無症状の患者の尿酸値を下げているんですよ。

では，なぜ下げているかというと「尿酸値が高いから」。つまり，尿酸値を下げることそのものが「目的化」しているんです。

だけど，尿酸値は血液検査しないとわからない。苦しむような症状はないのだから，治療をしても患者（？）本人はなにも得るものはない。

---

[5] Kelly's Textbook of Rheumatology 8th ed. には「Using a specific urate-lowering agent to manage asymptomatic hyperuricemia is not recommended.」とある（1481ページ）。

話についてこられなくなっている人いる？ つまり、尿酸を下げるという「手段」により、それが痛風発作という痛い病気を防いでくれて（目的），初めて尿酸を下げる意味があるわけです。

逆に、尿酸を下げる薬の副作用で苦しんだり、美味しい料理を我慢したり，精神的に落ち込んだりして、むしろ患者さんにはよくないことばかりなのかもしれないよね。

無症候性細菌尿は治療すべきか？

同じことは感染症の世界でもあります。

糖尿病の患者さんはいろんな感染症を起こしやすい。糖尿病の患者さんは血糖が高くて，免疫が弱っていて，おまけに神経とか血流が悪くなっているから，たとえば足にけがをしても，ニューロパシーで痛みがわからない。そうすると皮膚に傷ができてもわからない。そこにばい菌が入っても気がつかないから，それがだんだん膿んできて足の感染症を起こしたりするわけです。

あるいは，免疫が弱っていて，特殊な気腫性胆嚢炎のような感染症を起こしやすいということも知られています。

さて，糖尿病の患者さんは無症候性細菌尿といって，「臨床症状はないんだけど，ばい菌が膀胱にくっつく」ということがよく起きます。「無症候」というくらいだから，臨床症状はもちろんない。痛いとか熱が出るとか寒気がするとかは全くないんだけど，尿検査をするとばい菌が見つかるんです。

この無症候性細菌尿そのものは，実は有症候性，つまり熱が出たり，腰が痛くなったりする，そういった症状のある尿路感染のリスクファクターだといわれています[6]。

無症候性細菌尿があると，症状のある尿路感染を非常に起こしやすい。

---

6) Nicolle LE et al : Infectious Diseases Society of America Guidelines for the Diagnosis and Treatment of Asymptomatic Bacteriuria in Adults. Clin Infect Dis 40(5) : 643-654, 2005

さて，無症候性細菌尿が有症候性の尿路感染のリスクファクターであれば，無症候性細菌尿を治療すれば有症候性の細菌尿も減るんちゃうかって思うじゃない？　つまり，リスクがあるのなら，そのリスクを排除すれば人は幸せになれると，そう思うわけよ。

ところがどっこいそうはいかなかった。何百人という無症候性細菌尿の糖尿病の女性を集めてきて……膀胱の中にはばい菌がいる。これを抗生物質[7]で半分に治療を施し，半分は抗生物質を出さずに放っておいた。

そしたらなにが起きたかというと，将来熱が出たり，腰が痛くなったりする本物の尿路感染症になる割合は，抗生物質を出された方も出されなかった方も全然変わらなかったという結果が出たんですよ[8]。

つまり，ばい菌は抗生物質で一時的には死ぬんだけど，またすぐに別のばい菌がくっついちゃうわけ。だから将来的な尿路感染そのものの予防には役に立たないわけです。つまり**目の前にリスクがあるということと，それを抗生物質で排除するということは同じではないのです**。

このような勘違いをぼくらはしょっちゅうするんですよ。むしろ抗生物質を出された方は，薬の副作用でお腹をこわしたり，あるいは耐性菌が増えたりして裏目に出る，損する可能性が高いんです。じゃあそれを受けて，無症候性細菌尿を病気と呼んでよいか？　あるいは呼ぶべきではないか。どう思う？

……病気である，ない？　はい二択問題です。

病気と呼ぶ必要はない。

病気と呼ぶ必要はないよね。さっきも言ったように，診断するということは治療方針があるから，「病気」と診断するわけであって，治療してもどうしようもないものを病気と呼んでも意味がないよね。

逆に病気と呼んでしまうとさ，治療したくなっちゃうから。ついつい抗生

---

7) 抗生物質は正しくは抗菌薬と呼ぶべきだ，という意見もあるが，現実の医療現場interchangeableで誤解を生じることもないので，岩田はあまり気にしていない。ばい菌についても同様。

8) Hooton TM et al : A prospective study of asymptomatic bacteriuria in sexually active young women. N Engl J Med 343 (14) : 992-997, 2000

物質出しちゃうじゃない。それは尿酸値が高いからといって，アロプリノール出すのと同じじゃない。余計な治療をして，患者さんが薬の副作用で苦しんだりするリスクが高まるわけです。そういうミステイクはすごく多いんですよ。アメリカでも日本でもヨーロッパでもそうですけど。

アロプリノールは尿酸を下げる薬ですが，DIHS（ディースと読む，Drug-induced hypersensitivity syndrome）という合併症と関係があることが知られています。これはアロプリノールのような薬を飲んでいる人に起こる過敏症候群で，頭のてっぺんから顔にかけて，バァーと皮膚が真っ赤になって臓器不全を起こして，放っとくと死んじゃうこともあるというめっちゃ怖い病気です。ときどきうちの病院でもみますよ。

「血液内の尿酸値を下げる」という理由のためだけに，アロプリノールを飲んで本当にこんな病気になっちゃったなんて泣けるでしょう。自分の身になって考えてみたら。あるいは自分のお父さんの身になって考えてみたら。

こういう誤謬がなぜ起こるのかというと，ぼくら医者が「病気とはなにか」ということをあんまり一生懸命考えてこなかったからです。

つまり，血液中の尿酸が高いということ「そのもの」を病気扱いして，しかもそれを治療の対象にしてしまう。何のために治療をするのかというと，それは尿酸値を下げるためだと。

これをトートロジーと言いますけど，ぐるぐる回っちゃっているんだよね。検査値が異常だから，検査値を正常化させる，そのために本当の病気になったりするわけですよ。

こういったことは非常に多い。特に感染症の世界では多いです。さっきの無症候性細菌尿もそうだよね。ばい菌が尿の中にいるから抗生物質で治療することになっちゃうわけです。

でも，実際に患者さんは何の得もしていない。むしろ損することの方が多いわけです。これは**診断とはなにかということがしっかり考えられていない**からです。

微生物と現象と病気そのもの

岩田　感染症は，全例で微生物が原因になります。だけど，病気とはなにかというと，それは微生物じゃないんだよね。

いい？ ここは難しいかもしれないけど，大事なところだからよく理解してください。**微生物が「原因」で病気は起きるけど，微生物「そのもの」は病気じゃない**でしょ。だよね。

病気とはなにか。病気とは恣意的なものですけど，すべて「現象」です。現象とは痛いとか，熱が出るとか，寒いとか血圧が下がるとか，意識がなくなるとか，そういった患者さんに起こるイベントが病気なんですよ。その病気の本体，そのものはなにかというと，これは実はよくわからないんです。

たとえば熱が出て，咳が出て，緑っぽい痰がゴホゴホ出て……みたいな患者さんがいたとしましょう。

これなんだと思う？ 病名は？

森　上気道炎？

岩田　上気道炎というのは上気道だからさ，上気道の症状があるんですよ。喉が痛いとか鼻水が出るとか。鼻水も喉も痛くなくて，つまり「上気道症状」が全然ないとしましょう。

ちなみに上気道症状がないときに「上気道炎」と名付けるのは，とてもリスキーなことなんだよ。残念ながら臨床現場ではこのように安易に「ウイルス」とか「上気道炎」といったゴミ箱診断に流れることは少なくないんだけどね。それで，細菌性髄膜炎みたいな怖い病気を見逃したりする（ほんと）。

さて，この患者には上気道症状はない。そして，咳が出て，熱が出て，呼吸数が早くなってぼんやりする……みたいな感じ，なんだと思う？ 上気道じゃないとすれば？ ……すっごくヒント出しているんだけど(笑)。

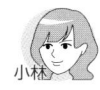
小林　下気道。

岩田　そう。下気道感染だよね。具体的には肺炎を考えますわ。

じゃあ熱が出て，咳が出て，痰が出てみたいな現象をみて，肺炎という病気を考えるわけだけど，その肺炎の実態はなにかというとこれはなかなか掴み取れないんですよ。

それはね，胸のレントゲンを撮ると浸潤影が見つかるし，血液検査をすると白血球数やCRPのような炎症マーカーが上がっているし，患者さんをみると青ざめた顔して冷や汗ダラダラ垂らしていて，診察すると，たとえば深呼吸するときに「プツプツプツ」という炎症があって水浸しの肺胞が開くときの音，いわゆるcrackleという音が聞こえて，それから呼吸音が減弱していて，脈を測ると1分間に150回ぐらいに速くなっている，「炎症が起きてそうやな」という断片的な情報のあれこれをぼくらは手に入れることができます。

でも，肺炎「そのもの」をありのままみることはできないんですよ。

患者さんが死んで解剖すればみられるじゃんと思うかも知れないけど，解剖所見は病気そのものじゃないからね。あれはホルマリンに漬けて，過去に起きた臓器をただ顕微鏡やマクロでみているだけだから，やっぱり病気そのものじゃないんですよ。

スルメをみて「これはイカだ」って言えないでしょう。病理というのはいわばスルメだからさ。イカそのものではないんだよね。イカがどうやって泳いでいるかとか，夜になると光るかとかは病理所見をいくら見てもわからない。

CTを撮っても，PETを撮っても，MRIを撮っても，病気の断片，一情報をみることができるけど，病気「そのもの」はみることができない。

しかも病気というのは時間性というものを持っているでしょ。

● 感染症の構造

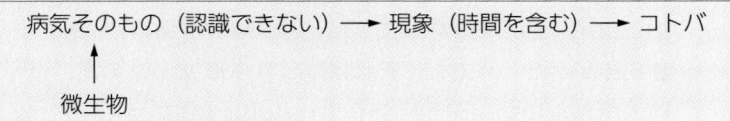

```
病気そのもの（認識できない） → 現象（時間を含む） → コトバ
      ↑
    微生物
```

病気の時間性

岩田　だんだん難しい話になるけどごめんね。多分ね，あと5分すると30％くらいの人に一過性の意識消失発作が起こると思うんだけど（笑）。

（一同笑い）

岩田　1/3くらいなら意識失ってもいいですよ。残りの2/3に，スタンダール[9]の言うところの「To the happy few」に話すんだけどさ。

たとえば病気が発症したのが4日前だとしようか。病院に来るのが4日後だよね。その4日間に起きていることそのものは，お医者さんには絶対わからないんですよ。血液検査にしても画像検査にしても，今ここのこの瞬間の血液，あるいは画像の切り取りしかわからない。それは時間の止まった写真みたいなもので，時間情報というのは全くないんだよね。
たとえば，CTやMRIを撮るとすごくたくさん情報が得られると思うかもしれないけど，そうでもない。

空中にピンポン玉が浮かんでいる写真がここにあるとしようか。でもさ，この写真をいくら見ても，何百万遍見て，あるいは顕微鏡かなにかで拡大して見ても，このピンポン玉は上から落ちてきたピンポン玉なのか，下からせりあがってきたピンポン玉なのか，右から飛んできたピンポン玉なのか，あるいは空中に停止しているピンポン玉なのか，この写真をいくら眺めてもわからないでしょう。
話通じてる？　このピンポン玉の写真こそが検査なんですよ。検査では病気の断片的な情報はわかるけど，それしかわからないわけ。

たとえば，血液検査をしました。白血球数が20,000あります，という患者さんがいたとしても，それは昨日9,000だったのが，今日急に20,000に上がったのか，3年前からずっと20,000だったのか（Chronic lymphocytic leukemia，慢性リンパ球性白血病の患者さんはそういう感じなのだけど），それとも一昨日50,000あった白血球が治療で良くなってき

9）　スタンダール〔人名〕（1783〜1842）：フランスの小説家。代表作「赤と黒」。

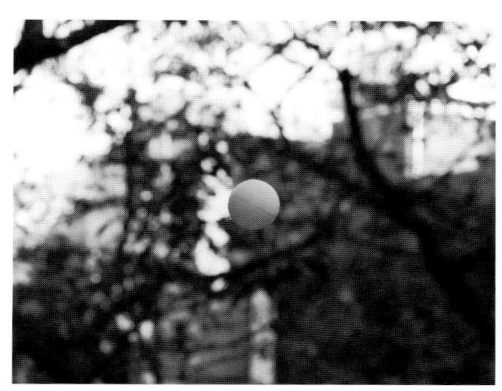

●空中のピンポン玉
空中にあるピンポン玉の写真をいくら見ても，このピンポン玉になにが起きているのかはわからない。

て，今 20,000 まで下がって回復してきているのか。これらは全然違う現象なんだけど，すべて「白血球数は 20,000」という検査値的には同じ現象にみえるよね。こういった時間を全部込みにした，病気そのものというのは，ぼくらにはわからないんですよ。

ぼくらにわかるのは表面的に見えている断片的で，時間を抜きにした現象だけ。それは患者さんの訴えだったり，身体所見だったり，画像だったり，検査だったりするんだけど，それは全部現象なんだよ。だけど病気そのものはわからない。

これをカント[10]は「物自体」と言ったわけですよ。カントは物自体そのものは人間さまにはわかりっこないと言ったわけですね。

それはそうだよね，ぼくらもそうだよね。ぼくらも自分の同一性を担保できているような感じはしているけど，実は赤ちゃんから大人になるまでに，あるいはこれからだんだん年寄りになってくるまで，常に変化しているのに，自分の同一性は保たれているという錯覚に陥っているでしょ。

ぼくらの細胞のタンパク質はシェーンハイマーの実験によると，1 カ月で

---

10) カント〔人名〕(1724〜1804 年)：ドイツの哲学者。批判哲学を創始。主著「純粋理性批判」で感性と現象の背後にある「物自体」に言及した。

ターンオーバーしていて，1カ月前の自分なんて全然残っていないらしいんだよね[11]。

すると「私の同一性はどこにあるのか」なんてよくわからないんだよね。でもなんとなくあるような気がするでしょ，「私の同一性」。

それと同じように病気も「病気そのもの」というのは掴み取ることはできないんです。掴み取ることができない上に，しかも「人間が恣意的に規定している」という結構あやふやな存在なんですよ。病気って。

その「あやふやさ」を理解してほしいんです。

どうしてかというと，あやふやなものにもかかわらず「科学的に正しい」とか，「科学的に真実である」という錯覚に陥ってしまうと，現実の患者さんに起きている現象とのconflictが起きちゃうんです。

たとえば血圧が正常から逸脱している状態を高血圧と呼ぶからといって，99歳のおじいちゃんを「この人は高血圧患者や」と病人として規定した方がいいと思う？

それは学会のガイドライン的には，診断基準的には，高血圧だよね。だけどぼくだったら多分見なかったふりをしてスルーするわ。外来でそういうおじいちゃんいたら「今日も元気ですね」って。余計なことはなかなか言えないですよ。

89歳，女性。2週間前から体が痛い

岩田 ぼくが2週間前に外来でみた患者さんで，89歳のおばあちゃんがいて，2週間前からちょっと熱っぽくて体のあちこちが痛いって言うのね。「首が痛くて，肩が痛くて，手足も痛くて，もう……結構痛いですわ」って。

1人暮らしのおばあちゃんで，もともと事務員だったんだけど今は年金暮らしで，1人さびしく暮らしているんだけど，すっごく小心な人で「もうなにか病気があると怖いから……。わたしもう死ぬんじゃないか」って。「先生，私死ぬような病気になっていませんか。すごく不安です，不安です」と言って外来にやってきました。

---

11) 福岡伸一：生物と無生物のあいだ，講談社新書参照。

> 89歳，女性。2週間前から体が痛い

この患者さんには一体なにが起きていると思いますか？ そして患者さんにはどうしたらいいと思いますか？
もう1回言いますよ。89歳のおばあちゃん。2週間，体が熱っぽくて，体中あちこち痛くて，「もう不安で，不安で……。何か怖い病気あったらどうしよう。心配。検査も怖い。薬も怖い」と言っている人が外来にやってきました。この人に一体なにが起きていて，そしてこの人にどうしたらでしょうか。はい。各班で話し合ってみてください。

話し合い

岩田　はい。じゃあ聞いてみましょう。3班どこですか？
　　　はい。89歳のおばあちゃんがちょっと熱っぽくて，体のあちこちが痛い，心配だと言って外来に来ました。一体このおばあちゃんになにが起きていて，どうしたらいいでしょう。

佐々木　とりあえず問診をして，体温を測ります。それとは別におばあちゃん対して，「辛かったね」って言います。

岩田　「辛かったねぇ〜」って？（抱きしめる）

佐々木　いや，でも，それに近いことをして。

岩田　あ，それに近いことするんだ(笑)。

佐々木　世間話をして，おしゃべりして安心させてあげたい。

岩田　野田政権をどう思うとか？

佐々木　おばあちゃんの好きそうな話をして……。

岩田　おばあちゃんの好きそうな話ね。最近の韓流ドラマどうよ，とか？

佐々木　検査を怖がっていると思うんですけど。体が痛いっておっしゃっているので，検査はしてあげた方がいいと思うので。その必要性を説明してあげて。それでも怖いというか心配のようでしたら，親戚の方がおられれば，親戚の方に相談して，ついてあげるようにして……。

それから血液検査をして。

岩田　血液検査ってなにを？　血液型調べるの？「やっぱりAB型ですね」って（笑）。

佐々木　いえ，えーと……。

岩田　検査をオーダーするのは君たちだよ。
おばあちゃんは自分でやってくれないからね。「どう検査したらいいですか」「肝機能と腎機能を測ってください」なんて普通のおばあちゃんは言ってくれないよ。

佐々木　……そこまで話し合ってなかったです。

岩田　でも，そこまで考えてなきゃいけないんだよね。

問題解決というのは，そんなふうにやるわけよ。みなさんが血液検査をすると言うからには，じゃあ「どの」血液検査をするのか。血液型調べるとか，なにかの遺伝子を調べるとか。すべての検査は医者がオーダーしないと出てこないからね。それを考えない限りは検査できないよね。

患者さんは代わりに検査してくれないから。看護師さんも後ろにいるけれど，検査そのものの選抜は医者しかできないからね。じゃあ12班。

渡辺　検査も怖いということだったんですけど，直ちに健康に関わるような病気だったら困るので，やっぱり検査は必要かなと考えます。

岩田　直ちに健康に関わるとは？

渡辺　……結核とか肺炎みたいなものとか。

岩田　みたいってなによ。

渡辺　肺炎にも色々あるそうで。

岩田　肺炎にも色々あると。何か政治家みたいだね。

（一同笑い）

岩田　役人の文章って，必ず「等」ってつけるよね。『肺炎等』って。逃げを

打っとくわけですよ。
それで，検査ってなにするの？

渡辺　とりあえず胸部X線とか。

岩田　体のあちこちが痛いって言っているんだよ。肩とか腕とか痛いんだよ。

渡辺　あー，じゃあインフルエンザとか。簡易検査をして……。

岩田　2週間前から？　インフルエンザ？

渡辺　……。

岩田　はい。じゃあ次にいこう。8班。

木村　一応，関節炎みたいなので，関節リウマチが候補に挙がっていて，血液検査をして。熱は主観的なものなので，わからないんですけど，加齢とともに熱の調節も悪くなっていることもあるので，そういう話と多少は診察してあげるというのは必要かな，と。体温測ってから，そういう現象もあるということを。

岩田　「そういうこともあるよ」って？

木村　はい。……でも検査のことはなかなか思いつかなくて。

岩田　はい。ありがとう。なるほどね。これどういう現象が起きているってわかる人いる？　4年生には厳しいかな。
診療においては，まず，現象の掴み取りをしますね。それに基づいて病名をつけます。

そうそう，さっき言うのを忘れていたけど，**この「現象」を「コトバ」化するのが診断をするということです**。さっきの関節リウマチとかインフルエンザとか肺炎というのは，すべてこの現象をコトバ化したものですね。だからやっぱり現象を掴み取らないと，コトバにはできないから診断できない。この現象をいかに掴み取るかということですよ。
この89歳のおばあちゃんが2週間あちこち痛くて，何か熱っぽいって言っているのが現象ですよね。それに病名，フィットする病名をつけてあ

げなきゃいけない。それがコトバですよ。この **「本体」** と **「現象」** と **「コトバ」** という一連の流れ が臨床医学の肝みたいなところです。この構造を理解しておけば，あんまりむちゃくちゃに間違えることはないです。逆にここをうまく理解していないと，すごくとんちんかんなことばかりしちゃうんですね。

まずは 2 週間ですよ。**この 「時間」 というのが大事です。**
病気には急性疾患，慢性疾患，亜急性疾患があって……短いスパンで，15 分前から病気とか，3 時間前から病気とかもあるよね。たとえばくも膜下出血は，こういう急にポーンっと出てくる病気ですよね。あるいは，脳梗塞もそうですよね。2 時間前から右手，右足が動かない，みたいなのが脳梗塞。慢性疾患というのは 3 年前から血糖が高くて……という感じ。2 週間というのはその間，いわゆる亜急性といいます[12]。
英語では亜急性は，Subacute と言いますね。そして，この subacute の病気というのは，そのこと 「そのもの」 が示唆的です。

たとえば，高血圧や癌は 2 週間ではちょっと短いですね。2 週間前から癌，というのはあまりなくて，もう少し長いスパンのことが多いです。
さっきインフルエンザとか肺炎って言っていたけど，実は大多数の感染症はもっと短いスパンで来ます。インフルエンザは大体 3，4 日，あるいは昨日からインフルエンザとかね。肺炎もそうですね。「2 週間前から肺炎です」 というのはあんまりなくて，大体放っておくと死んじゃうか，勝手に治っちゃうかのどっちかですね。
インフルエンザも普通は大人だと 1 週間以内くらいで治っちゃうか，まれに悪くなっていくかのどっちかなので，2 週間ずっとインフルエンザになりっぱなしで，症状が変わらないというのは滅多にない。

ということで，時間の情報そのものが実は示唆的で，インフルエンザはないな，肺炎はないな，それにしては長すぎる，かといって癌とかそういうのではないと。癌にしては 2 週間は短すぎる。というようにいろんな病気

---

[12] 厳密には亜急性には疾患ごとに定義があり，たとえば下痢だと 2 週間以上，4 週間未満の下痢を亜急性下痢と指す。が，これも人間の恣意的な規定なので，概念として時間をうまく理解できればそのような数字を（暗記するように）捉えなくてもぼくは構わんと思います。

体中が痛いおばあちゃん

をソートアウトしていきます。

体中が痛いおばあちゃん

今日は最初だから端折るけど，年寄りがずっと体のあちこちが痛いと言っていたらね，大体診断決まりなんですよ．ちょっと言い過ぎかもしれないけど．

それはほとんどの場合，リウマチ性多発筋痛症という病気です．Polymyalgia rheumaticaと英語では呼び，略してPMRといいます．

これは自己免疫疾患のひとつです．関節リウマチってさっき話していたじゃない．関節リウマチは89歳だとちょっと遅すぎるわ．もっと若いときに出る病気です．最近ではlate-onset RA，LORAという概念もあるから，年寄りでも関節リウマチになる人はいるんだけど，89歳ではそれでもちょっと遅いかな．まれに90歳で診断，とかもあるみたいだけどね[13]。まあ，この場合，リウマチ性多発筋痛症，Polymyalgia rheumaticaというのが，おそらく一番可能性が高い．一般論として，ばあちゃんやじいちゃんが，あちこち体が痛いと言って来たら，このPMRの可能性がかなり高いです．

ちなみに，30代くらいのおばちゃんが体のあちこちが痛いと言っていたら，パルボウイルスという感染症，リンゴ病の原因のことが多いです．雑ぱくに言って，おばちゃんが体のあちこちが痛いといったらパルボウイルス，リンゴ病の可能性が高くて，おばあちゃんだったらPMRというと，わりと当たっている．絶対的じゃないけど，もちろん．

ぼくはこの患者さんをみてPMRやなと思った．結構微熱も出るんですよ．これが現象に対するコトバ．ただしそのコトバを病気と捉えるかどうかはあくまでぼくらのintention，恣意性だけが決めているわけです．

たとえば，だるいとか疲れているというのを病気と呼ぶか呼ばないかはす

---

13) Pease CT et al：Polymyalgia rheumatica can be distinguished from late onset rheumatoid arthritis at baseline：results of a 5-yr prospective study. Rheumatology 48(2)：123-127, 2009

べて恣意性が決めています。教科書を開いて，リウマチ性多発筋痛症をどうするかというと，多くの場合血液検査で診断します。

赤沈を測ると大体100以上とかものすごく亢進していることが多いんですね。合併症として側頭動脈炎という動脈炎を起こしている可能性があるので，教科書的には側頭動脈の生検をしたり，眼の炎症を起こしている可能性があるので眼科の先生に眼底をみてもらったりします。ときどき悪性疾患を合併していることがあるので，胃がんや大腸がんを合併していないか上下の内視鏡を撮ったり，CT撮ったり……ということが教科書には書いてあります。PMRの診断基準のひとつをここに紹介しておきますね。

● リウマチ性多発筋痛症の診断基準

1. 1カ月以上続く，首，肩，骨盤周囲のうちの2つの部位の両側性の痛みとこわばり
2. 1時間以上の朝のこわばり（手）
3. プレドニゾロン20mg以下で劇的な改善
4. その他のリウマチ疾患が除外できること
5. 50歳以上であること
6. 血沈が40mm以上であること

これらの全ての症状が揃ったものをPMRとする

病気が不安なおばあちゃん

ただし，これはあくまでも教科書的な記載に過ぎません。ここが臨床医学では難しいところで，このおばあちゃんの一番の問題は「なにか怖い病気が隠れているんじゃないか，とっても心配」というところなんです。

ちなみにpolymyalgia rheumaticaの治療はステロイドです。けどね，この89歳のおばあちゃんを教科書的に扱っちゃうと，実は結構患者さんにとっては不幸なことになる可能性が高いんですよ。

というのもステロイドは結構副作用が多い薬で，胃に穴が開いたり，皮膚が薄くなって出血したり，血糖値が高くなったり，あるいは高齢者にはわりと多いんだけど，せん妄といって精神異常を起こしたり（ステロイド・サイコーシスというんだけど），いろいろな合併症があるので，慎重に使

うべき薬です。

PMRがすごく重症で，ものすごく患者さんが苦しんでいたら，もちろんステロイドで治療しますけど，そもそもこの人はちょっと熱っぽくて，ちょっと体のあちこちが痛いんだけど，それそのものにはそんなに苦しんでいないわけですよ。むしろ，「怖い病気が隠れているんじゃないか」という恐怖のほうが強いわけですよね。
だから外来では，その恐怖そのものをみてあげないといけないわけですよ。

血液検査は針刺して痛いし，30秒でできるわけじゃなくて普通の病院だと採血のところで並んで，じーっと30分，40分待って，採血してもらって，結果が出るまでまた1時間待って……みたいな，かなりしんどいんですね。
おばあちゃんが病気になって病院で何時間も待つというのは，かなり苦痛です。患者さんと話しているとわかりますけど，ぼくらがポンポンポンとオーダーする検査のために，患者さんはものすごい苦痛を被っています。
さっき上下内視鏡といったけど，内視鏡の検査もね。たとえば，大腸内視鏡というのは肛門にカメラ突っ込んで，ダァーっと見るんだけど，それもすごく苦痛で，下剤飲んで腸をきれいにしなきゃいけないでしょう。高齢者になると内視鏡のストレスで2週間くらい疲れがとれない人が結構います。しかも，病気に対する不安がめっちゃ大きいわけですよね。たまたま大腸内視鏡をやって，偶然大腸がん発症初期のやつなんて見つけちゃったら大変ね。この人の不安はピークに達しちゃいますよ。89歳のおばあちゃんの大腸がんを見つけて，手術してどうすんねんという，もっとわりと根本的な問題もありますよね。

ということで，この患者さんの場合，実は検査をすればするほど悩みが増えるタイプの人かもしれません。
治療もステロイドという「悩みの多い治療」です。このケース，ぼくは頭の中で「この人PMRやな」と思った。思ったんだけど，実際はどうしたかというと，痛み止めだけ出して「たぶん，大丈夫ですよ」と言った。「これで痛みが治るかどうかやってみましょう」とアセトアミノフェンを出して帰したんですよ。「検査もたぶんいらないですよ」と言って検査もし

なかった。

痛み，止まりましたよ。痛み止めで症状を抑えただけだから，病気そのものは治っていないけどね。だけど，それで痛みはよくなって，おばあちゃんはほっと一息。本人の問題は解決した。「心配しなくて大丈夫ですよ」といって話は終了しました。

これは一種の引き算の医療なんですね。まだみなさんには難しいかも知れないけど，要するに現象を捉えてコトバにするという作業が診断なんだけど，実際に現場でどうアプライするかというのは，いろいろアートの世界も多いということです。そういう話だね。

なにが言いたかったんだっけ，おれ。まぁいいや，そういうことですよ（笑）。

「なにかあったら」どうするか

岩田　ここまでのところで何か質問ありますか？

松井　すみません，ちょっと訊いてもいいですか？

岩田　はい，どうぞ。

松井　大丈夫だって言って患者さんを帰すこと，薬だけあげて帰してしまうことは，特に高齢者ということもあるので，私もアリだと思うんですけど。
ただその後でなにか出てきたらどうしようという不安があるし，もし本当になにか起こったあとにチクチク言われてしまったらどうしようという不安があります。

岩田　「なにか」って何？

松井　見逃しちゃったらいけないような大きい病気になってしまったとか，「側頭の血管がよろしくない」じゃあそれが詰まったことが，もしここで放っておいたがために起こってしまったら……。
その患者さんにも申し訳ないし，なにより自分が怖いな，と思ってしまうのです。

岩田　そうなんです。全くその通りなんですよ。

我々は患者さんがどうこう言う前に「自分が」心配だからいろいろ検査をしたり，薬を出したりするんです。それは現実なんですよ。「もしなにかあったらどうすんだ」って思っちゃうわけですよね。

でもね，冷静になって考えてみたら，89歳のおばあちゃんね，もしなにかあっても……なんというのだろう，その人の生命予後にどういう風に意味があるのか。そもそも89歳まで今まで頑張って生きてきた人が，あと何年間これ以上生きなきゃいけないの。どのくらいの命をぼくらはその人に期待しなきゃいけないの。

長生きというのは大きな価値なんだけど，じゃあどこまで長生きすれば許してもらえるの。難しいよね。

ぼくが思うに，患者本位に考えてみると，今の患者が求めているのは不安の解除なんですよ。だからそれを一番先に考えるべきなんですよね。

「もしなにかあったら」。この言葉には要注意です。もちろん，人間には未来予測はできないので「もしなにかあったら」は100％正しい言葉です。当然，なにかあるかもしれません。可能性は考えますよ。でも，臨床医学的に考えると，そんなに怖い話ではない。

体のあちこちが痛くなる病気って普通は出血じゃないよね。このように，即死するような病態はもちろん排除していきます。心筋梗塞でもなさそうだよね。心筋梗塞って体中は痛くならないからね。しかも2週間前から心筋梗塞ってあり得ないから。そういうのはアウトと言ってよいだろう。

このように，「命にかかわる」怖い病気は臨床情報を吟味して，大体排除できるんだよ。2週間前から体のあちこちが痛いって時点で，くも膜下出血もなければ大動脈解離もなければ心筋梗塞もなければ大出血もなければ腸の穿孔もないということは，わかっているんだよね。

よって，今すぐのアクション（Immediate action）はいらないことはわかる。

あとはもちろんいろいろあるかもしれない。たとえば，直径2cmの大腸がんがあるかもしれない。それは否定しない。でも逆に言ったら，内視鏡やって腸が破れちゃって，大腸破裂して腹膜炎になってしまう可能性も「否定できない」でしょ。だからね，**アクションをとることと，アクショ**

ンをとらないということは等価にリスクなんですよ。どっちもリスクなんです。

実際に某大学病院ではね，大腸内視鏡をやって破れて腹膜炎になって，何カ月も入院してsepsisになって……という人をこの1カ月で2例もみましたよ……あ，みたというフィクションがあります（笑）。

人間には「Do-ism」というものがあります。ismというからにはイデオロギーなんだけど，なにかやらない選択肢となにかやる選択肢があったとき，やる方がいいんじゃないかという観念，信念なんですね。こういうものをDo-ismといいます[14]。

ほとんどのDo-ism（あるいはほとんどの信念）がそうであるように，その思いの根拠は乏しいですよ。

これはヒューム[15]という人がそう言っているんだけど，信念とは根拠がなく立ち上がってくる感情をいうんですね（人性論）。

信念の理由は，いろいろ説明があるけどそれは大体後知恵で，信念は最初に，特に根拠なく生じています。

たとえば「全てのPMR患者には側頭動脈の生検をしなければならない」というのは信念です。その根拠は必ずしも堅牢ではありません。

ほとんどの医者は大体信念にからめとられてdecision making（意思決定）しています。信念はDo-ismに流されやすいので，なにかやらないということとやるという選択肢がある場合には，やる方に働いちゃうんだよね。ところが，やることがやらないことより本当に良いことか，患者さんに恩恵をもたらすかというと，そうとは限らない。

小さいことで言うと，内視鏡検査やCTを撮ることで，このおばあちゃんはへとへとに疲れちゃうかもしれないし，それが理由で心配なものがさらに不安になっちゃうかもしれないし，あるいは大腸ポリープなんか見つけてそれをちぎったりしたら，そこから出血するかもしれないし，むしろヤブヘビになることはしばしばあります。

---

14) 原典を探したけれど，見つからなかったので岩田の造語かもしれません，実は。
15) ヒューム〔人名〕（1711～1776）：イギリスの哲学家，歴史家。懐疑論の立場から伝統的形而上学に批判を加え，カントの批判哲学の成立に多大な影響を与えた。

だから，なにかあったら困る，その「なにか」がはっきりしていない限り，そのおばあちゃんに対して，検査や治療を「やること」と「やらないこと」は，実はニュートラルなんですよ。つまりどっちがベターかということは一意的には決められないんです。ぼくらは完全な未来予測はできないので，それがいい方にまわるか悪い方にまわるかということは，完璧には予想できないんですよ。

意思決定（decision making）の閾値（threshold）というのがあります。内視鏡検査をした方が患者にとって利益が高いか，あるいは害になる可能性が高いかということは，Threshold，閾値というdecision makingをするときの値を設定すればある程度計算はできるんです。それを検査前確率と一緒に計算してやると，この人に検査すべきだとか，すべきでないというのもわりとパチパチと計算機で見積もることもできます。

とはいえ，このおばあちゃんの感情みたいなものは，数値化はなかなかできないんですよね。そこは難しい。

誤解してほしくないんだけど，ぼくは，PMRはみんなアセトアミノフェンを飲ませて検査せずに帰せと言っているわけじゃありません。そこは「文脈」依存的なんですよ。

これが52歳くらいの男性で，体のあちこちが3カ月くらい前から痛くて……と来たときには，もしかしたらこの人は余命があと40年位あるかもしれないし，そうしたら当然大腸がんを見つける価値が断然変わってくるよね。そういう話になればまた違う選択も当然出てきます。

なにが言いたいかというと，PMRという病名だけをつけてもあんまり意味ないんですよ。そこの背後にある文脈というものがすごく大事になってきます。

そして文脈は，病名という「コトバ」だけでは表現できないんですよ。PMRとかインフルエンザとか肺炎とかという病名を見ていても，現象や背後に隠れている問題，あるいは患者全体みたいなところを斟酌しないとわからないんですよ。病名をつける，診断をするということは患者さんの文脈を込みにしてつけないと，次のアクションが出てこないんですよね。

ふう，疲れたね。ちょっと休憩にしようね。

6月18日（月）1日目　第2講

休　憩

岩田：ではまとめると，「病気とはなにか」というのは恣意性が決めているということ，病気という「実体」はみることができないけど，ぼくらは診察や検査で，現象の断片（だけ）をみることができる。その現象から実体を斟酌するしかない。それにラベリング，名前をつけると「コトバ」が出てきて，病名がつけられる。

だけど，ただコトバをつけているだけで，現象をしっかりみないとどうしようもない。そういう話です（どういう話？　という人もいるでしょうが）。

なにかほかに質問とか意見ありますか？　質問って言われても困っちゃいますね，この展開。

レポートとプロセス評価

岩田：それでは。今日はイントロダクションなので，レクチャーが多くて申し訳ないんだけどさ。本当はぼく，レクチャー好きじゃないんだよ。本当はみなさんに勝手にやってほしいんだけど，昨年のTBLでは最初にレクチャーをやってくれないと困るからと言われて。仕方なくやっているんだけどさ。

12時半くらいまでやって，それからお昼休憩にして午後のセッションにするからね。もうちょっとだけ我慢してね。

さて，さっきレポートや評価をどうするのか，という質問がありました。「質問ありませんか？」とぼくが言った時に訊いてくれりゃいいのに，と思うんだけど，「話の腰を折るのは気の毒なので」とのことでした。皆さん，お気遣い有難うございます。

でもね，話の腰はいくら折ってくれてもいいからね。途中で訊きたいことがあったら随時訊いてくれて全然構わないよ。もともと折られて困るよう

な話はしてないしね（笑）。会場内は，飲み食いも自由だから，腹減ったり，のどが渇いたら適当に栄養補給してね。トイレも行きたかったら行ってくれていいよ。みなさんは 20 歳過ぎた大人なんだから，自分のことは自分で決めてください。みなさんを小学生みたいに扱わないから，好きにしてください。

朝，遅れてきた人のために言っておきます。事前テストをやるって言っていたけど，あれはガセなので。去年やったんだよ，事前テスト。でも今年はもうやめちゃえって。目の前にあるシラバスは去年のものをコピーしたんだよね。今年は作るのめんどくさかったから，いいやと思って。これは教務係の人たちに，整合性をとるために出しているだけで，シラバスなんてあんまり大学生の勉強には向いてないんだよ。もっと「活きていること」がやりたかったんです。

レポートなんですが，発表をみなさんにしてもらうので，基本的にその発表をもってレポートに代えます。評価もそれでやります。おそらくは明日から 1 日 1 例くらいの割合で症例を検討してもらって，その症例検討のプロセスと最終的な診断と，治療に対する課題を自主学習的にやってもらって，その発表をみて，グループとしての評価に代えます。いい？ これについて質問ある？

評価といってもね，みなさんに医学知識が「ない」ということはよく知っているからさ。したがって，みなさんがどれだけ知っているかなんて，ぼくがここで吟味するつもりはないんです。あんまり意味ないし。
そうじゃなくてこの 1 週間でみなさんがどのくらい自分の頭でものをしっかり考えられるかというそのプロセス，プロセス評価というんだけどね。そういうところをしっかりみたいんです。

「検査をする」という選択肢

岩田 さて，さっき休憩時間中に質問があるって学生さんが 1 人来てくれたんだけど，1 人だけに答えるのはもったいないので，みなさんとシェアしようと思います。

> さっきの話もう1回しゃべってくれる？

黒木　はい。さっきのおばあちゃんの話で，おばあちゃんにはなにも話さずにこちら側がすべて判断すること，患者さんになにも話さないことが本当にいいことかどうか疑問に思いました。

大腸がんの話は，治療する意味があるのかどうかについては，確かに疑問だし，客観的にみれば89歳は高齢だと思いますが，後1年，2年生きることが，どれだけの意味があるのかはその人本人しかわからない。たとえば孫の結婚式がみたいとかあるかもしれない。
話を聞いている限りでは，いつ死んでもいいと覚悟ができている雰囲気ではなくて，大きな病気があることが怖い。死ぬことが怖い。そういう風に思っている人に対して，大きな病気で死んでいくことに対して，検査という選択肢を医師の判断ひとつで摘み取ってしまっていいのか，疑問に思いました。

岩田　はい。やはりもっと検査すべきだったんじゃないかというご意見です。
これもせっかくだからグループで話し合ってもらおうか。さっきの89歳のおばあちゃんにやっぱりきちんと検査して，治療した方が良かったんじゃないかという意見なんだけどね。89歳といったってあと50年くらい生きるかもしれない。スーパーばあちゃんで。それにいろいろな付加価値もあるかもしれないよね。孫の結婚式，というご指摘もまさにそう。
ぼくがここでぱっと答えを言うよりも，みなさんに少し考えてもらおうか。

話し合い

岩田　よし。じゃあ訊いてみようか。5班。この命題はなかなか「サンデル先生」っぽいね（笑）。どう？

野村　話し合っても結論は出なくて。ただこの問題をどうしたら良いかをあんまり一般的に考えることには，やっぱり意味がなくて，個々の患者さんに合わせて考えるしかない，という結論だけは出ています。

岩田　なるほど。個別化が必要で，一般化するのは難しいということですね。じゃあ4班。

中山　体の節々が痛くて，すごく不安感があるということで，聞いた感じでは死ぬのが怖いというか，どちらかといえば長生きしたいように感じます。もしかしたら万が一，検査で悪いものが見つかって，病気だとわかった瞬間に，死を受け入れることができるかもしれないので，やっぱりちゃんと話を聞くというか。もし，万が一検査で悪いものが見つかったときはどうしますかとか。そういう詳細なことを訊く。
検査をするにしても，なるべく侵襲のあるようなものからではなくて。

岩田　そうだよね。侵襲性というのもひとつのポイントだよね。
検査をオーダーするときに必ず考えてほしいポイントがいくつかあるんですよ。これメモっといてね。

検査を選ぶポイント

岩田　ひとつめは，**お値段**。1回30万円する検査をあんまりばんばんやると困るよね。だから値段のことは考えましょう。
もうひとつは，さっき言った**侵襲性**。侵襲性というのは痛いとか辛いとか苦しいとかね。あるいは合併症のリスクがどのくらいあるかということだよね。たとえば「お腹に何か病気があるかもしれないから，とりあえずお腹をさいて開けてみましょうか」ということはあんまりしないよね。侵襲性の強いことを"とりあえず"という形でやるのはよくない。
内視鏡が安全かどうかということについては，さっき「万が一」って言葉があったけど，大腸内視鏡を大体1,000例やると1例くらいの割合で穿孔が起こるというデータがあります[16]。
日本の消化器内科医は，この論文のデータにあるよりもっと優秀かもしれ

---

16) 以下の論文によると，0.2%で穿孔が起き，生検を行うとこれが0.6%に増すそうです。
Management of complications of colonoscopy-Surgical Treatment-NCBI Bookshelf [Internet]. [cited 2012 Sep 20]. Available from, http://www.ncbi.nlm.nih.gov/books/NBK6945/

ないし，もしかしたら1万回に1回かも知れないし，10万回に1回しれない。しかし，とにかくいずれにしても，ゼロではない。
だから「万が一」悪いものが見つかるかもしれないと言うんだったら，当然検査の合併症も「万が一」のリスクを考えなければいけないよね。

さて，検査をするのであれば，当然**診断に近づく検査**をしなければなりません。してもしなくても診断に関係ない検査というのは意味がないよね。たとえば，みなさんのチュートリアルでは必ず血算の結果が出てきますね。白血球とか，赤血球（ヘモグロビン，ヘマトクリット）とか，血小板とか。白血球数で診断がつく病気ってどんなものがあると思う？ 誰かわかる？

実はね，ほとんどないんだよね。

血算はしょっちゅうみなさん，とりあえずオーダーするんだけど，**血算で診断がつく病気ってほとんどないんだよ**。白血球数をみて診断がつく病気は急性白血病とかね，そういう超レアな病気くらいで，あとの病気は白血球をみたからといって診断はつかないでしょう。白血球数が少なくても，多くても。みなさんがあまり考えずにオーダーしている検査というのは，多いんですよね。

もちろん，血算の情報価値はゼロではない。基本的に，価値がゼロのものなんて，ほとんど存在しない。もちろん，皆さん自身にも何らかの価値はある。
でも，問題は「どのくらい価値があるか」なんです。こと診断に関する限り，血算は「意外に」役に立たない。白血球というものが診断にあんまり寄与しないということは知っておいた方がいい。

では，なぜ血算を測るのか，それは一体何の役に立つのか……というのはなかなかに面白い議論なんだけど，ここではややこしいので触れないでおこう。
とにかく，お値段ができるだけ安い検査，侵襲性の低い検査，診断にできるだけ役に立つ検査，こういったものからやっていきましょう。いきなりめっちゃ値段が高かったり，侵襲性が高かったり，診断にあんまり結びつ

かないような検査はやらない方がいい。

それから，**100％正しい検査というものは**，世の中に存在しません。すなわち，検査は必ず（いつかは）間違えるんですね。こうした「間違い」を**偽陽性**と**偽陰性**といいます。
本当は病気じゃないのに，陽性に出てしまうことを偽陽性。本当は病気があるのに，陰性と出てしまうことが偽陰性です。

さて，偽陽性と偽陰性のリスクは，検査の数を増やせば増やすほど，増していきます。これは，当たり前だよね。したがってたくさん検査をすればするほど，偽陽性と偽陰性のリスクは高まるのです。
そのことはなにを意味しているのかというと，検査をたくさん出せばいいというものではないということです。たくさん検査をすればするほど，エラーのリスクは検査の数に相関して増えていきます。
みなさんのPBLの症例検討では，いつも山のような検査結果がどどどっと提供されます。あれは率直に言ってマズイんです。本当は，みなさん自身が，どの検査が必要で，どの検査が不要かを吟味しなければならない。そして吟味するうえでの根拠は，先に述べたように侵襲性や，値段，感度・特異度（つまりは偽陽性，偽陰性の問題）から得られるわけです。正当な根拠がない検査は，百害あって一利なしです。

感度90％の検査ということは，病気の人10人に対して，9人が検査陽性になりますよという意味です。言い換えると，その検査を10回やると1人くらいの病気を見逃します。感度90％って「結構良さげやん」と思うかもしれないけど10人といったら，外来患者さんの半分以下かもしれないじゃん。その検査をバカバカやっていたら，午前中に30人見て，全員にその検査をして，その人たちがみんな病気持っていたとしたら，3人ぐらい見逃すわけです。

特異度90％というのは，病気のない人が間違って陽性に出てしまう確率が10％ということです。病気がないのにその検査をばんばんやっていたら，10人に1人くらいは病気もないのに「あなた病気だよ」と間違ったレッテルを貼ってしまう。そして無駄な治療を行って，薬の副作用が出てきたり，こちらのやることが裏目にでることもあります。だから検査とい

うのは，軽々しく出したらダメなんですよ。

さて，もう1人くらい訊いてみようか，さっきのおばあちゃんの話ね。10班。

井上　個別によると言ってしまったら終わりなんですけど。
たとえば訴訟のリスクを考えるとすれば，経過観察することが良いけれど，最初に病名くらいは言っておいたほうが良いかも知れません。リスクが低い病気なら，なおさら言っておくべきかもしれないと思います。

岩田　訴訟リスクというのは，医師側のリスクだよね。でも，低いというのは病気のリスクか。リスクというのもどっちのリスクか，誰のリスクか，という話になるよね。

はい。わかりました。いろいろな意見があってもいいと思います。基本的にこの問題は，どれが正解とかどれが不正解とかいう問題ではないので，一律にこれが答えだと言いにくいかも知れません。
ただし，医者というのは，問題先送りはないんです。「この問題は難しいので，来年審議してまた考えます」といった，先送りとか棚上げとか政治家みたいなことは出来ないんですよね。目の前の患者さんに対して，こうするんだという結論を下さないといけません。「両論，どっちもどっちだね」とかね，「それぞれ言い分はあるよね」とか，そういうことは許されず，どっちかに決めないといけないんです。
そして治療や検査をやるというのも決断なら，やらないというのも決断のひとつですね。Decisionをしないといけないのだけど，どのdecisionが正しいかということは**やってみないとわからない**。

今の問題も，正しいとか正しくないということはよくわからないんだけど，少なくとも問題先送りにはできないということと，選択肢はどういうものがあるかということは知っておく必要があるよね。
PMRを疑ったら，必ず「（側頭動脈炎の合併を疑って）側頭動脈の生検をして，眼科にみてもらって，ステロイド」みたいに一意的に決めつけるんじゃなくて，検査をしないという選択肢をとったらどうなるか，ステロイドを使わなければどうなるか，大腸内視鏡しなければどうなるか，「しな

かったときの可能性」というのを考えておく必要があります。

よくさ，「歴史にifはない」というけど，あれ嘘なんだよね。歴史はifのアリまくりなんですよ。必ず自分がとった選択以外の選択肢がなにをもたらすのかを吟味して，はじめて医者としてやっていけるわけです。
「こういう病気にはこうします」みたいに型にはまったことをしてしまうと，だんだんだんだん頭を使わない，定型的な医療に陥っていきます。
ま，最終的にどうするかというのは，なかなか難しいところだし，今日この場で議論し尽せないですね。

他になにかありますか？ 今のことに関連していても，していなくてもいいよ。オッケー？

感染症の診断プロセス

岩田 では，具体的に感染症の診断をどうしていくかという話をこれから少しずつしていきますね。

最初に言ったように病気とは現象です。感染症の場合は，この現象の原因が微生物です。これは何十回でもしつこいぐらい言いますけど，微生物が現象なのではありません。微生物が原因になって現象が起きているのであって，微生物そのものが現象でありません。どうしてしつこく言うのかというと，ここで勘違いしている人は，医者を含めてめちゃくちゃ多いからです。微生物そのものが病気だと勘違いしているんです。意識的か，無意識にかは別にして（たいてい，無意識に，ですね）。

でも，違います。微生物は病気の「原因」ではありますけど，「病気そのもの」ではありません。だから，微生物を人間の体から見つける，そういう検査をするということとそれが病気を起こしているということは同義ではないということです。

微生物は治療の対象ではない

岩田：たとえば，高齢者が施設に入居するときに，いろいろな検査をするんですよ。たとえばMRSAの検査です。

MRSAが体から見つかるということ自体は，病気ではないですよね。MRSAというのはメチシリン耐性黄色ブドウ球菌（methicillin resistant *Staphylococcus aureus*）という細菌ですね。これが肺炎を起こしたり，血液の感染症を起こしたりするんだけど，鼻にくっついているだけとか，わきの下にくっついているだけとか，鼠径部，足の付け根についているだけといういわゆるキャリア，保菌状態になっている人って結構いるんですね。で，その場合，それは病気ではないのです。

しかし，多くの高齢者施設ではMRSA陽性になりましたと言うと「うちには入れません！」とか「それは抗菌薬で除菌してください！」という話になるわけです。

そういう施設には「MRSAがくっついているということは病気とは違うので，当然治療も必要なく，抗生物質も必要ありません」とぼくは必ず説明をするんだけど，なかなかわかってもらえません。

MRSAと言うと，そこで頭真っ白になってしまって「うちではとれませ〜ん！」。でも，なぜとれないのかということを全然考えない。とにかく「とれない！」と言って，そこで思考停止状態になっちゃうんですね。

それは「病気とはなにか」という本質的なことについて，全然考えていないからです。いや，厳しい言い方をすると，なにについても「本質的な事柄」を「考えた」ことがないのだとぼくは思います。医者を含めて，こういう人はとても多いです。

必要のない抗生物質を使うと，副作用や耐性菌のリスクが出てきます。

最近出たスタディでアジスロマイシンというマクロライド系の抗菌薬のスタディがありました。アジスロマイシンは，ジスロマック®という商品名で肺炎やSTD，つまりセックスによってうつる性感染症によく使います。クラミジアやマイコプラズマに対して使うんだけど，これを5日間投与す

ると不整脈が起きて，心臓血管系の病気で死んでしまう人が有意に増えるというスタディが最近出たんです。

これは，アメリカのテネシー州で行われたスタディで，Medicaidと呼ばれる貧しい人たちのための医療保険を持っている人を何十万人も集めてきて，アジスロマイシンを5日間飲んだ人とそうでない人を比較したら，大体1万人に1人くらい，つまり1万回アジスロマイシンを出すと1人くらいの割合で突然死の原因になるということがわかりました[17]。

もちろん（約）1万回に1回なので，そんなにしょっちゅう起きることではありません。アジスロマイシンを飲んだ人がバタバタ死んだりするわけじゃないからさ，それをもって「この薬なんか禁止してしまえ」とか「あんな薬を処方するのは悪魔の医者だ」とそこまで考える必要はない。けど，少なくとも患者さんに何の利益もないとわかっていて，「なんとなく」とか「ばい菌を殺すため」とか，そういうよこしまな理由で1万人に1人が命を落としてしまうということは，当然正当化できないですよね。

このように，病気という現象と微生物をごっちゃにしないということは，極めつけに大事なコンセプトなんですよ。よくよく理解しておいてください。

時間情報の得方

さて，ここで現象をどのようにして掴み取るのかという話になるわけです。現象は「時間」をコミにしているので，必ずまず時間をよく吟味してください。この話はさっきのPMRのときにしましたね。

では，時間の情報はどこから得るか。これは患者さんから得ることがほとんどです。少なくとも外来にやってくる患者さんの場合は90％以上，患者さんかその家族からの情報です。

さっきも言ったように血液検査を何百回やっても，いくらMRIをやってもPETをやっても時間の情報は絶対得られません。それはピンポン玉の

---

[17] Ray WA, Murray KT, Hall K, Arbogast PG et al：Azithromycin and the risk of cardiovascular death. N Engl J Med 366(20)：1881-1890, 2012

写真と一緒だから。ピンポン玉の写真をいくら見ても，どのような経過でここに至ったか，ということはわからないわけです。どんなにたくさん，カッティングエッジなハイテク検査をしても，時間の情報は絶対にわからない。

時間の情報，それは問診しか教えてくれません。

さて，時間の情報においては，まず「いつから」(onset) ということがすごく大事です。そして，ほとんどの感染症は短期決戦型，3～5日くらいの経過の急性期の病気です。インフルエンザにしても肺炎にしても尿路感染にしても髄膜炎にしても，大体この数時間～数日単位というパターンがほとんどです。感染性下痢症の多くもそうだよね。

逆に「10分前から」といった，本当に「その瞬間」がわかるような病歴の場合は，感染症ではないことが多い。こういうのを，Sudden onset といって，ある日あるとき突然バンと起きる病気です。

こうしたとき，ほとんどの場合は感染症ではなくて，なにが原因かというと，「管（クダ）系」の病気のことが多い。管が詰まるとか，破れるとか，ねじれる。すなわち，くも膜下出血とか心筋梗塞とか大動脈解離とか尿路結石とか。

ある日あるとき突然起こる病気。たとえば，テレビを見ていて，みのもんたが何かしゃべっているときに，ポンッと起きた病気（別にみのもんたじゃなくても良いんだけれど）というのは，ほとんどが感染症ではなくて，管が詰まる，ねじれる，破けるといった類の管系の病気なんですね。こういうとき，感染症はほぼoutです。

で，もう少し長いスパンで昨日から何か辛い，一昨日からきついとか，そういった時間の情報が得られると，これは「感染症っぽい」ということになります。

そして，ダラダラ長くなる，3週間前から熱が出ているとか，3カ月前から体重が下がってきているとか，3年前からきつい，そういった数週間，数カ月，数年というスパンになるものも，ほとんどの場合感染症はoutになります。「いやあ，5年前からインフルエンザなんですよ」，なんて人はいないよね（笑）。

たとえば，「3カ月前から体重減少」というのは一般的な感染症，肺炎や

髄膜炎ではなくて，癌だったり，膠原病という病気の可能性の方が高まるんです。もっと言えば，3年前から，5年前からずっと調子悪いというのは，癌の可能性も大分なくなってくるよね。癌を3年間も放っておいたら，もっともっと進行する可能性が高いじゃない。だから悪性疾患という可能性も下がってきます。

数年前から調子悪いというのは，たとえばパーキンソン病のような変性疾患とかね，そういう経過が長い病気の可能性の方が高まります。

このように，時間の情報はすごく大事なので，いつからどのように，というのを必ず把握しておいてください。

もう1回言うよ。突然起こるのは，管もの系の病気で，多くの感染症は数日単位。そして，数週間，数カ月，数年単位では感染症じゃない病気の可能性がだんだん高まります。これが一般論。

長いスパンの感染症―例外を考える

もちろん，一般論には必ず例外があります。世の中には必ず例外があるのです。というわけで，感染症でも長いスパンで起きるものもあります。2週間，3週間という経過です。ひとつは「微生物の属性」によるもの，もうひとつは「感染臓器の属性」によるものです。

ここで『感染臓器』という言葉が出てきます。感染症をみるときには，必ず**感染臓器はどこか**ということを吟味しなければなりません。

たとえば，骨に感染症が起きることを骨髄炎といいます。骨髄炎はわりと長いスパンで起こることが多い。骨の中の炎症がバァーッと広がっていったり，血流を通ってsepsisを起こしたり，そういうことはあまりないので，骨髄炎という病気は長いスパン，例えば「3週間前から骨髄炎」ということがアリなんですね。

それから，微生物の特徴として長いこともあります。一番コテコテなのは結核。結核は例外で3, 4日前から結核ということはあまりなくて，むしろ「何週間も前から調子が悪い」というのが結核だったりします。結核菌は分裂もゆっくりで，経過もゆっくり。このように微生物の特徴として

ゆっくり型になることもあります。

このように時間のスパンというのはすごく大事で，一般的な感染症は数日や，せいぜい1週間くらいのスパンで出てくることが多いんだけど，微生物学的な特徴で経過が長いこともあるし，臓器の特徴で長いこともあります。

臓器の特徴で経過が長いのは，たとえば感染性心内膜炎といわれる心臓の内膜にばい菌がくっついた炎症，あるいはさっき出てきた骨髄炎，骨の感染症。骨は大腿骨のように長い骨もあるし，椎体が炎症を起こすものもあります。

それから，膿瘍。膿瘍というのは「うみ」ですね。ばい菌のかたまりがどちゃっと溜まることですけど，これもいわゆる閉じ込められた感染症で外に拡がっていかないので，わりと長いスパン，3週間，4週間と熱が出ることがあります。膿瘍ができる場所というのは，いろいろな場所にあり，どこにできてもいいのだけど，一番多いのは腎臓と肝臓です。腎臓や肝臓に膿瘍ができて4週間くらいずっと熱が出ていますということがあります。

いいですね。感染症の診断をするときは必ず「微生物はなにか」を考えないと，時間の情報を活かせないし，「どこの臓器を侵しているのか」を考えないと，やはり時間の情報を活かせないということになりますね。ということで，感染症の診断では，必ず**微生物を探すことと感染臓器を探すことが大事**になります。

微生物の見つけ方

微生物の見つけ方は，大きく分けると3種類あります。
ひとつめは培養検査です。つまり，感染している場所から検体を取ってきて，それを孵卵器にかけて菌を増やし，生化学的な作業をして同定する。みなさんが微生物学の実習でやったやつですよ。たとえば，肺炎だったら痰をとってきてそれを培養して肺炎球菌を見つけるとか，尿路感染だったら尿をとってきて大腸菌を見つけるとかです。

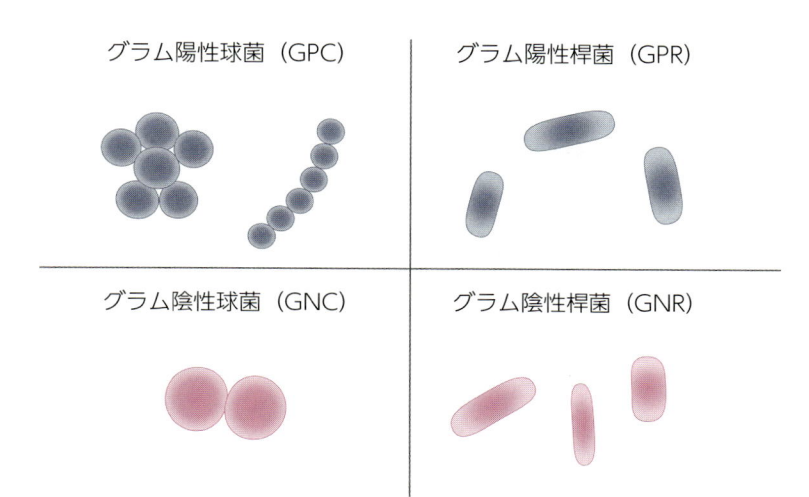

グラム陽性球菌（GPC）	グラム陽性桿菌（GPR）
グラム陰性球菌（GNC）	グラム陰性桿菌（GNR）

●グラム染色の分類

2番目の検査はグラム染色といいます。グラム染色は「培養は何日もかかってめんどくさいから，とりあえず顕微鏡で見たれ」というものです。3年生のときやったよね。クリスタルバイオレットやフクシンを使って，青と赤に染めて顕微鏡でみるということをやります。

グラム染色はグラム陽性菌とグラム陰性菌に分けられて，青色がグラム陽性菌で赤色がグラム陰性菌でした。そしてお互いを形で分ける，球菌と桿菌，丸い菌と細長い菌に分けてみるんでしたね。球菌であればグラム陽性球菌，桿菌であればグラム陽性桿菌。あるいはグラム陰性球菌とグラム陰性桿菌の4種類に分けるのでした。これが2番目のグラム染色です。

3番目が「その他の検査」。その他の検査というのは，抗原抗体反応をみる血清学的な検査や遺伝子をみつけるPCR（polymerase chain reaction）などです。

このように微生物を見つける方法は原理的には，培養検査，グラム染色，その他の検査の3つに分けられます。それぞれ取り柄と欠点があります。すべての検査がそうであるように。

●感染症の原因微生物を見つける方法

1. 培養検査
2. グラム染色
3. その他（抗原・抗体検査，PCRなど）

大体こんなところかな。

感染臓器の見極め方

さて，感染臓器のつかまえ方ですが，感染臓器をつかまえるときは，いろいろなやり方があります。

まずは病歴ですね。病歴で臓器に特化した症状を訊いていきます。

臓器に特化してない情報というのも結構あるんですね。たとえば，だるいとか熱があるとか寒気がする，食欲が落ちた……こういった情報はあまり「臓器」を教えてくれないですよね。熱があるとか寒気がするとかだるいとか体重が下がってきたと言われても，肺炎だか尿路感染だか髄膜炎だかわからないよね。なので，こういった情報はあまり臓器を特定するのには役に立ちません。

というか「だるい」というのは，そもそもどんな病気かもわからないよね。糖尿病でだるいのかも知れないし，膠原病でだるいのかも知れないし，癌でだるいのかも知れないし，徹夜していてだるいのかも知れないし，単にこの授業が面白くなくてかったるいのかもしれないしね。いろいろな理由でだるいと思うわけで，だるいというのはnon-specific（非特異的）なんだよね。

では，どういうものが臓器に特徴的か。たとえば，気道感染症では気道症状が出るわけです。気道は2つに分けます。喉から上が上気道，気管支から下が下気道です。上気道というのは鼻とか喉とかですね。鼻水が出る，鼻づまりがある，喉が痛い，くしゃみをするなどが上気道症状です。上気道症状があれば上気道の病気だなということがなんとなく示唆できます。それから，下気道症状というのは気管支と肺ですね。具体的には気管支炎か肺炎になるんですが，そういうものの症状は咳ですね。それから，胸膜

に炎症が波及すると胸が痛くなったり，あるいは肺胞が炎症で全部つぶれてしまうと，呼吸苦，息苦しくなる。そういった息が苦しい，息ができない，痰がどんどん出てくる，咳が出る，こういうものが下気道症状ですね。下気道症状があれば，当然肺炎か気管支炎かなという話になります。臓器に特徴的な情報とは，こうしたものです。

臓器に特徴的でない，寒気がする，だるいといった情報と，臓器に特徴的な情報，咳が出る，喉が痛いといったものに分けることが大事です。

ただし，これにも例外があって（すべてのことには例外があるんだよね）。一見，その臓器を示しているように見えて，実はそうではない症状が出ることに注意してください。

たとえば，腸チフスという病気があります。原因微生物は*Salmonella Typhi*，サルモネラというグラム陰性菌です。感染臓器はお腹です。腸管のことが多いです。そこから血流に乗って血液内の感染を起こします。血流感染です。そうなのだけど，実は患者さんはわりと咳をします[18]。なぜ咳が出るのかはよくわからないのだけど，咳が出ます。このようにお腹の感染症なのに咳が出るという臓器をだます症状もありますので，そこは注意してください。

臓器をだますことは他の病気でもあるでしょう。たとえば心筋梗塞のときに歯が痛くなったり，肩が痛くなったりするじゃない。

ちなみにね，心筋梗塞のときには左の肩と右の肩どっちが痛くなるか知ってる？　実は右の肩の方が痛くなる可能性が高いんだよ。左の肩のときもあるけど。心臓だから左と決めつけちゃだめなんだよね。心臓は，人間の真ん中にあるので，右にも左にも放散痛が起きる。だまされないように気をつけてください。肩が痛いからといって，肩の病気と決めつけてはダメなんですよ[19]。

---

18) Basnyat B, Maskey AP, Zimmerman MD et al：Enteric (typhoid) fever in travelers. Clin Infect Dis 41：1467-1472, 2005
19) とぼくはどこかで教わったが，そうではないという文献もある。Culicらによると，男性では左肩痛45.2％，右は35.3％だった。
Culic V, Eterovic D, Miric D et al：Symptom presentation of acute myocardial infarction：influence of sex, age, and risk factors. Am Heart J 144：1012-1017, 2002

もう授業めんどくさくなった？ もうちょっと授業していい？

痛みの話

じゃあ痛みの話をします。病気の臓器を特定するのに「痛み情報」は，すごく有用です。心筋梗塞だったら胸が痛くなったり，虫垂炎だったら腹が痛くなったり，そういう情報があるじゃない。感染症であっても，感染症でなくてもそうなんだけど，どこに痛みがあるのかによって病気の臓器など，非常にいろいろな情報が得られます。すべての痛み，頭痛であれ胸痛であれ腹痛，背部痛であれ，足や手の痛みであれ，丁寧に情報を得てください。雑に情報を得ると失敗します。

たとえば，頭が痛いと言っていても，そこで満足してはダメです。頭が痛くなる病気っていっぱいありますよ。だから基本的には「器質的な疾患」がある場合とない場合に分けます。

器質的な疾患がない頭痛は3つありました。覚えてる？ 片頭痛と群発頭痛，緊張性頭痛でしたね。英語で言うと，それぞれMigraine headache, Cluster headache, Tension headacheです。いわゆるCT, MRI, 血液検査では診断がつかない頭痛です。めちゃくちゃ多い。

その他の「器質的な疾患」，脳腫瘍や脳炎や髄膜炎などでも頭痛が起きます。だから，頭痛というものをきちんとキャラクタライズせずにおくと，失敗するわけですよ。

片頭痛なんて患者さんから話を聞けば，だいたいわかります。
片頭痛は一部の例外を除いて（片頭痛というくらいだから）片方の病気なんですね。右か左です。ずきんずきんずきんずきん痛くて，ずーんという痛みではない。痛みの持続時間は24〜48時間で，月に1〜3回で起きます。場合によってはauraという眼の症状が出たり，神経症状といって手が動きにくくなったりします。
そうした情報を知っていれば片頭痛は診断できる。さっきも言ったように片頭痛は血液検査も全然異常が出ないし，CT撮ってもMRI撮っても異常が見つからないので，片頭痛という病態を認識するためには病歴以外には

ないんですよ。ちなみに身体所見でも（一般的に）なにも見つかりません。
片頭痛という病気は知っておかないと見逃されてしまうんですね。見逃さないためには，痛みの特徴（characteristics）を知っておかねばなりません。頭痛の特徴。右側か，左側か，後ろか，前か，てっぺんか。どんな痛みなのか，ずきずきなのかずーんなのか。眼に症状はあるか，いわゆる関連症状があるか。どういう時に痛くなるのか，チョコレートを食べたときに痛くなるのか，酒を飲んだときに痛くなるのか，眠っているときに痛くなるのか，などなどなど。

眠っているときにも痛みがあって，痛みで目が覚めるときには脳腫瘍のような怖い病気が考えられますね。こういう怖い病歴をレッド・フラッグ・サイン（red flag sign）といいます。片頭痛や緊張性頭痛の場合は，眠りが痛みで妨げられ，目が覚めるということはあまりない。そういう病歴があると，怖い器質的疾患が示唆されます。
髄膜炎や脳腫瘍では，眠りが痛みで妨げられることがある。目が覚めるんですね。こうしたレッド・フラッグ・サインも見逃してはいけません。
痛みの場所，痛みの性格。こうした情報をPQRSTと略すこともありますね。Position（Provocative），Quality，Radiation……なんだっけ，ぼくは略語とか語呂合わせが苦手だからすぐに忘れちゃう。診断学の教科書に書いてあります[20]。
そういうものを把握しておく必要があります。胸の痛みや腹の痛みもそうです。

腹の痛みは，そうだな。例えば，虫垂炎かどうかを知るためには時間経過が大事です。上腹部痛がだんだんだんだん右の下腹にいって……。
痛みには3種類あって，体性痛，内臓痛，関連痛があるんでしたね。それぞれ英語で言うと，Somatic pain，Visceral pain，Referred painです。急性虫垂炎はそのすべてを経験できる病気で，勉強するのにとても便利です。
最初に虫垂からの炎症が波及して，関連痛（referred pain）である上腹部痛が起きます。もちろん，心窩部にアッペなんてないんですけど，間

---

[20] 残りはSeverityとTime。

違ってそこを痛いと感じる。そこからだんだん炎症が波及して，内膜に達すると内臓痛（visceral pain）が起きて，さらに外膜（臓側腹膜）に波及すると，触ると鋭く痛い体性痛（somatic pain）に変わるわけです[21]。アッペは関連痛，内臓痛，体性痛を全部経験できる。そして，吐き気や微熱という関連症状もあって，関連症状と痛みを抱き合わせにすることでアッペという診断をするわけですね。

もう1回言うと，痛みの情報は場所，関連情報，増悪・寛解時，関連症状，そういったものを得ると同時に，「内臓痛なのか，関連痛なのか，体性痛なのか」を考えながら診断していきます。ちなみに，これはすべての部位のすべての痛みにアプライできます。

解剖学的なアプローチ

今度は少しだけ診察の話をします。
解剖学はすごく大事です。肘が痛いと言っているときに漠然と「肘が痛いんだな」と考えていたらダメです。

肘といってもいろいろありますね。肘には関節もあるし，当然尺骨のOlecranon（肘頭）という骨（の部分）もある，靭帯もある，腱もある，筋肉もある，周りに滑液包，Bursaというのもあるよね。筋膜も皮膚もあります。

たとえば肘の皮膚の感染症，丹毒や蜂窩織炎というんだけど，皮膚に傷がついてばい菌が入った場合です。肘の蜂窩織炎は抗生物質で治ります。ところが関節まで波及すると針を刺してドレナージしなければ治りません。どうしてかというとばい菌がどんどん軟部組織を壊していって，関節機能そのものが傷害され，肘が動かなくなっちゃうからです。

したがって，患者さんが「肘が痛いです」と言っていても，それは肘の皮膚が炎症を起こしているのか，その下の関節が炎症を起こしているのかを区別しないといけないわけです。それをごちゃごちゃにして，「肘が痛い

---

21) 田中和豊「問題解決型　救急初期診療　第2版」（医学書院 2011）の痛みに関する解説は秀逸です。

んですね」って言っていると失敗します。

というわけで，**解剖学的にどこが痛いのか**ということはすごく厳しくみないといけないんですね。

このようにして，診察や病歴をとっていき，感染臓器を見つけます。そして最終的な詰めとして肝機能をみたり，血液ガスをとったり，CT，MRIを撮ったりして感染臓器特定するわけですよね。

血液検査のピットフォール

ここでピットフォール（陥りがちなエラー）が2つあります。
感染症診療では，血液検査をしばしばするんだけど，感染症の場合はその臓器だけが悪くなるわけじゃなくて，全身も悪くなるわけですよ。サイトカインがワーッと出たりして。

そうすると，たとえば肺炎なのに腎機能が悪くなったり，肝機能が悪くなったりすることがあります。急性肝炎も肺の状態が悪くなって，呼吸状態が悪くなることもあります。

したがって，たとえば血液検査で肝臓のトランスアミナーゼと呼ばれる肝臓の酵素，肝機能異常があるから，イコール肝炎と思ったら間違いで，実は肺炎で重症敗血症を起こして，肝機能異常になっているのかもしれません。また，肺炎で腎不全になっているのかもしれません。腎不全イコール腎臓の病気と決めつけたらいけません。

肺炎患者なのにトランスアミナーゼが上昇しているので，胆管炎とか胆嚢炎と思い込んだ……みたいなケースはよく見ます。

検査をみるときには，必ず患者さんの訴えと診察所見と抱き合わせにして，解釈しなければいけません。**検査だけ見ていると絶対失敗します**。

もうひとつ。みなさんがおそらくケーススタディで感染症をみるときによく使うのが，白血球数とCRPという炎症マーカーです。

ここまでの話で気がついた人がいると思うけど，白血球とCRPを何百回みても，我々にとって必要な情報，すなわち感染臓器も原因微生物も絶対教えてくれません。「白血球が15,000だから肺炎球菌だろ」とか「CRP

が25だから腎盂腎炎だろ」とかは言えないわけです。

炎症マーカーは全身の炎症の有無を語っているものなので，臓器も微生物も教えてくれません。

したがって感染症の診断にはほとんど役に立ちません。役に立たないものをみんな使っているんですね(！)。このこともよくよく理解しておいてください。

もう疲れたからやめたい？（笑）あと2つのトピックだけ喋ろうと思うんだけどまだ大丈夫？　それとももうやめようか？　ぼくだけ喋ってるから，ぼくも疲れたな。

コッホの原則

コッホという人がいます。ロベルト・コッホ（Robert Koch）。それからパスツール（Louis Pasteur）という人がいます。コッホはドイツ人で，パスツールはフランス人。この2人の話をして午前中のセッションは終わりにします。

コッホは「コッホの原則」というものを作って有名になりました。炭疽という病気を使って証明したものです。

ある病原体を人間や動物の体にぶち込むと病気が起きます。そして，その患者から同じ病原体を取り出すことができて，それを別の動物に打ち込むとまた病気になる。これをコッホの原則といいます。このコッホの原則を満たすと，その微生物が病気の原因だということができる。そうコッホは言ったわけです。

ところが，これは必ずしも正しくなくて，たとえば腸炎の原因があるじゃない。コレラやサルモネラ，赤痢とかね。あれは体の中に入れても，胃酸で溶かされて菌が死んじゃうことも結構あるわけ。だから，ばい菌を体に入れると必ず病気になるとは限らない。

それから，症状が出ない不顕性感染ということもありますよね。たとえばC型肝炎ウイルスに感染しても，全然症状がない人も結構いるわけですよ。コッホさんは炭疽というわりと症状を起こしやすい病気の原因を使って，実験をしたので，ぶち込んで，病気になって，取り出して，もう1回ぶち

込んで……みたいにして，コッホの原則を証明したんだけど，これはすべての感染症に使えるとは限りません。
それに，微生物を取り出してもそれが病気の原因かどうかは，必ずしもわかりません。

肝炎ウイルスというのがありますね．肝炎ウイルスには5つあって，A型肝炎，B型肝炎，C型肝炎，D型肝炎，E型肝炎があります．
D型肝炎はB型肝炎と抱き合わせで，B型肝炎の人にD型が入ると，より重症の劇症肝炎になります．B，C，Dが血液由来の感染症で，AとEが食べ物や飲み物由来の肝炎です．
ところが，G型肝炎というものが昔はあったんですよ．それからF型肝炎もあったらしいんだけど．
G型肝炎は，肝炎患者から新しいウイルスを見つけて，「こりゃ，G型肝炎ウイルスじゃ」と考えたんですね．ところがそれは逆で，肝炎を起こした人から，たまたまそのウイルスを見つけたというだけで，そのウイルスが肝炎の原因ではなかったんですよ．だから今はG型肝炎というものは存在しないといわれています[22]．

この例が示しているように，**人間から検出された微生物，イコールその病気の原因と決めつけてはダメです**．そういう意味ではやはり，「コッホの原則」は大事だともいえます．そのウイルスを取り出して，他の人に植え付けて，やっぱり肝炎を起こすということを示さないと，それが肝炎の原因とはいえなくなっちゃうわけですね．

感染経路が大事

岩田：次にパスツールの話をします．パスツールは感染症には，感染経路が必要だということを発見した人です．
さて，感染症では感染経路が大事になってきます．さあ，ここで質問です．世の中にはどんな感染経路があるでしょうか？ グループで話し合っ

---

[22] Alter HJ: The cloning and clinical implications of HGV and HGBV-C. N Engl J Med 334(23): 1536-1537, 1996

6月18日(月) 1日目　第2講

てみてください。

話し合い

岩田　それでは訊いてみましょう。まだ当てられてないグループってある？ いや，正直に(笑)。5班？　じゃあ訊こうか。感染経路にはどんなものがありますか？

高橋　はい。接触感染，飛沫感染，空気感染，血液感染，体液感染，母子感染，経口感染。それで，糞便をこれにいれるかどうかが話題になりました。それと尿路感染。カテーテルとかの医原性をどうするかも話にあがりました。それくらいです。

岩田　ありがとうございました。他になにかある？　うちのグループではこんなの出ましたっていうのある？

今の答えの中でひとつ間違いがあるんだけど，どれだかわかる？
それは尿路感染です。尿路感染は感染経路ではなくて感染のターゲットだよね。尿路から感染するんではなくて，尿路が感染するんだよ。それは感染経路ではなくて感染臓器です。あとはいいですよ。
パスツールはフランスの微生物学者ですが，非常に重要な実験をしました。パスツールのフラスコというのを作ったんだよね。白鳥の首みたいなフラスコね。ここに肉汁を入れて，腐るかどうか見た。外からばい菌が入ってこないような首のフラスコを煮沸したんですね。

これはどの微生物の教科書にも書いてあります。
わかったことは，このフラスコの中に入っていた肉汁は腐らなかったということ。
つまり感染経路がないと，微生物は感染症を起こさない，あるいは感染部位には到達しないということがわかったんです。微生物は自然発生しないんです。ぴょんぴょんぴょんって空中に微生物が突然出現したりはしない。必ずpathway，経路が必要になります。経路がなければ感染症は起きない。

肉汁

数日後

加熱　　　　　　　　　肉汁は腐らなかった！

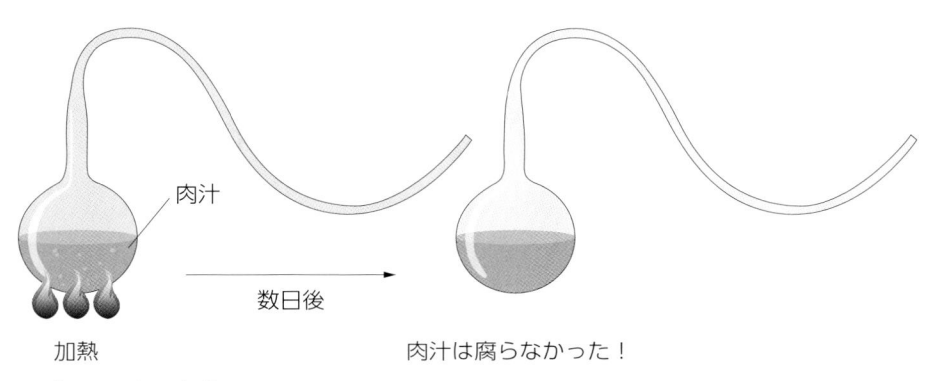

● パスツールの実験

これを応用して，缶詰やびん詰ができたんだよね。煮沸して，真空状態にして，外からなにも入ってこないようにすれば，瓶や缶の中の食べ物は腐敗しないということです。

ちなみに腐敗の定義って以前も教えたよね。「発酵」と「腐敗」の違い。人の役に立つのが発酵で，人の役に立たないのが腐敗。だから納豆が腐敗か発酵かはその人の気分次第で決まる（恣意的）ってことです。

（一同笑い）

岩田　本当だよ。診断もそうだけど，人間さまが勝手に作っているからね。ちょっと腐りかけの果物はおいしいみたいな人がいるじゃない。あれは彼にとっては発酵であって腐敗ではない。
あれ何の話だっけ？

感染経路がなければ感染症を発症しないということをパスツールは看破しました。このことはすごく大事なんです。
なぜかというと，これは言い換えれば，感染経路を遮断すれば，その感染症は防げるということを意味しているからです。また，ある感染症が起きているときは，どこに感染経路が存在するかを吟味すれば，診断に役立つことも意味しています。
たとえば，E型肝炎になった人は口から感染したわけです。たいてい食べ

物や水由来の感染です。ということは，なにか食べ物を食べたのかなという話を聞くと，たとえば鹿の肉とか中国産の牛肉とかを食べて，そこにウイルスがいて感染してE肝炎になったということがわかるわけですね。だから感染経路は極めつけに大事なんです。

そのトキソプラズマは，どこから？

岩田　この前，眼に炎症を起こしたというおばちゃんが来ました。眼科の先生から何の病気かなと相談を受けて。これはおそらくトキソプラズマという寄生虫の感染症じゃないかという話になりました。
トキソプラズマというのは，動物の肉とか子猫の糞とかにくっついている寄生虫です。トキソプラズマかどうかを吟味するためにそのおばちゃんに訊いたんです。動物飼っていませんかってね。ところが，「いえ，全然飼っていません」って言うんです。

さて，ここで止まってはいけない。病歴聴取というのはここからが重要なんです。
もし，病歴がデジタルな1と0のコード表で済むんだったら，患者さんに問診票渡しとけばいいだけでしょ。わざわざ医者が時間かけて，話を聞く必要なんてなくなってしまう。でもやっぱり患者さんと話をしなければ得られないものがあるんですね。動物なんて飼っていませんと言われて，「はい，そうですか」と納得してしまってはいけないんです。
ぼくは訊きました。「そうですか，家には全然動物いないんですね」と言うと「いえ，家にはいます」と答えるんです，このおばちゃん。「うちの主人が飼ってます。私は飼ってません」と。「なに飼っているんですか」「犬を飼っています。でも私は飼ってません。私は触りもしません。それはすべて主人が世話をしています」。

さあて，男の人が動物管理しているなんてなかなか面白い家庭だなと思って「どんな犬ですか」って訊いたんです。そうすると猟犬だって言うんですね。何匹いるんですかと言うと「4匹です」と。でも「私は触りもしません」（笑）。それで「猟犬というのは猟に使うんでしょ」と訊くと「そう

そう，主人は猟が趣味で鉄砲持って山の中行って，バンバン打つんです」「なにを打つんですか」「たぬきとかイノシシとかきつねとか」「打ってきた動物はどうするんですか」「私が料理します」(笑)。「あなたが料理するんですか！ そのとき動物触ってますよね」「そうですよ。でも飼ってません」っていうわけ。

(一同笑い)

岩田　それがどうもトキソプラズマをうつした原因だということが後でわかりました。
だからね，患者さんとの対話は非常に重要で，単に問診票渡して，動物曝露歴ありませんか，なんてしてはダメなんですよね。

たとえば，「海外旅行に行っていませんか」って訊いてもね，出張は海外旅行に規定していない人もいっぱいいるし，駐在員の人や海外に住んでいたことは旅行とみなしていない人もいるしね。仕事を訊いて，会社員や公務員と言われても，公務員といっても，上は総理大臣から……もう上でもないかもしれないけど(笑)，いろいろあるわけじゃない。
だから，なかなか言葉だけで現象を規定するのは結構無理がある。**コトバというのは現象をなかなかうまく規定してくれません**。患者さんのコトバそのものが現象を規定していないというは知っておいた方がいいです。

それから患者はよく嘘をつくからね。それも理解しておいた方がいいです。特に性感染症ではしょっちゅう嘘つくからね。男の人でも，女の人でも。基本的に男の人の言うことはほとんど信用してはいけない，というのが感染症の医者をやってきて得た，ぼくの経験則です。女の人の言うこともほとんど信用してはいけない，というのは個人的なぼくの経験則です(笑)。

よく『女性をみたら妊娠と思え』っていうじゃない。それで妊娠の可能性はありませんかって訊くでしょ。「妊娠の可能性ありませんか」「ありません」って，しらっと答える患者は多いです。ああいうときどうしたらいいか知ってる？
「ほんっっとにありませんかっ!?」って力を込めて訊くんだよ[23]。そうす

---

23) これは福井大学の林寛之先生に教えていただいたテク。

ると「そう言われれば……」とかいうんだよね(笑)。
……今のは面白くなかった？

(一同笑い)

臨床で役立つ感染経路の整理法

岩田：そういうことで，感染経路ですが，こんなにたくさんあるとなかなか覚えられないよね。少しシンプルに整理しましょう。

基本的に感染経路は2種類しかない。このように考えると理解しやすいです。つまり，接触感染と飛沫感染なんです。じゃあ，空気感染はどこにいったのかというと，空気感染は飛沫感染のバリエーションなんですよね。飛沫というのは，要するに「しぶき」ですよ。つば，くしゃみ，咳をしたときに出るしぶきのことを飛沫といいます。英語ではdropletといいます。Droplet，飛沫は口や鼻から飛んでくる，それで感染するわけです。空気感染は飛沫感染のバリエーションですが，ただし飛沫のサイズがずっと小さい。一般的に飛沫の大きさは直径5μm以上のものを飛沫感染，それ未満のものを空気感染としています。

では，それはどこが違うのかというと，飛沫が大きいと重力にしたがって，ボテッと落ちるんです。だから，遠くには飛んでいきません。距離にして2～3mとしています。たとえばインフルエンザは，典型的な飛沫感染を起こす感染症です。たとえば，ぼくがインフルエンザを持っていて，ここでゲホッゲホッとしても，みなさんにはまずうつりません。これだけ距離を保っておけば。それが飛沫感染の特徴です。

ぼくは流体力学には詳しくないので，なぜ5μm以上だと落ちて，それ未満だと落ちないのかはよく知らないんだけど，ま，そういうことらしいんだよね。

直径5μm未満の小さい小さい飛沫，これを飛沫核といいます。Droplet nucleiといいます。そうするとヒューと遠くまで飛んでいきます。ぼくがインフルエンザを持っていて，ここで咳していても，みなさんにインフルエンザはうつらないんだけど，……(学生に近づく) こうすると，この

辺りにはうつるかもしれないよね。

ところがぼくが空気感染を起こすものを持っていて，ここでゲホッゲホッと咳をすると，それは小さい飛沫核で，ヒューと遠くまで飛んで行って，後ろの連中までうつってしまう可能性があります。あるいは部屋の外まで病原体が出て行ってしまう可能性があるということです。

このことはなにを意味しているかというと感染対策上，便利なんだよね。というのは，飛沫感染を起こす病原体であれば，たとえば患者さんがマスクをして咳が出ないようにするとか，あるいは患者さんとそうでない人の距離を2mくらい離してあげれば感染が拡まる可能性が減るよね。

たとえば，「病室が一杯で個室がありません」というときでも，4人部屋のベッドとベッドの距離を十分とってあげれば感染の伝播は防げるし，あるいは2011年の震災のときみたいに，避難所で何百人もの人たちが体育館で寝泊まりしているときに，そこでインフルエンザが流行ったら，大変なことでしょ。そのときはインフルエンザの人が見つかったら，すぐに距離だけを離してやることで他の人の伝播を防げるということです。

このように，**感染経路に関する医学知識は現場で応用できる**んですよね。でも空気感染では同じ対策はできません。たとえば，空気感染を起こす感染症を持っている人が体育館の中に1人いたとすると，その人を体育館から外に出してあげないと，もしくはどこか別の部屋に入れてあげないと，一気に拡まってしまいます。

空気感染を起こす感染症でみなさんが知っておかなければならないものは，3つしかありません。

結核，麻疹（いわゆるはしか），水痘（いわゆる水ぼうそう）の3つです。つまり細菌感染症の結核とウイルス感染症の麻疹と水痘です。この3つは個室の隔離が必要です。それは飛沫核を作って遠くに飛んでいくからです。しかも，空気感染というぐらいだから空気を伝ってどんどん感染するわけで，空気が部屋から外に出て行ってしまったらダメだよね。個室に入れるだけでも実は不十分で，ドア開けた瞬間に病原体がヒューと外に出て行ってしまうでしょう。だから陰圧個室といって，結核患者を隔離するときは部屋の中の空気の圧力を下げてやります。そうすると中の空気が外に出ない。外の空気だけが中に入っていって，病原体が外にもれないように

するわけです。
逆に言うと閉じ込められた空間では，空気感染がどんどん伝播していくので，そういう観点から病歴聴取することも可能です。

たとえば患者さんが２週間前から咳をしていて，ちょっと微熱もあって……というときに趣味を訊くわけね。みなさん問診の時に生活歴を訊くでしょう。なにを訊く？　生活歴。

渡辺　職業。

岩田　職業を訊くよね。それから？

……大体ね，みなさん生活歴っていうと，職業，たばこ，酒しか訊かないんですよ。たばこ15本，10年前から吸っていますとかビールを１缶飲んでいますとか，あとは職業くらいしか訊かないんだよね。
生活って，別に仕事と酒とたばこだけじゃないでしょう(笑)。生活にはいろいろな広がりがある。さっきみたいに趣味は猟だと聞くだけで，トキソプラズマという病気の可能性が出てきます。だから，趣味や余暇の過ごし方も訊きましょう。趣味を訊くといろいろ出てきますよ。
特に結核の患者さんで多いのは，たとえば雀荘に行っているとかパチンコに行くとかね。パチンコ屋や雀荘は「閉じた空間」だから，ああいう狭いところで閉じ込められて病原体をもらったりすることもあるんですね。
繰り返すけど，問診票にただチェックしてもらうだけだったらね，病歴聴取なんていらない。質問には文脈とか質（クオリティ）も必要になってくるんですよ。

ということで，空気感染は飛沫感染の一バリエーションとして，落とし込むことができます。
血液の感染，たとえば輸血による感染。体液，典型的なのは性感染症ですね。セックスによる感染です。梅毒やクラミジア，HIVとかね。それから母子感染。これは親から子への胎盤を通じての感染。こういったものは，実はすべて接触感染のバリエーションですね。要するに直接触ることによって感染する。経口感染，食べ物や飲み物から感染するものもそうですよね。このように感染経路というのは，広義では接触感染と飛沫感染に

落とし込むことができます。

各感染症の感染経路を知っておけば，病歴聴取のときに，たとえば輸血歴はどうですかとか，出産，セックス，食べ物，あるいは場所などの病歴を訊いて，感染経路を突き止めることができるようになります。

感染経路を探すことで，疑わしい感染症の想起もできるようになります。感染症診療で細かい病歴聴取をするのは，そのためです。

ここまでのところでなにか質問や意見ありますか？　そろそろ症例にいきたいんだけどさ。もうちょっと授業した方がいい？

去年はね，ちゃんと教えずに，いきなりケースやらされて不満だったという学生がいたんだよ。しょうがないから，今レクチャーしているんだけどさ。

じゃあ，とりあえず午前中はこれで終わろうね。何時からやりたい？　じゃああなたに決める権利を付与しよう。何時から再開したい？

……1時20分ね，わかった。1時20分にここに戻ってらっしゃい。

6月18日（月）1日目　第3講

休　憩

岩田：ではみなさん席に戻ってください。
じゃあ，午後のセッションを始めますが，その前に質問を2つ受けているので，それをみなさんの前で発表してもらって，考えてみたいと思います。じゃあ，どうぞ。

食品関係者の検便？

清水：さっきの感染経路の話で，飲食店でバイトしている人は経験あると思うんですけど。検便してひっかかると，その人は店に来るなって言われてしまうと思うんです。それがさっきの老健施設に入るときに，「検査してブドウ球菌が出た，じゃあダメ」という話とどこが違うのかが気になります。

岩田：はい。では今からその話をしますね。
日本の場合，感染症を規定する法律は2つあります。感染症の予防となんとかに関する法律，略して感染症法とよびます[24]。
それから食品衛生法。食品衛生法はいろいろなことを規定しているんだけど，特にここで関連するのは食中毒ですね。

では食中毒とはなにか。食中毒はあまりうまく定義されていなくて，人によって言うことがバラバラなんですね。一般的に，いわゆる食中毒というときは，食べ物による健康被害がドバッと出るものを指すことが多いです。そしてそのほとんどが，感染症が原因です。
例外としては，カドミウムとかヒ素とかの金属や化学物質，そういうものでも食中毒を起こしますが，多くの場合は，食中毒は感染症です。たとえばサルモネラ，ノロウイルス，あるいは今度牛の生レバーが禁止になりますが，それは腸管出血性大腸菌という菌に対応するためなんですね。こう

---

24) 正確には「感染症の予防及び感染症の患者に対する医療に関する法律」。覚えられませんって。

いったものは，食品衛生法が規定しています。

食べ物を扱う人の検便をなぜするのかというと，うんちの中にサルモネラや赤痢の菌がいて，うんこして紙を使うときにその菌が手にくっついて，それを十分洗わずに料理をすると食べ物に赤痢とかサルモネラの菌がくっついて，これを食べることによって，経口感染を起こすからです。そうすると，赤痢とかサルモネラ症のアウトブレイクの原因になるかもしれないから。ということで，そのような規定を設けて日本では，定期的な検便を食品を扱う人にやっています。

さて，それとさっきの，老健施設に入る人のMRSAとどう違うのかということですが。

赤痢菌やサルモネラは人に病気を起こす可能性は極めて高いんですが，MRSAというのは，実はその名がイメージさせているのと違って，一般的に健康な人にはほとんど病気を起こしません。ということがひとつ。
それから，感染経路も問題で，食べるという，要するに「便から口」という糞口感染を起こすのではなくて，単に皮膚にくっついているだけなので，その人の皮膚から別の皮膚にうつっても……実はみなさんの皮膚にもブドウ球菌はくっついているんですよ。みなさんのたとえばわきの下やおしりの周りを培養すると，多分何十パーセントかの確率でブドウ球菌がみつかると思います。

みなさんの皮膚は，実は無菌状態ではないんですね。もっといえば，みなさんの口の中には口腔内の細菌がいっぱいいるし，みなさんの消化管の中にも腸内細菌がいっぱいいるし，女性の場合，腟の中にはデーデルライン桿菌という菌がたくさんいます。
そのおかげで皮膚に感染症を起こす菌が入ってくるのを防いでいるし，口の中に口の感染症を起こす菌が侵入するのを防いでいるし，腸内細菌は腸管の吸収や代謝を助けてくれたり，他の赤痢みたいな病原体がやってきても，それがすぐにはびこらないように工夫してくれている。
腟のデーデルライン桿菌というのは，腟内環境を酸性にし，pHを下げることによって病原体が腟の中に入ってくるのを防いでいるわけです。
要するに，人間はばい菌と一緒に生きていかざるを得ない。抗生物質を飲んだ後に下痢をしたりするのは，腸内細菌が乱れてしまって，クロストリ

ジウムのような普段は抑えられている弱い菌がバーッと暴れ出すからです。かぜで女の人が抗生物質を飲んだりすると，下の方がかゆくなることがあるんだけど，あれはデーテルライン桿菌が死んでそこにカビが生えている。いわゆるカンジダ腟症になるんですね。

MRSAというのは，メチシリンに耐性な黄色ブドウ球菌というだけで，それは感受性試験，抗生物質に対する感受性で規定しているわけですよ。それがくっついているだけなんですね。みなさんの相当数がもっているブドウ球菌と基本的には同じです。ただ抗菌薬への効きの強さや弱さが違うだけです。それがくっついている人が生活していても，みなさんが生活しているのと同じようなレベルで，なんともないわけですよ。
そういうわけで食品の扱い方とは全く違います。

もっとも日本の場合，食品の便の検査は厳しすぎるという意見もあります。外国では調理師の便の検査はそんなにしつこくやらないんですよ。なので，日本の食品衛生法が本当にサイエンスとして意味のあることをやっているのか，ただ過剰な反応をしているだけなのかというのは興味のある議論になると思います。
まあ日本の食べ物は安全だからね。いいのかもしれないけど。それで答えになっているかな？

「可能性は否定できない」という思考停止

もうひとつの質問は，このMRSAが他の人にうつったらどうするんだという話だったんだけど……別に他の人にうつったっていいんですよ。だってそもそも病原性がそんなにないんだから。
でも，病気が起きる可能性はゼロではないんです。そのときに「可能性は否定できないじゃないですか」というコメントがさっき出たんだけど，実は医学の世界で一番のタブーワードは，ぼくが思うに「可能性は否定できない」という言葉なんですよ。
可能性は否定できないという言葉を使っちゃうと，はっきりいってオールマイティなんですよ。なんでもアリです。

たとえば，隕石が今から落ちてきて，みんな全滅しちゃう可能性は否定できないとかね（笑）。そういうことは言って言えないことはないわけです。可能性は否定できないというのは，ある意味100％正しい言葉なんですけど，100％正しい言葉というのは，意味のない言葉が多いんですよ。「人の命は大事だ」とか「地球の平和は大切だ」とかね。全面的に正しいけど，どこにも進めないでしょ，そんな言葉使っても。

同じように，MRSAを持っている人が老健施設に入ったら，なにかの病気が拡がる可能性は否定できない。それはその通りです。
でも，同じこと言うんだったら，MRSAを持っていない人が老健施設に入っても，やっぱり病気を伝播する可能性だって否定できないでしょう。否定できないといったらみんなそうなんですよ。つまり，これって言ってもしょうがないことを言っているに過ぎないんですよ。
もっといえば，MRSAを持っている人を施設入れるために，「MRSAを殺してください」と言われて，抗生物質を使ったら，その抗生物質の副作用でこのおじいちゃん死んじゃうかもしれない。その「可能性は否定できない」でしょ？

可能性というからには，常にその「逆の可能性」も考えなきゃいけない。つまりAという可能性だけじゃなくて，Aをしなかったときにはどうなるのかという逆の可能性も考えなきゃいけない。
今隕石が空から降ってくるかもしれない，可能性は否定できないからといって「うわー，隕石が落ちてくる！」と絶叫して騒いだら，あいつバカじゃないのって後ろ指さされる可能性も否定できないでしょ。だからさ，なにをやるにしても必ず裏の側面や反作用があるよね。

可能性があるなし，という二元論的，定性的な考え方より，むしろ大事なのは可能性は何パーセントあるかという定量的な考え方だよね。
たとえば，赤痢菌を持っている調理師が手を汚くして調理したら，大体何パーセントくらいの確率でお客さんに赤痢がうつると思う？　そういう吟味こそが科学的なのであって，可能性はあるとかないとかイチゼロのデジタルの問題にしても意味がない。
デジタルな問題ってほとんど意味がないんですよ。それは，大体が答えは

「ある」というイエスの回答になっちゃうからです。まれであってもね。大地震とか津波とか全部一緒だよね。原発事故とかさ。だけど，何パーセントあるというのがむしろ大事な吟味であって，リスクはゼロにはできないんですよ。**完全にリスクをゼロにすることなんてできっこないんです。**

生レバー禁止になったでしょ。あれもおかしな話だよね。腸管出血性大腸菌，いわゆるO-157は，別に牛のレバーだけから見つかっているわけじゃないからね。

レバ刺しを食べてO-157で死んだ人は日本で何人いるか知ってる？ 適当でいいよ。

……ゼロ。被害者ゼロ。つまり，被害がゼロだったものを禁止するんだよ。その「可能性は否定できない」という理由で[25]。

もっというと，O-157ってレバーだけから見つかっているかというとそうではなくて，あれは牛の直腸の中にいるんだよね。だから牛が糞を出すでしょ。そうするとその糞が水から流れて畑を汚染したりするでしょ。かいわれ大根とかほうれん草とかアルファルファとかメロンとかクランベリー，白菜とかね。そういうものから見つかっているんですよ。

じゃあ，腸管出血性大腸菌感染症の可能性は否定できないという根拠で生レバーを禁止にするんだったら，当然，生のほうれん草も生のキャベツも生の白菜も生のメロンも生のクランベリーも，全部否定しないといけないでしょ？ だからメロンはジャムでしか食っちゃいけないって話になると思うけど。どう思う？

これが「可能性は否定できない」的ロジックの陥穽を示しているんだよ。だから，被害者ゼロの生レバーの話をあれだけ延々と議論しておいて，その割には毎年5,000人近く死んでいる交通事故とか，毎年20万人近くたばこの被害で健康を害して死んでいるとかはほったらかしでしょ[26]。

何十万人も殺しているものはほったらかしにして，1人も死んでいないものを規制するというのはおかしいと思わない？

---

25) 2011年に被害が出たのは，ユッケ，つまり牛肉由来であった。
26) 日本人の交通事故死者数：http://www.utms.or.jp/japanese/condi/jiko.html （UTMS協会より）
　　たばこの死亡については，厚生労働省自身がHPで死亡数の見積りを示している。http://www.health-net.or.jp/tobacco/risk/rs410000.html

こういうのはきっちり吟味しないとわからないんですよ。何パーセントという定量的吟味。それをサボり，「可能性は否定できない」っていっちゃうとそういうおかしなことをすぐやっちゃうんですよ。厚生労働省の官僚とか。

……ごめんね，お兄さんが厚生省の官僚だって人いるかな。許してね。悪気はないんだけどさ。……まあ，ちょっとはあるんだけどさ。

(一同笑い)

岩田　この中には将来官僚になってやろうという人もいるよね。みんな最初はね「日本をよくしてやる」とか言っているんだけど，だんだんだんだんその場に巻き込まれてね，わけのわかんないこと言い出すんだよ。気をつけてね。この中に官僚になりたい人がいたら。なってくれるのは全然オッケーなんだけど。

他になにか質問とか意見がある人いますか？　そろそろ観念的な議論ばかりで疲れてしまったと思うので，実例にいってもいい？
ぼくは具体的な症例の方が好きだから，症例やりたいんだけどさ。やるよ。

20歳男性，頭痛と発熱

はい，よく聞いてね。

> 20歳の男の子がいます。3日前から頭が痛いと言っています。そして熱が38.3℃あって外来にやってきました。
> さあこの人はどういう診断の可能性があって，それをどのように否定，証明し，そしてどうやって対応したら，つまり治療したらよいでしょうか。

はい，グループで話し合ってください。

話し合い

岩田 はい。さて，どこからいこうかな。6班。
20歳の男性，3日前から発熱，頭痛。どうしましょう。大体患者さんというのはこんな感じで外来にやってくるからね。

小林 まず，話は聞きます。痛いというのはどんなふうに痛いのか，痛みの強さとか種類。

岩田 種類ってどういう意味？

小林 さっきのずきずきするようにとか，ぼーんとくるようにとか。

岩田 オッケー。そんなふうに訊かないと患者さんはわからないよ。「痛みの種類を教えてください」っていっても「このお医者さん変な人だな」くらいにしか思われないよね。

小林 あとは具体的に頭のどこが痛いのか。片側とか全体的にとかは知りたいです。

岩田 なぜそれを知りたいの？

小林 それによって，たとえばすごく強い，急激にくるような痛みだったら脳の器質的な疾患，出血したり脳梗塞とかは若いので考えにくいんですけど。

岩田 3日前だしね。3日前から脳出血？ ……いい？ 時間大事だからね。なんどもいうけど。
3日前からっていうのがポイントだったんだよね。この時点で脳出血はそもそもほぼアウトだと思わない？ 20歳でも血友病の人とかだったら，脳出血起こしてもいいのかもしれないけど，外来に歩いてやってきた人が3日前から脳出血というのは合わないよね。
もうひとつ，発熱があるということに注意しようね。頭痛だけだったら脳出血とか脳腫瘍とかも考えるけど，熱を伴っているのが，ちょっと合わないよね。

オッカムの剃刀

岩田　みなさん「オッカムの剃刀」って聞いたことある？ ウィリアム・オッカム[27]っていう人が言ったことですけど。

まあ、わかりやすくいうと、「複数の出来事が同時に起きているときに、その原因は同じだ」と考えると大体うまくいくことが多いという経験則、それを「オッカムの剃刀」といいます。

したがってこの人が3日前から熱があって、頭痛があって、頭痛は脳腫瘍が起こしていて、熱は尿路感染でした、みたいなことはあまり考えないわけですよ。

というのは、（両者が独立事象だとして）脳腫瘍を起こし、かつ同時に尿路感染を起こす確率は、計算では「尿路感染を起こす確率×脳腫瘍を起こす確率」になるからです。シンプルに両者を1％とするならば、$0.01 \times 0.01 = 0.0001$……ね、ぐっと稀になるでしょ。確率的にかなり稀な事象になるんです。

それは起きないことはないかもしれないけど、極めて珍しいよね。したがって、熱と頭痛は同じ原因で起きていると考える方が自然だよね。

たとえばね、（男子学生を指して、隣の女子学生に）なにさんだっけ？ 小林さん？ 今日の朝ね、小林さんに「好きです」って告（こく）られたとして。よかったねって感じで。

（もう1人の女子学生を指す）名前なんだっけ？ 高橋さんに午後1時に「私も好きなんです」って告られたとしようか。どう思う？

（一同笑い）

岩田　そんなに真っ赤になる必要ないよ。仮の話だからさ(笑)。これさ、「やっぱおれみたいな男だから、朝告られて、午後告られるっていうのもあるかな〜」って感じですか？

そんなこと思わないよね。ぼくだったら陰謀の匂いを感じるね。

---

[27] ウィリアム・オッカム〔人名〕（1285〜1347年頃）：イギリスのスコラ哲学者・神学者。唯名論的論理学を基礎とした認識論を展開した。

(一同笑い)

岩田：どっかでカメラ回っているんじゃないかなとかね(笑)。
たまたま偶然，朝に女の子に告られて，再びたまたま偶然別の人から告白されるなんて，そんな都合がいい話あるかよってぼくなら思うね。

同じように，偶然的な事象が別々に同時に起きることは，可能性としては低いわけです。だから「オッカムの剃刀」というのは臨床的にはすごく役に立って，複数のことが同時に起きているとはあまり考えない。

もちろん，例外はありますよ。たとえば，高齢者とかね，あとはすごい免疫が弱っている人，AIDSの人とか。慢性経過の人，ゆっくり何週間もいろいろな現象が起きているという人。そういうのは，たとえば高齢者で糖尿病があって，高血圧があって，痛風があって，脳梗塞があって，それで肺炎とかね。そういう場合はありますよ（それぞれ独立事象じゃないかもしれませんしね）。

けれど，若い人で，急性期ということになるとそういう可能性は低いと思うよ。

あ，こういうときも「可能性がある」「ない」ではなく，「可能性が高い」「低い」という言い方のほうがより臨床的です。「可能性がない」ということはまずなくて，ほとんどのことには「可能性はあり」ます。だから「可能性は否定出来ない」という言葉には意味がないのでしたね。

したがって，可能性は高い，低いと量化して言わなきゃいけない。

さて，症例に戻ろうか。患者さんは，頭痛の強さは「結構痛いです」って言っている。痛みの性格は「なんとも言えない痛みですね，表現しづらいな。でもずっと痛い感じ，ずっきんずっきんというよりはずーっと痛いっていう感じ」。

それでね，どっちかというと頭の前の方。後ろというより前の方が痛いって感じですね。

痛みの強さって表現しづらいんだよ。『痛み計』ってないじゃない。血圧計とか体温計はあるけど痛み計はないし，VAS（Visual analogue scale）っていう指標もあるんだけど，血圧計に比べるとずっと確度は劣ります。

それに痛みって主観じゃん。同じ現象が起きていても，人によって「我慢

出来ない痛み」だったり，「これぐらいだったら我慢できるな」だったりするよね。
同じ強さで人をぶん殴ったときでも，ある人は「ぺしっ」て感じかも知れないけど，ある人には「痛ってー！」という感じかもしれないじゃん。だから，痛みを訊くって難しいよね。

システム・レビューをしよう

小林 他に訊きたいことがあるんですけど。

岩田 いいよ。なんでも訊いて。

小林 頭が痛くて熱がある以外になにかほかの症状，咳が出ているとかお腹を下しているとかないですか？

岩田 それはなぜそんな話をしているの？

小林 感染症では，頭そのものに感染している場合も否定してはいけないけれど，他の消化器感染とか呼吸器に感染が起こって2次的に熱が出て，頭痛がするという可能性もあります。

岩田 いいね。素晴らしい指摘だね。
そうそう，そういうの大事だよね。痛みのある患者さんはどこが原因なのかが大事だって言ったよね。頭に原因があって頭が痛いのかも知れないけど，単に肺炎があって，熱が出て，熱のせいで頭が痛いという可能性もあるよね。そういう可能性を念頭に置くから，呼吸器症状がないか，お腹下してないかを訊くというのはすごく大事だと思う。
こういうのを**システム・レビュー**（system review）といいます。あるいは**レビュー・オブ・システム**（review of system；ROS，アールオーエス）とも呼ぶ。
頭が痛いからといって頭の病気と決めつけると失敗するので，必ずお腹の症状とか胸の症状とか喉の症状を確認しましょうというのがシステム・レビューです。一見，関係なさそうな話も全部訊いておく。体重減少はありませんか，足は痛くありませんか，下痢をしていませんか，便秘していま

せんか。ちゃんと確認するというのはそのためなんだよね。

それから，頭が痛いという主訴であっても実際には緑内障発作だったりするわけです。眼の病気なんだけど，主観的には頭が痛いと感じるわけね。つまり患者さんが主観的に感じていることと，実際に起きていることにはズレがあるので，そのズレをぼくらは修正してあげる必要があります。そういうことに気を配らなきゃいけない。

はい。ではこの症例について，随伴症状の情報提供をしますね。

咳はありません。鼻水も出ません。下痢もしていません。お腹も痛くありませんって言ってはります。……おわり？

小 林 首が硬くないか。

岩 田 首は硬くありませんかって，それ患者に訊く？

小 林 医者が触ってみます。抵抗があるかどうか。

岩 田 もう診察するの？ 問診はもういい？

小 林 問診のひとつというか，お話ししながら。

岩 田 話しながら診察するのね。じゃあどうやって診察するの？ どうやるんだっけ，首の診察って。OSCEってやったよね。
……あれ，やってないか。どうせOSCEって現場ではあんまり役に立たないからいいよ，別に。

（一同笑い）

岩 田 どうやるんだっけ。首の診察。じゃあ，質問を変えよう。なんで首の診察をしたいの？

小 林 髄膜炎を考えて。

岩 田 そうだよね。髄膜炎を考えるからだよね。この人ね，やっぱり髄膜炎を考えたいですね。

なぜかというと髄膜炎は頭が痛くなって，熱が出る病気として有名だし，見逃すと死ぬかもしれないからね。見逃すと死ぬ病気，つまりmust rule out，除外しておかないといけないものは，必ず鑑別に挙げとくというのは非常に重要ですね。

髄膜炎を疑ったら―首の診察法①

岩田　髄膜炎というのは髄膜，すなわち脳とか脊髄を覆っている膜が炎症を起こしている病気です。大抵は感染症です。感染症じゃない髄膜炎もあるんだけどね。それは稀で，ほとんどが感染症です。髄膜が炎症を起こすと，中枢神経に異常を及ぼしたりするので，頭が痛くなったり，意識が朦朧としてきたり，けいれんしたりします。

特に炎症が首を硬くします。そして，首を硬くすると……ちょっと前に来て（学生を呼ぶ），名前なんていったっけ？　石川くんね。今患者さんが寝ていると考えようか。そのときに，首の硬さをみる方法はいくつかあります。

古典的なものはnuchal rigidity，つまり項部硬直といって頭を持ち上げたときに首が重力に逆らって持ち上がるという感じ。普通だったら首がペコッとなるのがね，そのまま首ごと上体が起き上がる。首がガチガチになる。そういう風になっているものを項部硬直といいます。これがあるとかなり首が硬いというのがわかる。

首が硬くなる病気でみなさんに2つ知っておいてほしい病気があります。ひとつは髄膜炎。もうひとつはくも膜下出血です。どちらも命にかかわる怖い病気ですが，両者にはひとつだけ大きな違いがあります。それは？　なにかわかる？

……そう，熱だよね。髄膜炎は典型的に熱を起こす病気だけど，くも膜下出血は熱を出さない。なにしろ出血だからね。この2つは熱の有無で区別することが多いです。

項部硬直はすごく露骨に髄膜炎を示唆する所見なんだけど……（前に呼んだ石川くんに）まだ帰っちゃだめだよ(笑)。必ずしもすべての髄膜炎に認められるわけではありません。ということは，そんなに首がガチガチになっていないこともあるんですね。

じゃあ，そういう人はどういう診察をするかというと，やっぱり首を持ち上げてみます。そうすると背中が痛くなる人がいます。これを Brudzinski sign といいます。あとで，診断学の本を読んどいてください。

あとね，足を持ち上げて，膝から曲げてぐっと持ち上げると，腸腰筋を引っ張ることによって，炎症が波及して背中とか首に痛みが走るといわれています。これを Kernig sign といいます。

髄膜炎の典型的な徴候としては，この項部硬直，Brudzinski, Kernig というものが一番有名です[28]。

ただし！ あまり炎症が波及していないときは，Kernig とか Brudzinski とか項部硬直は陽性にならないことが多いです。すべての診察，すべての検査はエラーの可能性があるということを念頭に置く必要があります。

つまり，検査が陽性にならないということもあるし，あるいは病気がないのに検査が陽性になることもあります。すごく高齢者の人は首がもともと硬くなっちゃっているよね。関節リウマチがある人やお年寄りとか髄膜炎がないのに首が硬くなっている人もいます。

首が硬くても髄膜炎とは限らないし，首が硬くなくても髄膜炎のこともある。検査のエラーの可能性を常に念頭に置きます。

では，検査を考えるとまず最初にやりたい検査というのはね，スクリーニングとして，感度の高い検査をやりたいですね。

「感度」とは何だったっけ？ 感度とは，病気の人を分母にしてそのうち検査が陽性になる人の割合でした。そうですね。病気の人を 100 人つかまえてきて，そのうち何人陽性になるかが感度。すなわち感度は高ければ，見逃しを減らすことができるわけです。

感度が 99％であれば，100 人の患者さんをみて見逃しは 1 人だけということになるでしょう。だから感度が高ければ高いほど見逃しが減ります。したがってスクリーニング，すなわち網にかけて見逃しをなくすためには，感度の高い検査をした方がいいよね。

---

[28] 今は，YouTube でこうしたフィジカルの方法を見ることができます。便利ですね。
- Brudzinski sign：http://www.youtube.com/watch?v=jO9PAPi-yus&feature=relmfu
- Kernig sign：http://www.youtube.com/watch?v=rJ-5AFuP3YA&feature=related

髄膜炎を疑ったら―首の診察法①

ところが，KernigにしてもBrudzinskiにしても項部硬直にしても感度はあまり高くない。せいぜい6割くらいですね。だから見逃しが多い。6割というと3人に1人以上見逃しちゃうから，こんなボロボロ見逃すことではダメだよね[29]。

そこで，感度の高い検査をします。何だか知ってる？

髄膜炎で感度の高い検査。Jolt accentuationといいます。Jolt accentuationは，首を左右に1秒間に2～3ヘルツくらいの頻度で振るんですね。それで，背中や首に痛みが走るかどうかをみる検査です。首を振って背中が痛くなったらjolt陽性，痛みがなければjolt陰性です。
この感度はスタディによって違うんですが，おそらく9割以上だといわれています。かなり拾うことができるんです[30]。
だから髄膜炎を疑ったら，まずjoltをやった方がいい。それから，眼底。目の底をみると乳頭浮腫といって，眼底の乳頭が腫れあがって見えることがあります。もっともこの感度はそんなに高くない。

そんな感じで，髄膜炎を疑ったら項部硬直はないか，Kernig signはどうか，Brudzinski signはどうか，Jolt accentuationはどうか，眼底はどうか，とみていきます。
また肺炎球菌や髄膜炎菌，こうした特殊な菌による髄膜炎のときは，手首とか足首に点状出血が起きていることがあります。ポツポツポツポツってね。髄膜炎だからといって，首ばっかりみていてはダメで，ちゃんと手足もみる必要があります。そして，そういうところに点状出血があると髄膜炎，肺炎球菌といった特殊な微生物による髄膜炎も疑わなければいけない。
（前で患者役をやっていた石川くんに）もう戻っていいよ。ありがとう。

---

29) McGee：Evidence Based Physical Diagnosis 2nd ed. 2007によると，急性細菌性髄膜炎とくも膜下出血に対するKernigあるいはBrudzinski signの感度は61％，項部硬直の感度は57～92％であった。
30) Uchihara T, Tsukagoshi H：Jolt accentuation of headache：the most sensitive sign of CSF pleocytosis. Headache 31：167-171, 1991

仮説生成に基づく問診と診察

岩田　今わかったと思うけど，実は病歴聴取とか診察をするときには，あらかじめ診察する前に「確かめたい病気」を想定していないといけないということだよね。

外来に来た患者さんみんなにjoltとかやらないでしょ。「最近，血糖高いんで」「じゃあ首振ってみてください」って言っていたら，変な医者だなと思われますよ。

診察の教科書っていっぱいあるけど，診察の教科書にある身体診察を全部やったら，少なくとも1週間くらいかかると思いますよ。患者さんと合宿しないと，全部は無理だよね。そんなことはできないので，当然その中から抜粋して必要な診察だけするわけですよ。

ということは，どの病気を疑ったときにどの診察，手技が役に立つのかということを知っておかなきゃいけないし，またその前にそもそも「どの病気を疑うか」決めておかないといけない。だから，とりあえず問診しますとか，とりあえず診察しますではダメ。どのような診断仮説があって，どの身体診察，手技で確認できるのかをみなければ。

今，髄膜炎を疑っているので項部硬直（nuchal rigidity）とかBrudzinski, Kernig, Jolt, 眼底，手首・足首，こういった診察をします，となるわけです。

学生がよく「問診を取ります」「診察をします」と言うんだけど，「どういう質問をするのか」「どういう身体診察を行うのか」とより具体的に言う必要があるのはそのためだ。ただ診察をします，という大雑把なステートメントでは意味がないんだよね。

問診でも診察でも，その前提には疑っている疾患がなければいけません。ある特定の診断を疑うこと，つまり**仮説を生成することが必要**になります。仮説生成，英語ではhypothesis generationといいます。たとえば，髄膜炎という病気を想定して，その仮説に基づいて，問診をしたり，診察をしたりするわけです。「とりあえず」問診して，診察するのではなくて，仮説をまず立ててから，問診をしたり診察をする。そして，診察をして全く

否定的だったらその仮説を棄却し，診察がそれっぽかったら確認のための検査をオーダーするんだよね。

常に頭の中に仮説を出して，それを引っ込めて，仮説を出して引っ込めてというのをやり続けながら，診察あるいは診断をしていきます。

仮説が全くないまま，頭空っぽでとりあえず検査，とりあえず診察しても絶対にうまくいきません。ここで間違えている医者はとても多いので，ぜひ仮説生成を頭の中でやるということをお願いします。

じゃあ少し時間をあげるので，今度は仮説生成をしながら，つまりこういう病気の可能性があるからこういうことをやりたいという形で鑑別疾患を挙げて，それに対する確認のためになにをしたらいいか，問診，診察，検査なんでもいいです……考えてみてください。

仮説はいくつあげてもいい。10個あげても20個あげても100個あげても，好きなだけあげればいい。そして，その仮説を患者情報を元に否定していってください。たとえばこの時点で脳腫瘍とかはほぼ否定できるよね。くも膜下出血も否定できるよね。

実は，今まで出されたほんのわずかな情報でも，否定できる病気って山ほどあるんです。年齢，性別，主訴，そして時間。それだけでもね。

というようにもう一回みなさんで話し合ってみてください。仮説生成とやりたいこと。では，どうぞ！

話し合い

岩田 じゃあ訊いてみようか。13班。
仮説生成，つまり鑑別疾患を挙げて，やりたいことを教えてください。

金子 髄膜炎以外ですごくありそうなところで，ただのかぜ。でもさっき喉が赤いとか，咳も鼻水もないということもあって。

岩田 咳も鼻水もないとは言ったけど，喉が赤くないとは言ってないよ。

金子 あ，そうでしたか。

岩田　そもそも患者さんは自分の喉が赤いとか赤くないとか，たいていわからないからね。

金子　じゃあ，咽頭とか喉頭が炎症の所見がないか見てみます。

岩田　どうやって？ 目でみるってこと？ かぜを考えて診察するってことね。

金子　はい。

岩田　わかった。咽頭は目で見えるけど，喉頭はたぶん目で見えないよ。喉頭ファイバー使わないと。いきなり喉頭ファイバー使う？ 耳鼻科の先生みたいに。「かぜかな，ちょっと喉頭ファイバー使おう」みたいな。あんまりそこまで過激な医者もいないよね。
じゃあ喉見ようか。喉見ました。喉は全然赤くありません。膿も溜まっていないし，腫れてもいない。

喉の診察法

岩田　あのね，喉をみるときのコツっていうのがあってね，今度隣の人の喉とか見てあげたらいいんだけどさ。わりと研修医の奴らが……奴らって言っちゃダメだな。研修医のみなさん方が失敗なさるのはですね(笑)，喉しか見ないということだね。

この前，喉が痛いという患者さんがいてね。喉にはなにもありませんでしたと言われて，とりあえず痛み止めと抗生物質を出されて，ずっと放置されていたおばさんがいたんだけどね。実はほっぺたに白いものがついていたんですね。

これはカンジダというカビがついていたんです。このおばちゃん，糖尿病があって，糖尿病で血糖値が高くなるとカビの感染症を起こしやすくなります。
さっき女性がカンジダ腟症を起こすって言ったけど，カンジダはいろんなところに病気を起こします。カンジダが口にこびりついていて喉が痛い。喉には何にも診察所見がないとなると，喉の奥が病気ってことがしばしばあります。「つば，飲み込んでみてください」とつばを飲み込むと痛みが

増す。
痛みの情報って本当に大事だよね。つばを飲み込んで痛みが増すということはつばが通る経路，喉から食道，胃にかけてのこの辺に病気があるということを示唆しています。それで見えていない食道に病気があるんじゃないかと。
つまりカンジダ食道炎，Candida esophagitisだったんだ。

ここで診断がついて抗真菌薬，かびを殺す薬でこの人は治しました。
この人が糖尿病という基礎疾患があるということを無視していて，糖尿病患者で血糖コントロールが悪いと感染症を起こしやすいという事実を無視していて，そしてその典型にカンジダ食道炎があるという知識がないままに，頬粘膜を見ようともせず，喉しか見ていなかったから，この人はずっと見逃されていた。
糖尿病の基礎疾患があって，ほっぺたみて，リスクがわかれば簡単に診断ができたはずなんですよね，数秒で。

というわけで，喉をみるときは必ず喉だけじゃなくて，舌とかね，ほっぺたの粘膜，それから歯や歯茎。歯をみるとたとえば虫歯多いとか，たばこのヤニがついているとか，口あけるだけでたばこの匂いがする人もいますし，それから口蓋ね。口蓋にはヘルパンギーナ（コクサッキーウイルスなどによる感染症）で小水疱が認められることが多いです。あるいは，たとえば麻疹ではkoplik's spotという，ほっぺの粘膜に白っぽい病変が見えることがあります。こういうのは丁寧に全部口の中を見ないと，わからない，見逃すことが多い。
要するに人間の目っていうのは見ているようで見てないんですよ。注意して見ないと。だから口の中をみるときは必ず口全部を見なければいけない，ということでした。

さて，この患者さん，口を全部見ましたけど，この人は特に所見はありませんでした。
では，11班。はい，どうぞ。仮説生成をして確認のためになにをしよう。

薬剤熱の仮説を立てて，薬剤歴を訊くこと。マラリアを考えて海外渡航歴を訊くこと。破傷風を考えて過去に転んでけがをしなかったかということ

を訊いたり，甲状腺機能亢進症を考えて甲状腺ホルモンの値を調べたり，というのが出ました。

岩田　……なんかそれバラバラな感じがするんだけど（笑）。まぁ，最初はそんな感じかな。
海外渡航歴って大事ですよね，確かに。海外渡航歴があるのとないとでは全然違ってくるので。
海外渡航歴はないそうです。日本には土着のマラリアというのは，今はないので，マラリアはout。あと最初なんだったっけ？

杉山　薬剤熱。

岩田　薬剤熱ね。薬は飲んでいません。
薬というのはね，人によって薬の意味が変わってくるので，サプリメントとかね，薬局で売っている市販薬とかも訊かないとね。「薬局で買った薬は飲んでいますけど，薬は飲んでいません」という人もいるからね。
漢方薬もね。あと健康食品，グルコサミンとか，サメのなんとかとかあるでしょ。いっぱい。そういうのも一応訊かないといけない。
この患者さんは全然薬，サプリメントのたぐいは飲んでいませんでした。
それから……もう甲状腺の検査する？　いきなり。甲状腺の前なんて言ってたっけ。

杉山　破傷風。

岩田　破傷風ね。破傷風ってどんな病気？

杉山　詳しくはわからないです。

岩田　そうだね。でもおおざっぱにもわかってないよ（ごめんね）。

破傷風とは

岩田　破傷風はね，Tetanusと英語でいいます。*Clostridium tetani*という嫌気性菌が原因になる病気です。*Clostridium tetani*は土の中にいます。日本にもいます。

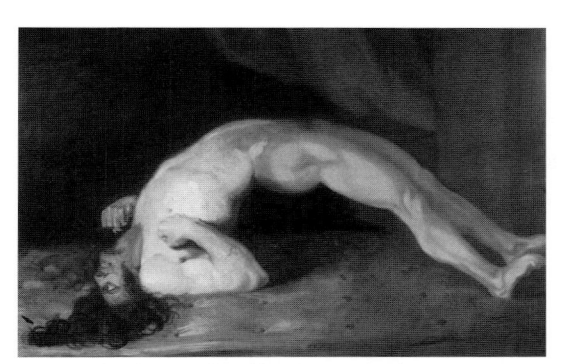

- Sir. Charles Bell の絵にある opisthotonus
(Wikipedia, tetanus より)

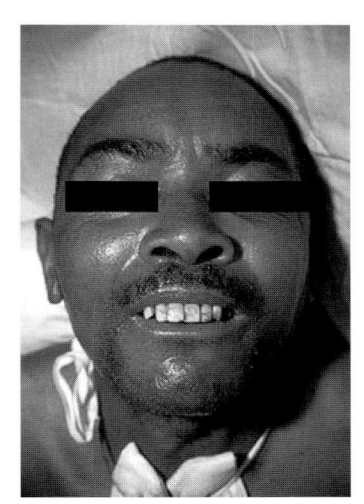

- Resus sardonicus
(Wikipedia より)

典型的には，けがをしたり，切り傷をつくったり，畑仕事をしていて鍬や鎌で手を切ったりして，土の中にある菌が体の中に紛れ込んで感染します，感染するんですが，破傷風の特徴は一般的な感染症の症状を全く示さない点にあります。つまり，一般的な感染症は熱が出たりする炎症的な病気なんだよね。

ところが破傷風というのは，炎症の病気では全くなくて，ばい菌そのものは病気を起こしません。ばい菌がつくる毒が病気を起こします。それが破傷風の毒，トキシンです。

破傷風の毒は神経筋接合部に作用します。ふつう筋肉は神経の命令を受けて，動けといわれたらキュッと動くわけですよ。休めっていわれてヒュッて休むわけですよ。

破傷風の毒が作用すると，この命令がきかなくなって，常に命令オン状態になってしまいます。それで筋肉が過緊張になります。キューと締まった状態になるわけね。顔も常に筋肉ガチガチになっちゃうわけ。顔の筋肉が常に収縮しちゃう。

ザブングルってお笑い芸人がいるでしょ。あれの変な……，いや特徴的な

顔……難しいよな（笑），個性のある顔の方。ああいう感じになるわけですよ。Risus sardonicus，"皮肉な笑い"って意味なんだけど，笑顔なんだけど全然おかしくなさそうな，そういう顔になります。

あと，子どもではopisthotonusといって背中がギューとせり上がって筋肉がしまった状態にもなります。当然，呼吸も横隔膜という横紋筋を使って動いていますから，横紋筋もけいれんしちゃって呼吸も出来なくなって，でも感覚神経は完全に残っていますから，息が苦しくて苦しみもがきながら場合によっては死んでしまうという，破傷風って怖い病気です。

日本でもときどきいます。神戸大学でもときどきみてます。

感染症でも熱が全く起きないものがあって，たとえば今の破傷風，それから破傷風とは逆に神経筋接合部で，筋肉だらだら状態になって動けなくなっちゃうボツリヌス症というものもあります。

これも神経筋接合部にボツリヌスの毒が回る病気なので，熱は出ません。あのボトックス®というしわ取りの薬があるでしょう。あれは要するに毒を逆に利用して，医療用に使っている。何万倍に薄めて，注射することでしわを取るというものです。

というわけで，破傷風では全く熱は出ないし，感覚神経には異常は起こさないので痛み，例えば頭痛は起きません。したがってこの病気とは全く関係がないということになります。だからこの時点で破傷風はoutですね。

- 20歳の男性，3日前から発熱，頭痛

みんな，「こんだけの情報でなにがわかるんや」って思ったでしょ。実はそうではなくて，これだけの情報でわかることはたくさんあるんですよ。ちなみに破傷風の検査って大変だからね。本気で探そうと思ったらすごいめんどくさいんだけど，この人には破傷風はないって最初からわかっているから，そんな面倒な検査はする必要ない。検査をする前に考える，検査をする前に考える……繰り返すのは，このことが重要なコンセプトであり，かつ日本ではきちんと行われていないからなんだ。

甲状腺機能亢進症は確かに，頭痛や熱を起こすこともあります。普通，患者の甲状腺は大きいです。バセドウ病。甲状腺は触れば大体わかる。だか

らいちいち血液検査をまずやるよりは，首を触った方がいい。

首の診察法②

ここで首の診察の話をします。

みなさんまだ診察の仕方教わっていないから，診察の仕方教えるね。

さっき首が硬くなっているかみたけど，首の診察は結構やるんですよ。

首はね，**首という単体でとらえてはダメ**。それはさっき肘は肘単体でとらえてはダメといったのと同じ理由でダメです。首っていろんなコンポーネントがあるんだよね。

これはぼくのやり方なので，いろいろなバージョンがあってもいいんだけど，まずぼくが首を診察するときには，まず顎下を見ます。あごの下。ここに顎下腺があります。ここを触って，人によっては耳下腺。おたふくがあるときに腫れるやつね。

それから，前頸部を見ます。つまり胸鎖乳突筋の前。細菌性咽頭炎のときはここのリンパ節がよく腫れています。

それから後部リンパ節。後頸部のリンパ節。Sternocleidomastoidの後ろ。この後ろのリンパ節が腫れているときは，咽頭炎に似ているんだけど違う病気，伝染性単核球症というEBウイルスの感染症では，後ろ側の首のリンパ節が腫れることがしばしばあります。したがって前か後ろかは大

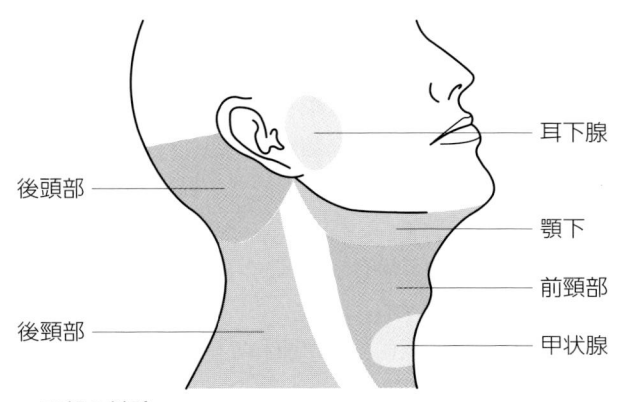

●頸部の触診

事なので，首のリンパ節と大雑把にいわずに，前か後ろでしっかり分けます。
まあ，耳鼻科の先生とかはもっと詳しく分けるらしいんだけど，ぼくみたいな内科医はこれくらいで十分です。

首の診察は前頸部，後頸部というふうにリンパ節をみて，それから甲状腺を必ずみます。甲状腺を見逃すと痛いからね。みるくせをつけておく。それから最後に後頭部。後頭部は，子どものかぜでリンパ節がよく腫れています。顎下，前頸部，後頸部，甲状腺，後頭部。それを右と左と両方みます。このように首をコンパートメントに分けると見逃しが少なくて済みます。これを雑ぱくに「首！」ってひとつのものとしてみていると結構見逃します。

人間というのは本当にみていないから。みようと思うものしかみないんですよ，人間って。首を診察しましたって言ってよく見逃しています。甲状腺炎とかね。

視力の問題じゃないんだよね。患者をみるというのは視力がもたらす情報じゃなくて，目と目の間のものがもたらす情報なんだよね（わかるよね，この意味）。

リンパ節腫脹の鑑別

岩田 ちなみにリンパ節が腫れるところっていっぱいあるんですけど，首とかわきの下とかとか足のつけ根とか肘の後ろとかね，どこのリンパ節がどう腫れているかによって病気を大分絞り込むことができます。
一般に，両側性の首のリンパ節腫脹で，急性つまり3日間くらいで首が腫れているときは大抵ウイルスが原因です。風疹とか麻疹とかかぜが原因のことが多いです。一般論ね。
で，片方だけ腫れている場合は細菌性の感染症の可能性が高いです。レンサ球菌による感染症とかね。
慢性，つまり何週間も両側の首が腫れているときは，膠原病の可能性が高いです。たとえばSLE。そういった類の自己免疫疾患。

で，片方だけ何週間も腫れている場合で，数的に多いのは結核や癌。癌というのはリンパ腫みたいにリンパ節そのものに起きる腫瘍のこともあるし，がんのリンパ節転移，肺癌とか前立腺癌などがリンパ節転移を起こすこともある。3週間，4週間という長いスパンで片方の首のリンパ節が腫れている場合は，多いのは結核と癌です。他にもいろいろあるけどね。4年生のレベルではまずはそこからアプローチしていくといいと思う。
もう1回言うよ。

- 急性の両側性のリンパ節腫脹：ほとんどがウイルス感染症
- 急性の片側の首のリンパ節腫脹：細菌感染症
- 慢性の両側性のリンパ節腫脹：膠原病
- 慢性の片側のリンパ節腫脹：結核か癌

のことが多い。一応そういう感じで認識しておいてください。
最初はガッツリ理解しておいた方がいい。鑑別リストを20個くらい暗記してもあんまり意味ないので，最初はガッツリ行こう。大事なのは時間。**急性か慢性か，そして右か左か両側か**。これを意識することが大切です。常に右か左か両側かというのは意識してください。

お腹が痛いといっても右側が痛いのか，両側が痛いのかで随分鑑別が変わります。右だけが痛いというものだと，たとえばアッペとかクローン病とかいろいろな鑑別が挙がるけど，両側が痛いとなるとまずアッペはアウトだし，そういうことはわかるわけね。

足が腫れている。片方だけ足が腫れている場合は，たとえば深部静脈血栓みたいに血管が詰まっている病気，いわゆるエコノミークラス症候群なんかはそうなるし，あとフィラリア症といってね，寄生虫の感染症で象皮症といわれる足がボーンと腫れるようなものの可能性が高い。
両側の足が腫れているときは両方に同時に血栓が生じるなんていうのは「オッカムの剃刀」の応用編であんまりないよね。だから，血栓とかはあまり考えません。両側のフィラリア症が同時に発症なんてそんな出来のいい偶然は，普通はあまり考えないので，ないでしょうと。
両側の足が同時に対称性に腫れる病気というと，どういうものがあるかというとむしろ全身疾患が多いですね。

たとえば心不全。心臓が水をはけなくなって両足に水がたまるとか。肝不全。肝臓が悪くなってアルブミンが下がって，水を血管内に保持できなくなって，じゃじゃ漏れに両下腿の間質に水が漏れる状態。腎不全。腎臓が悪くなって，やはり水がはけなくなって両足に水がたまる。ネフローゼ症候群。蛋白尿がどんどん出て，血中の蛋白がガンガン下がっていって足が腫れる。

そういった全身疾患で，心不全，肝不全，腎不全，ネフローゼとかで両足が腫れるということが多い。そうすると片足が腫れている場合と両足が腫れている場合では，全く鑑別疾患が変わるということなんだよね。

このように，リンパ節腫脹も皮疹も腫れでも，片側か両側かというのは，極めつけに大事。プラス「時間の情報」で鑑別を絞り込んでいきます。

ストレスと発熱

岩田　はい。では，12班。どうぞ。
仮説となにをやるか。同じ人が発言しているといけないから，さっき1日2回口説かれてた人が喋っていいよ。口説かれてないけど(笑)。

渡辺　大体出たんですけど。ストレスが原因の可能性を考えて，最近なにか悩みはないですか，って。

岩田　最近悩みはないですかって訊く。変な医者だなあと思われるかもしれないよ(笑)。
悩みはないですかって大抵の人は悩みがあるから「あります」って言われるよね。
よく占いのトリックで使われるんだけどね，なにか悩んでいることありませんかって訊くと，大抵の人はないとは言わないよね。何らかの悩みはあるものだ。
で，次に「それは人間関係の悩みですか」って訊く。大抵は人間関係の悩みがゼロの人は少ないから「そうですね，よくわかりましたね」みたいな。占い師の裏ワザみたいなものだね。

ストレスは熱の原因になります．頭痛の原因にもなります．心因性の熱，Psychogenic な fever ってわりとよくみます．

特に大学病院なんかはもうあちこち行っても原因がわからなくて，8年間，20 くらいの病院通ったけど，全然理由がわかりませんと言って，ぼくの外来に来ることがあるんだけど，「それは心因性の熱ですよ」って言っちゃうと，大抵の患者さんは怒り出します．「気のせいだっていうんですか！ こんなに苦しんでるのに！」みたいな感じで言われるので，もうちょっと上手な言い方をします（笑）．

「まずはストレスを排除することからはじめましょう」みたいな感じね．で，ベンゾジアゼピンとかを処方すると熱がさっと下がる．よくある話です．

ただね，心因性の熱の場合はこんなに急性に起きないことが多いですね．急性のストレスもあるのかも知れないけどさ．普通は慢性経過で出ることが多くて，ずっと悩みに悩みに悩みに悩んで，熱．みたいな感じが多い．3日前に試験落ちた，ガーン，熱！ みたいな感じではないですね．

さて，この患者さん，20 歳の男性に起きそうな悩み（あるでしょ）はいろいろ持っているらしい．あれやこれや．だけどこの熱とは関係なさそう．だそうです．

ほかに誰か，この病気はどうかと思う人いる？ はい，どうぞ．

原田：薬剤性のものと被る点もあるかもしれないんですけど，中毒などの禁断症状で熱も出るので．たとえばアルコールやたばこ，他の麻薬とかの……どういうふうに訊けば問診で答えてくれるかわからないですけど，訊くといいのかなと思います．

岩田：いいね．ありがとうございます．問診で訊くのはなかなか難しいよね．

薬物中毒の知識

岩田：中毒と日本語で言うときには2つの言葉の意味をぐちゃぐちゃして使っています．

ひとつは poisoning．Intoxication という過量摂取ね．一升瓶で日本酒を

3本飲むとか，抗うつ薬を1瓶飲んじゃったとかね。Overdose，あるいはODともいいます。

もうひとつは，Dependence，依存症。これはアル中とかシャブ中とかいうときに使うけど，要するに常用性がある。常用性dependenceにもやっぱり2種類あります。身体的依存と心理的依存です。

こういうように物事は2つ2つに分けると覚えやすいんだよね。前，ぼくが教えていた東大出身の研修医が，そのネタを「ドラゴン桜」っていうマンガに提供してたけど。メモリーツリーといって，物事をどんどん2つに分類していく記憶術がいいよって。

確かに2分割というのは効率のいい覚え方で，20個あるものを表にしてダーッと並べて丸暗記するというのは難しいよね。

中毒はpoisoningとdependence。Dependenceは2つに分けられて，精神的依存と肉体的依存に分けられます。

精神的依存というのは「たばこ，やめられねー」「吸いたい！」みたいな感じで，肉体的依存というのは，やめると禁断症状が起きるものをいいます。たとえば，冷や汗をかくとか心臓がどきどきするとか，アルコール依存だと酒をやめて3日くらいすると動悸が起きて冷や汗かいて，熱が出て……みたいなことが起きますね。

よくあるのが，交通事故を起こして入院した患者さんで，当然酒をやめるじゃない（否応なく）。手術のあと3日後くらいにバーンと熱が出て，「術後感染症かどうかみてください」と言われて，みると実は酒がきれただけ（禁断症状）だったということはよくあります。そういうときも，ベンゾジアゼピンなどでよくなります。そうした肉体的依存の禁断症状は鑑別に挙げますね。

さて，この患者さん。「酒は飲みますけどやめてません」って言っています（笑）。

ちなみに，コカインは精神的依存を起こすけど，肉体的依存は起こしません。したがってコカインをやめても肉体的には問題にならない。

コカインとかヘロインは，ぼくはアメリカで診療していたからよく問題になったんだけど，ヘロインは肉体的依存を起こすので，ヘロインを急にや

めると禁断症状を起こすんですよ。だから，ヘロインがきれるとぶるぶる震えだしたりとか，熱が出たりとかあります。マリファナは……こんなこと言ってもしょうがないんだけどさ．

（一同笑い）

岩田　でもね，薬物依存というのは，ぼくらはよくみるので医学的知識としてよく知っておいた方がいいんだよ．自分で遊ぶために知っとくのではなくて．
そうだね．薬についても「遊ぶ薬とかやってない？」って訊きますよ．今は脱法ハーブとかも普及していて，患者さんでも使っている人がいるみたいだし．

さて，この症例に戻りましょう．一応お酒は毎日ビールを飲むくらいで，たばこは吸っていないということです．禁断するものがない状態です．ほかどうですか？

……話がなかなか前に進まないね．どうしようか．
仮説生成は4年生には難しいかな．まだ病気のことよく知らないからね．だけど仮説生成をしないと，検査オーダーできないんですよ．診察の選択もできない．だから診察も検査も選択できないということになっちゃいます．

解剖学的にいうと，頭が痛くなるってどこが痛いんだっけ？　脳の病気というのはあるよね，ひとつ．さっき言った緑内障みたいに目の病気というのも結構あるよね．ほかにどんなものが頭を痛くするかな．
そうそう．髄膜炎について診察していなかったね．首は全然硬くなくて，ペコペコ頷いています．Jolt accentuationも陰性でした．BrudzinskiもKernigも陰性です．
それだけで髄膜炎を完全に否定できるかというとそうでもないんだけど，あんまり髄膜炎ではなさそう．
他に何か意見ある？　じゃあ4班．どうですか？

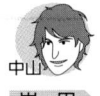

中山　……慢性硬膜下血腫を考えて，3日より前に頭をぶつけたとか．
岩田　慢性硬膜下血腫は基本的に高齢者の病気ですわ，ほとんどは．あまり20

代の若者で慢性硬膜下血腫にはならない。というか，慢性とついてるくらいだから，慢性の病気で，3日前から頭痛，発熱みたいな発症の仕方はしないです。

これでもう慢硬はほとんどアウトになります。高齢者に多いので，20歳という年齢的にも合わないですよね。熱も出ないです。

ほかありますか？ じゃあ3班。どうぞ。3日前から頭痛，発熱なんてよくある病気だけどなかなか難しいよね，意外に。

佐々木　ほかにはインフルエンザ。

岩田　インフルエンザね。オッケー。インフルエンザとか考えるよね。
頭痛が起きていいし，熱も出て，喉もあんまり赤くならないですよね。痛くなることはあっても。

インフルエンザの診断

岩田　インフルエンザを考えたらなにをやる？

佐々木　簡易テストです。

岩田　簡易テストね。
まずインフルエンザを診断するときは季節が大事になりますね。冬なのか夏なのか。夏でもインフルエンザは最近あるんだけど，やっぱり冬の方が多いです。

また当然，周辺，たとえば友達の間でインフルエンザが流行っていないか，学校で流行ってないか，職場で流行っていないか，家族で流行ってないかとかね。そういった周辺の情報が大事になります。うちの家族は4人家族で3人がインフルエンザで「ぼくも喉が痛くて，熱が出て，頭痛いです」というとかなりインフルエンザっぽいよね。

あるいは今学校にインフルエンザの患者が10人もいて学校閉鎖になっていますとかね。そんな話を聞いていて，こういう患者さんきたらインフルエンザの可能性すごく高まるよね。というように**インフルエンザのように流行する病気については周辺の情報が重要になります。**

さて，このケース。今は夏で，学校でも家でも全然インフルエンザの患者さんはいない。あらあら。

インフルエンザの迅速検査は，実は感度があんまり高くないんです。つまり，病気の人でも検査が陽性にならないことも多いので，実はあんまり有用ではありません。しかもあれはめっちゃ痛いので，鼻をぐりぐりされて。したがって，あまりインフルエンザを疑わないときはやらない方が患者さんのためにはいいと思います。

この人はインフルエンザの症状，つまり気道症状があるかというと鼻水は出てない，咳もない，喉も痛くない。だけど，ちょっと鼻つまっている感じはするかなと言っている。左の鼻はなんかつまっている感じ。インフルエンザに特有の体の痛み，あちこちが痛いとか寒気とかは全然ない。ただ熱は出ると。そういう感じです。

インフルエンザ検査したい？ やっぱり？

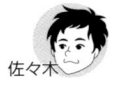

佐々木　それでしたらしません。

岩田　そうだよね。あんまりインフルエンザという感じじゃないよね。インフルエンザは頭痛も起きますけど，でもやっぱり気道症状が主体になります。気道症状が全くないというインフルエンザはかなり稀なので，ちょっとなさそうですね。

じゃあ，力の差を見せつけようか。研修医たち。どうする？ この人。
今から神戸大学の初期研修医の2年目が「貴様らとは格が違うのだよ，格が」というところをデモンストレートをします（笑）。

（一同笑い）

岩田　あ，その前にダニエル[31]に話聞こうか。どう思う？ What do you think？（以下，日本語に変換）。

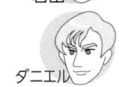

ダニエル　ぼくの意見？

岩田　そうだよ。

---

31) 英国シェフィールド大学の5年生，感染症内科短期実習中。

ダニエル	この症例について今までに発言のなかったことを，なにかコメントしたら良いのかな。
岩田	そうしてくれる？
ダニエル	そうだなあ，急性疾患で，急性気管支炎とか，肺炎とか，そういうのを考えるかなあ。
岩田	オーケー。じゃあ，どうしようか。
ダニエル	うーん，血液検査とか？
岩田	ほかには？
ダニエル	そうだなあ，レントゲンとか……病歴を取りなおすとか……。 あとはたとえば，なにか医薬品を飲んでいないかとか，あるいはサプリメントの類……。
岩田	ノー，薬は飲んでいないね。あと，サプリメントや漢方薬のたぐいもなにも飲んでいない。
ダニエル	じゃ，薬剤熱とかではなさそうですね。
岩田	そうだね。
ダニエル	そうだなあ，あとなにを考えようか……副鼻腔炎はどうでしょう。
岩田	副鼻腔炎ね。もしそうだとしたら，この患者さんになにしたい？
ダニエル	うーん，ケースバイケースだとは思いますが……まず，頭痛の位置を知りたいですね。それから，身体診察かな。あと，SLEも鑑別として考えたいです。その検査もしたいです。
岩田	ふーむ，診察して，SLEを考えて……。
ダニエル	あと，HIV。
岩田	HIVね，いいでしょう。
ダニエル	たとえば，そのようなリスクのある行為，たくさんのパートナーとの性交

渉とか，違法薬物の使用はありますか。

岩田　HIV感染は日本ではほとんど性感染症で，違法薬物の使用が原因になることはまれだねえ。でも，この患者さんはそのような薬の使用はない。ガールフレンドはいるけど，ボーイフレンドはいない。セックスはそのガールフレンドとだけ。
日本ではHIV感染は同性愛者間のほうが多いんだ。

ダニエル　ガールフレンドは1人ですよね。性交渉はしていて，コンドームはどうでしょう。

岩田　コンドームはしているそうだ。でも，本当のことを言っているという保証はないし，忘れていたり，酔っ払っている場合もあるし，コンドームも100％の防御力があるわけじゃないから，感染を否定はしないよね。

ダニエル　うーん，だいたい議論は尽くしました。

（ここで日本語に戻る）

岩田　じゃあ，日本語に戻そうかね。このまま英語でやってもいいんだけど，みなさんが嫌でしょうから。

HIV感染症とsexual activity

岩田　HIV感染症，ヒト免疫不全ウイルスというのはAIDSの原因ですね。これは血液や体液で感染するんですけど，日本の場合はほとんどセックスによって感染します。日本のHIV患者の大多数，6割以上はman having sex with men，MSM，つまり男性同性愛者のセックスによるものがほとんどですが，男女間の感染もないわけではありません。したがって，ガールフレンドがいるからといって必ずしもそれでHIV感染を全否定できるわけではありません。
コンドームは大体9割くらいの感染は防ぐんだけど，9割というのは10回セックスすれば1回失敗するわけだから，避妊に関してもそうなんだけど，コンドームつけているからといって，必ずしも性感染症が全否定でき

るとは限りません。

ふつう HIV は 8～10 年くらいの長い間，感染してからゆっくりゆっくり進行していく病気ですが，感染後 3，4 週間くらいの初期感染のときに，Acute retroviral syndrome といって感染初期の症状が出ることがあります。それがまさに熱であったり，頭痛であったり，喉が痛かったり，下痢だったり，あるいは皮疹だったり非特異的な症状が出ることがあります。したがって若い男の子が，熱があって……というときには急性 HIV 感染症を必ず考える。なぜならこれを見逃すと，本人も見逃されると大変だし，周りにも感染を伝播してしまうこともあるから，その可能性を念頭に置く必要があります。

それから，当然 sexual activity については，初診の段階で初対面の患者さんから本当の事実が全部聞き出せるとは限りません。
ぼくがみた患者さんでも若い男性で喉が痛くて，熱があって「パートナーいますか？」って訊いたら，彼女が 1 人いて……ということで男性とはセックスしませんと言っていたんだけど，HIV 検査が陽性，最終的に HIV の患者さんだってわかったんだ。
後になってね，1 カ月以上経って，「いや，実は……」と言って，男性のボーイフレンド，男性のボーイフレンドっておかしい言い方だけど，女性のボーイフレンドなんて言わないもんね(笑)。ボーイフレンドがいるというゲイのカムアウトをしたという話もあります。だから，男性でも女性でも性活動の病歴は必ずしも当てにならないということも念頭に置く必要がありますね。
HIV 感染症はいろいろな症状を起こすので，これといった specific なものはありませんから，頭のてっぺんからつま先まで全部丁寧にみるということが肝心です。

全身性エリテマトーデス（SLE）とは

SLE，全身性エリテマトーデス（systemic lupus erythematosus）ですね。これは膠原病ビッグ6のひとつですね[32]。関節リウマチ，強皮症などに並んでSLEがリストに挙がります。

わりと若い人で発症するので，20歳でもオッケー。女性に多い病気ですけど，男性でももちろんあります。感染症内科のチュートリアルだからといって，感染症の患者しか来ないということにはなりませんよね。

そういえば，去年のTBLでは成人スチル病のケースをうちでやりましたよ。患者さんは感染症だと思っているけど実は違うということはよくあることで，SLEの患者さんが感染症外来にやって来ることは当然あり得ます。したがって感染症の医者であっても，感染症に似ているけどそうじゃない病気についても知識がないといけない。

SLEとはどんな病気かというと，関節炎やリンパ節腫脹，あと腎臓や脳にも病気を起こします。特徴的なのは，膜の炎症を起こすことですね。胸膜とか腹膜とか髄膜とか。したがって胸が痛い，腹が痛い，あるいは頭痛といったあちこちに痛みが起きることはあります。

さらに特徴的なのは皮疹でして，いわゆるbutterfly rushといって蝶形紅斑，ほっぺたと鼻のところに赤い皮疹が出ることがあります。

ただね，経過は3日間なので，SLEにしてはちょっと早いなという印象です。前にも言ったように膠原病はどちらかというと，10日や数週間といったゆっくり型の流れで発症することが多いので，ちょっと合わないなという感じです。

ですが，もちろんSLEも鑑別に入れましょう。

では，患者さんを診察してみましょう。見た目，つらそうではありますが，まあまあ元気そうです。バイタルサインは体温が38.3℃，脈拍数は99/分，血圧は120/77 mmHg，呼吸数は16/分。まあ，熱があってそれに伴い，若干脈拍数は増えていますね。

---

[32] 膠原病ビッグ6：全身性エリテマトーデス，関節リウマチ，強皮症，結節性多発動脈炎，多発性筋炎・皮膚筋炎，リウマチ熱の6つ。

●指関節の触診　　●腋窩の触診

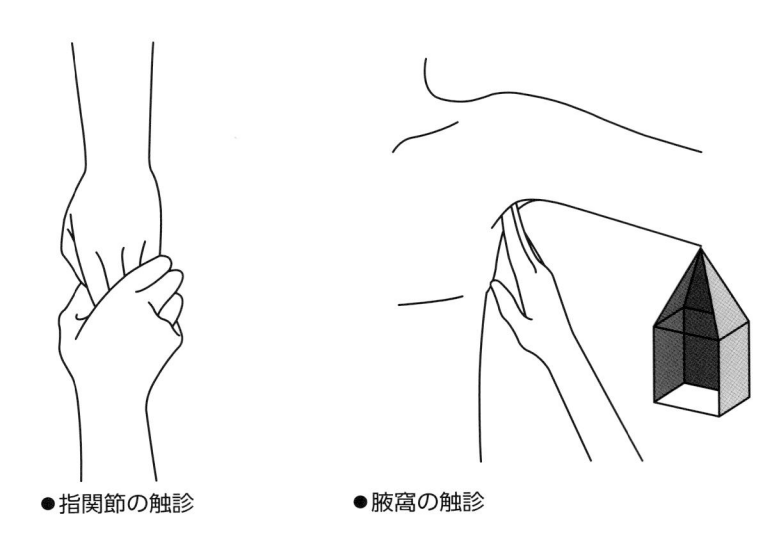

皮疹はありません。関節もどこも腫れていません。関節というのは肩触ってみたり，首触ってみたり，肘触って，手首を触る。手はね，手の関節を全部調べるというのは難しいんだけど，指をぎゅっと握ればいいんですよ。そうすると炎症が起きていれば，必ず痛いからね。

たとえばこう……女の子の手を握ったりしたらまずいのかな。じゃああんまり好まないんだけど（男子学生の手をとって），こうやって握ってあげて，手関節に炎症があったら痛がる。

それから膝と足首をみる。そのようにして，関節を診察します。リンパ節腫脹もみていきます。さっき言ったように前頸部，後頸部，後頭部，腋窩。腋窩も，ただわきの下に手を入れるだけじゃ見逃すことが多いです。今やってくれてもいいんだけど，わきの下に手を入れて，上に向けて，あと前方，大胸筋の筋肉に沿って前に押して。

ちょっと自分で自分にやってみてごらん。やってみるのが一番だよ。上，アームピットの一番上の窪みに向かって指を入れて前方，それから胸郭に沿ったところを触ると。3面を触れば大体見逃しはなくなります。こうしてリンパ節をみます。

両側やりますね。痛みがないか，腫れてないか。上と内面と前面，これでリンパ節をすべてチェックすることができるので。たとえば，乳癌になっ

た患者さんで，リンパ節転移が起きていないかセルフチェックするときの指導に使えます。

鼠径部もみてね。リンパ節腫脹もありませんでした。

さて，というわけで皮疹，関節炎，リンパ節腫脹のいずれもありませんで，あんまりSLEっぽくはないなという感じです。

副鼻腔炎の診察

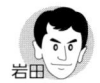

それから，Sinusitis，これは副鼻腔炎です。

副鼻腔には前頭洞，上顎洞，篩骨洞，蝶形骨洞と4つありますね。もちろん上顎洞みたいに左右2つあるものもあるんだけど，一番多いのは上顎洞の副鼻腔炎です。次に多いのが，前頭洞の副鼻腔炎。篩骨洞の副鼻腔炎というのは結構稀。それから蝶形骨洞の副鼻腔炎になると，めちゃめちゃ稀になります。

というか蝶形骨洞なんてわからないよね。触れないし。鼻の中にぐいぐい指入れて触らないといけないから。蝶形骨洞の副鼻腔炎というのは，たとえば下垂体腫瘍の手術をしたオペ後に起こす合併症です。あまり一般的ではないです。

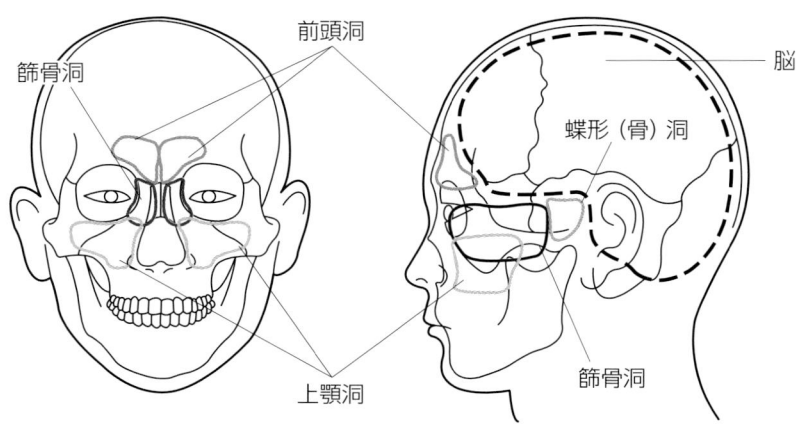

●副鼻腔の解剖学的模式図

頭痛については，副鼻腔は顔の前面なので，当然後ろではなく前の方が痛いと患者さんは訴えます。特に顔を前に倒すと痛みが増すことが多いです。お辞儀をしたときに痛みが強くなるとか，そういう言い方をします。熱はもちろん出ることもあるし，出ないこともあります。

虫歯があって，虫歯が上顎洞に突き抜けて炎症を起こすこともあるし，鼻炎が合併して鼻腔に流れていくこともあります。そのときは鼻汁が出ますね。上顎洞の副鼻腔炎と前顎洞の副鼻腔炎は，触診で痛みが誘発されることもあります。

篩骨洞はフィジカルではあんまりわかりにくいんだけど，1カ所だけ触れるところがあって，それは目の内眼角と呼ばれるところ。ここは篩骨につながっているので，ここの触診で痛みが誘発されたら篩骨洞の副鼻腔炎といえます。ぼくは副鼻腔炎を疑ったときには，必ずここも触診します。

ただ篩骨洞の副鼻腔炎は稀なので，あんまり見ないんだけどさ。解剖実習でやったと思うけど，紙みたいにぺらぺらの骨でしょ。

篩骨に炎症を起こすと，隣が眼窩なので実は見逃すと怖いんだよね。眼窩に流れていくと，眼が膿だらけになっちゃうので非常に怖い。命に関わる病気です。だから，篩骨洞の副鼻腔炎というのは稀だけど，絶対見逃したくないという病気ですね。

さて，この患者さんは前かがみになるとやっぱり痛みが増す。左の上顎洞を押すと「いててて」という風になることがわかりました。ということで診断は何ですか？

そうだね。この患者さんは「副鼻腔炎」を持っていたんですね。

副鼻腔炎には，急性副鼻腔炎と慢性副鼻腔炎の2種類があります。これはどっちでしょう？

急性副鼻腔炎ですね。これでacute sinusitis，急性副鼻腔炎という診断ができました。

これも仮説生成，つまり副鼻腔炎という診断を思いつかない限りは診断できないよね。だって副鼻腔をこんなに触ったりしないでしょ，ルーチンの診察では（ぼくはやってるけど）。それから「前かがみになったときに痛みは増しますか？」という質問は，副鼻腔炎を想定していないと絶対でき

ない質問ですよね。

ひっくり返して言うと，そういう病歴を聞いて触ることさえすれば，別にMRIとかCTなんて撮らなくても，血液検査して炎症反応をみなくても，副鼻腔炎の診断はつきます。

もちろん，血液検査をして，炎症反応みたら炎症高いに決まっているよ。だけど炎症反応をいくらみても，副鼻腔の炎症か肺炎なのか尿路感染なのかは全然区別がつかないから，あんまり意味がない。意味がないから，この人は血液検査なんかしません。めんどくさいし，待ち時間が延びるだけだから。

外来の検査室では，採血待ちが長いし，その結果を待つのはさらに長い。熱が出てしんどい思いをしているとき，何時間も待たされるのは苦痛だよね。患者に余計な苦痛を与えてはいけない。こういうことにも想像力を働かせるのが，臨床家としては大切だよ。

というわけで，無駄な検査は端折って，治療をしましょうとなるわけですね。この例のように，副鼻腔は頭ではないんだけど，頭痛の原因になります。頭が痛くて熱が出ている患者でも，頭にない病気，頭の周辺の病気を考えるのが大事です。

髄膜炎や脳炎，副鼻腔炎，それから虫歯でも頭痛は起きるよ，歯肉炎とかね。それから眼の感染症で頭が痛いという訴えをすることがあります。それから当然頭以外の，たとえば肺炎で頭が痛いときは，解熱薬で熱が下がると頭痛がスッと消えるのが特徴で，わりと簡単に区別できます。こういった感じでアプローチしていく。

ライプニッツという人は，18世紀の科学者というか哲学者というか天文学者というか数学者というかいろんなことをやった人です。そのライプニッツが「モナドロジー」という本を書いたとき，「モナド」というものを説明していくんですけど，「あるものがあるものである」というからには，それがそうであるという証拠を集めることと，それがそうでないものではない，つまりAであって，BでもCでもDでもEでもないと言わないといけないと言いました。

診断とはまさにそれなんですよ。つまり，この3日間の頭痛と発熱がある

男の子が急性副鼻腔炎という病気を持っていると言うからには，急性副鼻腔炎であるという証拠を集めて，かつSLEでもHIVでも薬剤熱でもマラリアでも甲状腺機能亢進症でもかぜでも肺炎でも髄膜炎でもないということを言わなきゃいけない。その両方の作業をやるのが診断です。さっきの髄膜炎のようなmust rule out，絶対除外しなきゃいけないものは当然除外しなきゃいけない。

それから時間の経過は常に大事で，3日間というだけで，慢性硬膜下血腫はアウトだし，熱があるという症状に着目すれば破傷風はアウトだし，このようにして「らしい」病気と「らしくない」病気を診断仮説という箱のなかに入れたり出したりする。
そうしないと副鼻腔炎に特化したフィジカル，身体診察や病歴聴取は絶対できない。ただ漫然と診察しまーす，患者さんの話聞きまーす，検査しまーす，では診断はできないんです。いいですか。そのことをぜひ理解してほしいと思います。

この時点で質問とか意見がある人はいますか？ 大丈夫？
では，今からみなさんに課題を与えます。課題は明日の朝発表してもらいます。グループで発表してください。じゃあいくよ。

あ，その前に言っとくけどさ，ちゃんとした教科書や文献を使ってね。ス〇ップとかイ〇ーノートを文献にされると大体失敗するので。間違った証拠を集めてきたりね。
インターネットを使ってもいいけど，インターネットの50％くらいはガセネタなので（個人的意見），よくよく吟味して，なにを参照して得た情報か，必ず参考文献を明記してください。
いいですね。つまり妥当性のある情報を集める練習をするということです。妥当性のある情報の集め方はこれから教えるけど，今日はとりあえず自分たちで工夫してやってみてください。追々教えていくけど，とりあえず自分たちで頑張ってみて。

> 1班と13班の課題
> 急性副鼻腔炎の診断過程，診断プロセスをまとめなさい。

> 2班と12班の課題
> 急性副鼻腔炎の治療戦略についてまとめなさい。

> 3班と11班の課題
> 急性副鼻腔炎に対峙する形として，慢性副鼻腔炎という疾患概念あるが，そもそも慢性副鼻腔炎とはなにか。

> 4班と10班はちょっと難しい課題
> 急性副鼻腔炎の診断に副鼻腔のCTを撮るべきか？ そのメリット・デメリットを両方考えて，考察しなさい。

> 5班と9班の課題
> 急性副鼻腔炎の治療戦略の中で，抗生物質を急性副鼻腔炎の治療に使うべきかどうかを考えなさい。これもメリット・デメリット両方考えること。

> 6，7，8班の課題
> 頭痛と発熱を起こす病気の鑑別疾患リストを作りなさい。

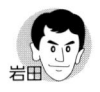

岩田 以上です。大体3分～5分くらいの発表でいいよ。朗々と90分喋りまくるみたいな，そんなまとめをする必要はないので(笑)，ある程度簡単でいいです。

明日の朝発表してもらいます。どちらか1つの班に発表してもらってそこの出来がめっちゃ悪かったら(笑)，もう1つの班に発表してもらいます。最初の班の発表の出来が良かったら，片方の班は免責にしてあげよう。どっちが指定されるかは，明日にならないとわからないということです。

(ざわざわ)

岩田 何か質問とか意見のある人いますか？ はいどうぞ。

青木 発表方法の指定はありますか？

岩田 ないよ。好きなもの使って。パワーポイントを使いたければ使って。ただしパワーポイントは自分で準備してね。プロジェクターとかさ。

(一同笑い)

岩田 オーバーヘッドプロジェクター使ってもいいし，みんなで並んで寸劇して

もいいし。発表形式は任せるよ。あんまりね，発表形式に手をかけない方がいいよ。内容の方が大事だから。逆になんかこう，三部合唱とかで朗々と発表されてもいいけど(笑)。

寸劇にすると大体関西の人たちはギャグの方に集中しちゃって，内容忘れちゃうんだよね。

はい。では今日はこれで終わりますので，後はそれぞれのグループでやってください。

2nd
June 19.
Tuesday

The Live Problem-Solving Lecture for 5 Days

6月19日(火) 2日目

岩田 みなさんおはようございます。
暴風警報が出ているらしいね[1]。授業休みになるのかと思ってさっき訊いたら，暴風警報では休みにならなくて，大雨洪水警報が出ると授業休みになるんだって。

(ざわざわ)

岩田 ん，違うの？

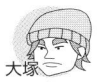

大塚 逆です。暴風警報だと休みで……。

岩田 暴風警報は出てるらしいよ。
……まあ，どっちでもいいや。結論としては休みじゃないんだよ(笑)。そもそもどっちの警報が休みで，どっちの警報が休みじゃないなんてどういう根拠で決めているのか，よくわかんないんだけどさ。不思議だよね。

さて，昨日出した課題ですけど……ちょろかったやろ？　大したことなかったよね。初日だからめっちゃ簡単な問題にしたんで。
……ってプレッシャーをかけたらダメだね。
昨日のところでなにか質問や意見のある人いますか？　このチュートリアルは金曜日まであるので，こんなふうに直してほしいみたいな要望があったら，ぼくの気分次第で聞いてやってもいいと思ってるんだけど。

(一同笑い)

岩田 いいですかね。意見がないということは，このままやるということですね。

急性副鼻腔炎の診断プロセス

岩田 じゃあ，1班の人。昨日の課題の発表をしてください。

---
1) 台風4号が近畿地方に接近中。

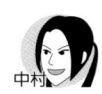

はい。Acute rhinosinusitisには特異な症状と非特異的な症状があり，まず症状を把握してから鑑別診断します。特異的な症状というのは，鼻づまり，顔面痛，顔面の圧迫感，疼痛です。非特異的症状としては，かぜでよくみる咳や熱，歯の痛みがあります。

患者の主訴からいろいろ鑑別が挙がりますが，鑑別にacute rhinosinusitisを含めたときに注意しなければならないクリティカルなものとして，目が見えにくい，精神状態がちょっとおかしくなっている。あるいは眼窩あたりの浮腫。そういうものがみられた場合にはすみやかに専門医に相談することが必要になります。

診断は主に臨床症状で行い，初期の判断において合併症がない場合，検査は特にしなくてもいい，ということらしいです。診断基準は，しばしばランダムテストに使われているものとして，メジャーな症状とマイナーな症状があって，この症例からみるとメジャーなものとして，頭痛と鼻づまりが当てはまっています。ほかのメジャーな症状としては，鼻から膿が垂れている，顔が痛い，そういうものがあります。

マイナーな症状としては，頭痛や耳が痛いなどがあります。

この診断基準を満たすには，メジャーな症状を2つ以上，あるいはメジャーな症状が1つとマイナーな症状が2つ以上ある場合としています。今回の症例はメジャーなものが2つ，かつマイナーな症状が1つ当てはまっています。

次に鑑別診断を挙げます。まず，急性副鼻腔炎と慢性副鼻腔炎の違いは持続期間です。急性の患者さんは，4週もしくはそれより短いスパンで症状があります。症状から鼻炎，顔面痛，頭痛，それから歯の痛みが挙げられますので，これから鑑別診断をみていきます。

まずひとつめは流行性感冒，かぜ。通常かぜの患者は鼻炎症状を呈し，喉の痛み，咳などが現れます。急性ウイルス性副鼻腔炎の症状もこれとすごく似ているのですが，より鼻炎症状が強いものです。

つぎに，非感染性鼻炎，これはアレルギー性鼻炎と血管運動性鼻炎のことです。アレルギー性鼻炎はとてもメジャーですが，血管運動性鼻炎は別名，本態性鼻炎ともいわれ，自律神経の異常からきていると考えられる鼻炎だけの症状を持つ疾患です。これらは，鼻漏，鼻づまりの一番コモンな

原因として挙げられます。
顔面痛は，神経痛や側頭下顎関節の異常や鼻づまりなど，非常にさまざまな原因で起こります。頭痛では，副鼻腔のひとつの前頭洞周囲の痛みが片頭痛，緊張性頭痛，群発頭痛などで起きます。
また歯に痛みのある患者さんは，実際にはたとえ副鼻腔に炎症がなかったとしても，副鼻腔に相当する部位の痛みを一時的に訴えることがあるので，これらの鑑別が必要となってきます。

つぎにPhysical exam，PEについてお話します。通常の呼吸器感染症の評価に最低限必要とされるPEは，バイタル，眼，耳，咽頭，歯，洞圧痛，リンパ，胸部などがあります。特に急性副鼻腔炎で特徴的なものとして，昨日先生もおっしゃっていたんですけども，前屈時に増強する洞の痛みが一番の特徴として挙げられます。
副鼻腔は，外から見える領域ではないため，オトスコープ，耳鏡，それから鼻鏡で検査します。この検査の結果では，びまん性粘膜浮腫や中道狭窄，下鼻口蓋肥大，大量の鼻漏，化膿性分泌などが挙げられます。このときにポリープや鼻中核偏位などが見つかることもありますが，これらは副鼻腔炎の解剖学的リスクファクターとして挙げられます。

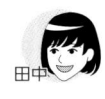

鑑別診断を挙げて，その中でrhinosinusitisが有力だと思ったときになにをするかについて，身体診察としては，中村さんが言ったように体を曲げて，あるいは横になった状態で痛みが増すかどうか。
もうひとつは，上顎洞のあるところを押して，痛みがあるかです。特にARS（急性副鼻腔炎）の場合には，上顎洞に痛みが多いということです。

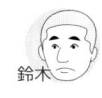

副鼻腔炎にはウイルス性と細菌性がありますが，ウイルスを培養するのは非実用的で不必要らしいです。細菌性でも，培養するのは定形的な抗生物質の治療が効かなかった場合に限られます。
内視鏡の検査も，頭蓋内に炎症が広がっていることが疑われたり，ほかの合併症が疑われる場合を除いては，ふつうは実施しません。そして画像検査も，合併症を疑う細菌性の副鼻腔炎や，再発した副鼻腔炎や，治療抵抗性のものに対してしか行われないらしいです。

岩田　以上ですか？　はい，ありがとう。
13班の人さ，なにか追加しておきたい情報とか，これは違うとかある？「今のはあかんやろー」みたいなこと。どうぞ。

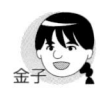

金子　診断について，メジャーな症状が複数認められたら……という話がありましたが，それにちょっと付け足しです。
というのも調べていて，いろいろな症状について感度と特異度が出てきたんですが，感度がすごく高いという症状は急性副鼻腔炎にはなく，上顎部の圧痛の感度は18％だそうです。副鼻腔の前頭洞に一致する圧痛が感度48％で，38℃以上の熱が感度16％ということです。
つまり，スクリーニングに使えるような感度の高い症状はないので，いくつかの症状の組み合わせから判断していくということでした。

岩田　はい，ありがとうございます。今の発言を受けてなにかある？　1班，なにかやり返してやる(笑)？
感度と特異度を調べたのは面白いね。感度と特異度はどこに書いてあった？

金子　1993年9月のアメリカ医師会誌のJAMAに出ているそうです[2]。

岩田　「そうです」？　伝聞口調？　まあいいや。今日は，そこは突っ込まないでおこう(笑)。
さて，どこから話そうかな。じゃあその感度と特異度からいこうか。

『PubMed』の使い方

岩田　さっきの上顎洞圧痛の感度と特異度を調べたいときって，なにで調べればいいと思う？
結局のところね，今，医学知識というのは，ものすごく爆発的にあるんで

---

2) Williams JW, Simel DL：Does This Patient Have Sinusitis? Diagnosing Acute Sinusitis by History and Physical Examination. JAMA 270(10)：1242-1246, 1993

すよ。英語で出されている医学雑誌が何千もあって[3]，毎週出ているもの，毎月出ているもの，年に4回出るものとかいろいろあるよね。

それ以外にも，日本語の医学雑誌もあるし，教科書もあるし，今はインターネットもある。そうするとメフィストフェレスに魂を売り渡しても，とてもじゃないけど人間の一生で手に入るような知識量じゃない。もうそれの何千倍の量の医学知識が世の中に存在していて，しかもその量はどんどん，どんどん増え続ける一方。ネット上にアーカイブがあるので，過去の医学知識も消えてなくならずにそのままデータベースとして残り続けるわけですよ。

ということは，みなさんが従来，高校生ぐらいまでやっていた「一生懸命勉強して，知識を覚える」という暗記型ではもうこの世の中は，わたっていけないということになります。

そこで大事になるのは，じゃあどこを見れば自分のほしい情報が得られるのか，しかもそれがガセネタではなく，ある程度妥当性の高い情報であるかというところですね。ガセネタつかまされてもダメなんです。

まず論文を検索するときに一番手っ取り早いのは，『MEDLINE』といわれるデータベースを使います。これは『PubMed』[4]と呼ばれるウェブサイトに入っていて，値段もタダでネットにつながりさえすれば，誰でも見ることができる。おそらく一番良いわけです。

ところがこの『PubMed』は，医学論文に特化しているけど，検索サイトであるという点においてはGoogleと一緒で，ただそれを開いただけでは目的の場所につかない。だから"sinusitis"とか"rhinosinusitis"と入力しただけでは何千，何万という論文がドバーっと出てくるだけで，うんざりしちゃって嫌になっちゃいます[5]。

そこで，PubMedには『Clinical Queries』というのがあります。『Clin-

---

3) Deshazo JP, Lavallie DL, Wolf FM：Publication trends in the medical informatics literature：20 years of "Medical Informatics" in MeSH. BMC Med Inform Decis Mak 9：7, 2009
4) http://www.ncbi.nlm.nih.gov/pubmed
5) 試しに2012年9月13日にやってみたら，"sinusitis"で19,121，"rhinosinusitis"で3,701も論文がヒットしました。

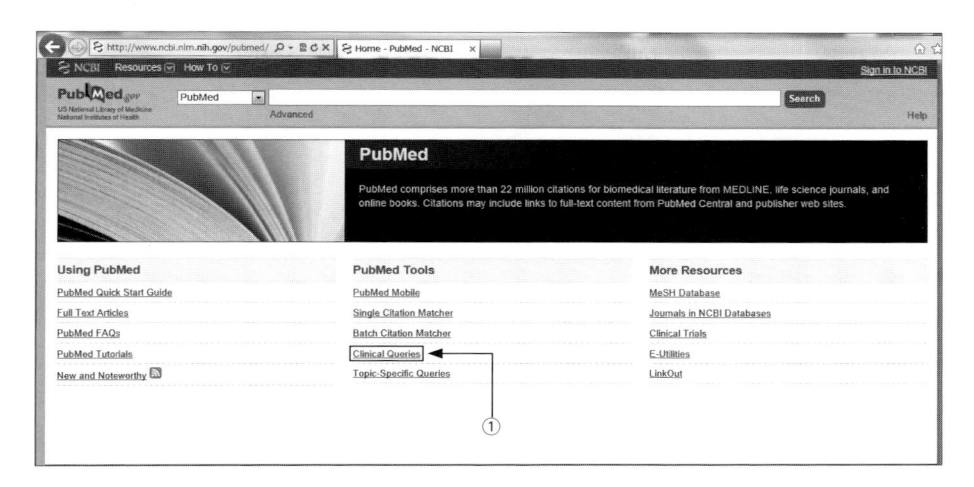

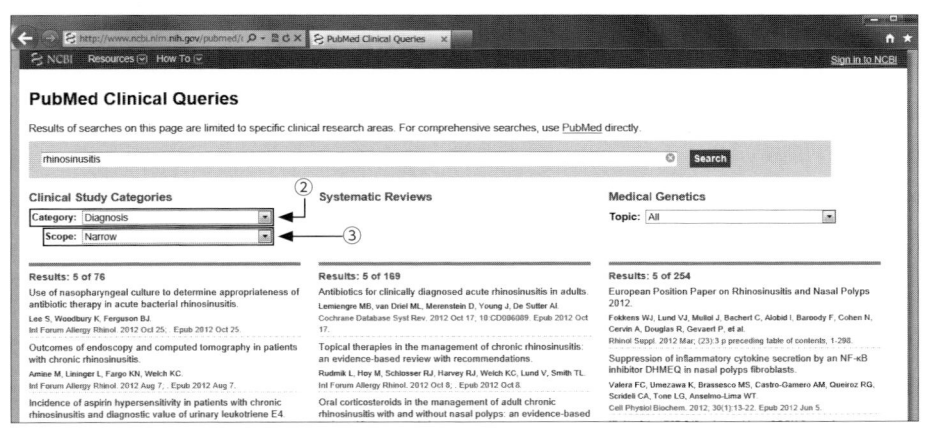

ical Queries』というボタンを押します（①）。PubMedの下の方にあるんだよね。

それを押すと，治療についてのスタディ，診断についてのスタディ，予後のためのスタディ，すなわち『Therapy』，『Diagnosis』そして『Prognosis』というボタンがあります。

この場合は，感度，特異度というのは要するに診断のことだから，『Diagnosis』のボタンを押すんだね（②）。あとは，『Narrow』と『Broad』というボタンがついているので，これはできるだけ狭く検索したいので，『Narrow』のボタンを押す（③）。

たとえば"rhinosinusitis",『Diagnosis』で『Narrow』で検索すると，それに関連したスタディをわりとパンパンパンと見つけることができます。あとで実際にみなさんにもやってもらいますけどね。
PubMedといっても，使えないと話になんないんだよね。ただやみくもにググっても，なかなかいい論文にぶち当たるとは限らないし，ぶち当たるかどうかは運次第なところもあるので，そうならないようにしたい。

これとは別に，さっき言ってたアメリカの医師会雑誌のJAMA,『Journal of the American Medical Association』という雑誌があるんだけど……持ってくれば良かったなあ……。
(初期研修医に) すまないけどさ，ぼくの部屋の本棚に，『Rational Clinical Examination』っていう本があるんだ。白地に緑の表紙なんだけど。持ってきてもらっていいかな？ それから，ぼくの机の右手に，JAMAが2，3冊あるから。綺麗な表紙の本。表紙に絵が描いてあるんだよ。自分の好きなデザインのやつ，持ってきてくれる？ ごめんね（一人の研修医走り去る）。

それでJAMAが定期的に，『Rational Clinical Examination』という連載をしているんですよ。自分たちがとる診察所見が，どのくらいの感度，特異度があるのかという一種のデータベースを作っているんですね。これを本にしたのが『Rational Clinical Examination』で，日本語版も出ている[6]。
これを見れば，ある疾患に対する，たとえば聴診所見とか打診所見，そういったものはどのくらいの感度と特異度があるのか。つまり，スクリーニングや診断に役立つのか。あるいは，役に立たないのかということを，パパパッと調べることができます。
そして，こういう情報ソースを知っておくことが，みなさんにとって大事なことで，上顎洞の圧痛が何％みたいなことを丸暗記することそのものは，実は比較的重要じゃないんですね。だから，君たちがJAMAにたどりついたのは，大したものだと思うよ。

---

6) JAMA版 論理的診察の技術―エビデンスに基づく診断のノウハウ―，日経BP社，2010

病気のシーズナリティをみる

岩田　Rhinosinusitis，Rhinoは「鼻」という意味ですね。Sinusは「副鼻腔」。Itisは「炎症」のことですね。だから，正しくは「鼻副鼻腔炎」というわけなんですが，鼻副鼻腔炎ではゴロが悪いので，ふつうは副鼻腔炎と言っちゃいます。それが急性で起こると，急性副鼻腔炎になるわけですね。

さっきも出たように，鼻がつまる病気はいっぱいあって，アレルギー性鼻炎，いわゆる花粉症みたいものが起こすこともあるし，それからvasomotor，血管運動性，いわゆる自律神経の異常で起きることもあります。こうしたものは比較的再発性であるということと，特に花粉症なんてもう季節が決まっていて，たとえばスギ花粉症だったら2〜3月ぐらいとか，稲の花粉症だったらちょうど今の時期（6月）とか5月ぐらいとか，だいたい発症時期が決まっているので，そのシーズナリティによってみます。

昨日も言ったように，時間というのはすごく大事で，**繰り返し起きるという時間性そのものが診断に直結する**わけですね。そういうふうにして診断する。

現象としては，鼻がつまって，そしてその鼻の横にある上顎洞とか前頭洞に膿がたまる。それで痛い。そういう現象そのものが起きるわけで，その現象を確認するために押してみたり，いろいろするわけです。

病気を解剖学的に考える

岩田　さて，基礎医学というのは常に大事です。みなさんがこの4年間で学んだ基礎医学というのは，常に臨床医学において役に立ちます。めっちゃくちゃに。だからね，解剖学や組織学，病理学，そういうのはしっかり勉強しておかなきゃいけないですね。

顔の解剖を思い出したらわかると思うんだけど，上顎洞はどこにつながっているかというと，下と上。下は口の中，上は眼窩につながっていますね。副鼻腔炎の原因としては，まずは虫歯，特に上の歯の虫歯がだんだん

波及していって，歯茎の中に入って，それが上がっていくと原因になります。したがって，副鼻腔炎っぽい患者さんをみたときには，必ず歯をみることが大事です。歯の治療をしなければ，副鼻腔だけを治療してもまた歯から膿が入ってきて再発しちゃいます。

そしてもっと怖いことに，この副鼻腔の上には眼窩があるので，どんどん炎症が進むと眼窩にまで波及する。そうすると，眼窩には眼球があって視神経があって，それから外眼筋や斜角筋のような筋肉もある。それを動かす神経があって，動脈と静脈もある。いろんな大事なものがあるわけですね。そういったものが炎症でワーッと全部壊されてしまうと，当然失明のリスクが出てきます。非常に怖い合併症ですね。

急性副鼻腔炎は，ちょろい病気でわりとサクサク治るんだけど，眼窩にまで至るとやばい病気なので，それを見逃さないことが大事になる。外眼筋が侵されていないかをみるときには，当然眼球運動をみるわけね。だから「上を向いてください」「下を向いてください」「横を向いてください」と言って，目がちゃんと動くかどうか。ダブルビジョン，つまり複視が起きていないかどうかを診察する。

昨日も言ったように，上顎洞の副鼻腔炎よりも怖いのは，むしろ篩骨洞ですよね。篩骨洞はめちゃくちゃペラペラの薄い骨なので，これがやぶれて眼窩の方に飛び出す可能性は高い。こういったリスクについて考えることが，大事になってくるということですね。

うん，発表はだいたいいい感じだと思います。

急性副鼻腔炎の治療戦略

岩田：じゃあ，12班の発表を訊こうか。

渡辺：急性副鼻腔炎の治療について発表します。
急性副鼻腔炎には細菌性とウイルス性と真菌性がありますが，ウイルス性が90％以上を占めているようです。ウイルス性の場合は，特別な治療をしなくても10日ほどで治癒するみたいですが，その後の二次感染として，細菌感染して悪化する場合もあるらしいです。

細菌性の場合の治療は，抗生物質でエンピリック治療をします。抗生物質は，アモキシシリンとクラブラン酸を併用します。これは主に肺炎球菌やインフルエンザ菌をターゲットとしています。

投与する時期は，耐性ができる(？)5〜7日を目安としています。真菌性の場合は，免疫が低下している患者がほとんどで，その場合は外科的な切除やアムホテリシンBなどの抗真菌薬の静注をします。

この患者さんは，頭痛が出て3日ぐらい経っているので，ウイルス性か細菌性かはよくわからないですし，とりあえず対処療法として，肺の生理食塩水による洗浄や解熱鎮痛を行ってから，細菌性が疑われる場合はエンピリック治療をします。それから経過観察をして……。

岩田 ▶ えっ？ 経過観察とか，エンピリック治療とか，それってどういう意味？

渡辺 ▶ ええとなんか，まあ……（苦笑）。

岩田 ▶ なんかまあ。……笑ってごまかす？

渡辺 ▶ ちょっとなんか……対症療法をして日にちを置いて，細菌性であることが疑われた場合はエンピリック治療をするらしいです。

ここから言うことは，本や論文によって違うのですけど，『新耳鼻咽喉科学』には，「血管収縮薬により通常粘膜を収縮させ，洞の換気と液を排出する」って書いてあるんですけど，米国感染症学会，IDSAの論文では，それはダメだと書いてあったので，正直のところは，どっちが正しいかはわからないです。

細菌性の判断としては，4日間経ってもかなりの高熱が持続する場合，1回治ったのに再発した場合，あとは全然改善しない場合や，膿がたまりすぎている場合などがあるらしいです。

なぜ最初から抗生物質を投与しないのかというと，アモキシシリンの副作用として，倦怠感や皮膚の発疹，心障害，肝障害があるので，その副作用を考えてということと，アモキシシリンの耐性をつくらせないということがあるらしいです。クラブラン酸は，ベータラクタマーゼ阻害薬で，アモキシシリンなどのペニシリン系でよく一緒に使われるみたいです。以上です。

| 岩田 | はい，ありがとう。「みたいです」っていうのは，誰が言っていたの？

| 渡辺 | 論文に書いてありました。

| 岩田 | 論文って？

| 渡辺 | IDSAとか……（？），ネットに書いてありました。あと『Clinical Infectious Diseases』の2012年3月20日号に書いてありました[7]。

| 岩田 | ふ〜ん。なるほどね。2班。なにかつけ加え，ありますか？

| 山田 | ええと，病歴上アレルギー性が疑われるときは，抗ヒスタミン薬やステロイドを使います。

| 岩田 | なるほど。

| 山田 | ただし，ステロイドは効き目がそんなによくないっていう報告もあります。

| 岩田 | （研修医がオフィスから『Rational Clinical Examination』を持ってくる。これを開いて）うん。そうか……。これが『Rational Clinical Examination』という本です。この593ページが副鼻腔炎の項目なんだよね。Sinusitisというのはどういうものか，どういうふうに診断するかが，まとめられているから，ちょっとぐるっと回覧してもらっていい？
今のステロイドの話さ，元の文献ってある？ ないの？ う〜ん……。まあ，いいでしょう。

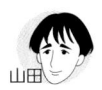

治療方針を決めるのは，なかなか難しいですよね。多分さっきみたいに，診療ガイドラインを見るというのは，ひとつのやり方だと思います。ただ，ものによって書いてあることが違うことがあるでしょう。それをどう扱うかはなかなか悩ましいところなんですよね。その扱い方は，この時間帯で全部説明できるかというとちょっと難しいなあ。
全体として副鼻腔炎というのは，抗菌薬を使う場合と使わない場合がある

---

7) Chow AW, Benninger MS, Brook I et al : IDSA Clinical Practice Guideline for Acute Bacterial Rhinosinusitis in Children and Adults. Clin Infect Dis [Internet] Mar 20, 2012, http://cid.oxfordjournals.org/content/early/2012/03/20/cid.cir1043

んだけど，だいたい7割ぐらいは使わずにオッケーな病気なんですね。7割は使わなくてもオッケーということは，逆にいうと3割は使った方がいいということですよね。その3割はどこにあるのかを，見極めることが大事になります。

その3割の「らしさ」というのは，最初の発表でもあったけど，細菌性かウイルス性かは，実は検査で見極めることは非常に難しいので，それを厳密に厳密にやろうとすると副鼻腔に穴を開けて，そこを培養して，ばい菌を見つけにいかないといけないんだけど，それは結構侵襲的な操作なので，あんまり多くの患者さんにはやりたくないですよね。したがって，ふつうは臨床症状から忖度して，「これ細菌性かなー，ウイルス性かなー」と考えます。

具体的には，「治りにくくて重症のものは細菌性ちゃうん？」で，「さくっと治ってるものはウイルス性でいいんじゃないか」と昨日で言うところの現象から，実態を類推する形をとることが多いです。そのために，たとえば高熱がずっと続いているとか，めっちゃくちゃ痛いとか，膿が出ているとか，そういったいかにもひどそうな症状を規範にして，抗菌薬を使うってことですね。

抗菌薬は，最近アメリカでは，アモキシシリン・クラブラン酸が，アモキシシリンよりも推奨されています。ベータラクタマーゼといって，抗菌薬を壊す酵素を作る菌が増えていることが大きな理由です。ただ，日本とは耐性菌のパターンが異なることと，臨床試験でアモキシシリン・クラブラン酸がより効いたという研究に乏しいことから，ぼくはこのガイドラインの推奨を日本に持ってくるのはどうかなあ，と思います。

アモキシシリンとアモキシシリン・クラブラン酸，どっちの方がいいのかというのは当然，副作用や耐性菌や治療効果の総合的な判断になるんですけどね。なかなかその話は難しいですね。

慢性副鼻腔炎とはなにか

岩田：それじゃあ，3班。発表してください。

吉田：慢性副鼻腔炎とは，急性副鼻腔炎からの移行によって起こる鼻閉，鼻漏，後鼻漏などの症状を呈する疾患が3カ月以上続くものをいいます。病態は副鼻腔炎の炎症によって副鼻腔自然孔，鼻腔とつながっている小さい穴が閉塞したり，上皮細胞が障害されたりして，繊毛排泄機能が低下することで分泌物がさらに停滞して，また炎症が起こるなどの悪循環が生じて慢性化します。

慢性化する要因としては，微生物感染や局所解剖学的要因，アレルギー，栄養，生活環境などが考えられます。また慢性副鼻腔炎の共通症状は，鼻漏，後鼻漏，鼻閉塞，聴覚障害などの鼻症状と，頭痛や頭重感などの随伴症状です。耳漏によって記憶力減衰，注意散漫になることもあります。

単洞炎と多洞炎のときでは，ちょっと症状が違っていて，炎症が起こった部位によって若干の違いがあるので，今回は単洞炎についてそれぞれ副鼻腔の部位別に症状を述べます。

まず慢性上顎洞炎のときは，胸部や耳孔部に重圧感があったり，頭がうつむき加減になったりするとそれが増強することがあります。歯性上顎洞炎，虫歯などから起こった炎症が上顎洞にきた場合は，耳漏が臭気を放つことがあるそうです。

慢性篩骨洞炎の場合は，耳閉塞，耳漏，特に後鼻漏が主な症状で，嗅裂部の病変による嗅覚障害，前頭部の頭痛あるいは重圧感があります。また，篩骨洞は眼窩と隣接しているので，慢性疲労や鼻性球後視神経炎が原因となる視力障害を合併することもあります。

慢性前頭洞炎の場合は，自覚症状はほぼさきほど言った共通の症状と一致するのですが，前頭部の疼痛を訴えるものが多く，前頭部痛は前屈するときに激しくなります。

慢性蝶形骨洞炎はまれなんですけれど，その症状も特に顕著なものはありません。単洞炎別の症状をさっき述べたんですけど，これらの症状は重複してみられることが多く，多洞炎になります。またすごくまれに全部起こ

ることがあって，全洞炎，pansinusitisと呼ばれます。

診断は，症状の聴取，鼻副鼻腔の手術歴，アレルギー疾患や気管支喘息に対する既往歴を注意して問診をとることが重要になります。問診で疑いを持ったら，鼻鏡検査を行います。鼻鏡検査では，中鼻道付近に粘膜被圧や鼻茸形成があり，これに加えて粘液性の膿性の分泌物が中鼻道や嗅裂部に貯留していれば，慢性副鼻腔炎が疑わしいといえます。
内視鏡検査は後篩骨洞や蝶形骨洞の病変の把握に有効です。ほかにも内視鏡は耳咽頭ファイバースコープなどを用いることでより詳しく観察することができます。

画像診断は，単純X線写真で，洞腔内に分泌物が貯留していることを確認することや，CTがきわめて有用で，骨条件と軟部上組織条件の両者で撮影することによって，骨や副鼻腔内外の内部組織の状態を観察することができます。MRIは，副鼻腔内の軟部組織の評価に有効で，CTでは同じ濃度で描き出される粘膜被圧や貯留液，腫瘍などをT1強調像とT2強調像を組み合わせることで判別可能になるそうです。あと，上顎洞穿刺もありますが，あまり行われないようで，あまりエビデンスはありませんでした。

治療は保存的治療法と手術的治療法に主に大別されます。保存的治療法は，鼻処置，鼻粘膜を収縮させて，副鼻腔からの分泌物の排泄を容易にしたり，洞内病変の治癒を促す処置と鼻洗浄，鼻腔内の分泌物が吸引で取りきれないときに，それを除去する方法で，洗浄液を体温程度に温めた生理的食塩水を使用します。
局所的薬物療法が2つありまして，ひとつはエアロゾル療法で薬剤を細かいエアロゾルの微粒子として，経鼻的に副鼻腔に入れる治療です。もうひとつ，プレッツ置換法というものがあり，これは片方の鼻から生理的食塩水を入れて，もう片方の鼻を閉じて洗浄するもので，患者さんに「あー」と発音してもらうことを求めるので，今はエアロゾル療法の方が主流になっているみたいです。
薬物療法としては，急性増悪期に抗菌薬を使用したり，耳漏，後耳漏が持続的にある場合は，マクロライド系を少量投与で使用したり，アレルギー性の鼻炎が原因だった場合は，抗アレルギー薬を使用します。

手術的療法としては，内視鏡か副鼻腔手術，Endoscopic Sinus Surgery，ESSが主流になっています．合併症としては，眼窩内合併症……．

岩田 ちょっとごめん．3〜5分っていったからさ，テキパキまとめて．ちょっとまいてくれる？ 調べたこと全部言う必要ないからさ．

吉田 はい．合併症としては，眼窩内合併症と術後の出血，髄液漏や術後の感染などがあります．以上です．

岩田 同じテーマの11班，なにか付け加えある？

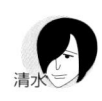

清水 1点だけなんですけど．感染経路として，院内感染に注意すべきです．院内感染で嚢胞性線維症が起こったときに，慢性副鼻腔炎が起こることがあるみたいです．また，胃の挿管や気管の挿管にも注意が必要だそうです．

岩田 はい，ありがとう．病棟に行くとわかるけど，鼻からチューブ入れている人が結構います．ものを食べられない人は経鼻胃管といって，鼻から胃にチューブを通して，そこから栄養とか薬を入れます．そのチューブが摩擦して，上顎洞などに炎症を起こして，慢性副鼻腔炎の原因になることがありますね．入院患者さんの熱の原因として，ときどき見つけます．

これ聞いてさ，結局どう思う？ 3班はどこで調べてきたの？ これ教科書？ オッケー．せっかくだから言っとくけどね，こういう教科書はもう読まない方がいいよ．この本に恨みはないけどさ．その根拠を今から示すからね．

いい教科書の条件

岩田 この前内科学会の講演会があって，ぼくは呼ばれて喋りに行ったんだよ．そしたらさ，ぼくの前の人が○○病のトピックを喋っていたんだよね．「○○病の治療法！」とかいって，30分間しゃべってはったんだけど「今はこんな治療法があって，あんな治療法があって，うちの研究室ではこういう治療法も開発してます！」みたいに「最先端の○○病治療法はこんな感じですー！」ってバーッと発表して，質疑応答になったんだよ．そこで

座長が「先生どうもありがとうございました。それで，先生がお示しになった治療法って，何パーセントぐらい効きますか？」と訊くと，「それはあまり効かないです」。そういうオチだったんだけどね（笑）。

こんな治療法がある，あんな治療法があるって羅列するのは，20年ぐらい前の医療の世界ではわりとよくやっていたんだよ。というのは，カッティングエッジな最新の治療法，「うちではこんなの研究してます！」ということを，自慢するのが昔の医療のたしなみだったんだね。

だけど，医療現場で本当に大事なのは，こんな医療の仕方がある，ではなくて，それで**結局患者はどうなるかの方が大事なわけです。それをアウトカムというんですよ。**そのアウトカムを大事にしましょうねというのが，いわゆる「Evidence Based Medicine」，EBMといわれるものです。

結局その治療した患者はどうなるのか，たとえば鼻の洗浄をしたらどうなるとか，プレッツ置換法をしたらどうなるか。この教科書にはそういうことが一切書いてないでしょう。こんな治療があります，あんな治療もありますって，ただ羅列しているだけでしょう。これは，多分ぼくが学生ぐらいのときのレベルの教科書ですよ。ん……2002年？ 2002年でこういう書き方するのはちょっとまずいと思うんだけど。

ぼくが学生のとき，1990年代ぐらいはこんな教科書ばっかりだったんですよ。図書館に行ってみると。なんとか病の治療はこうなっています，こうなっています，こうなっています，こうなっています，って羅列だけ。でも，今はそれではダメです。結局その治療法で，何％の慢性副鼻腔炎の患者さんが治って，何％が治らなくて，半年後はどうなった，再発率はどうだったのか，そういったアウトカムをみないことには，ただこんな治療法が存在しますってことだけを調べただけではダメなんですよ。それはね，今の現代医療では，まったくもって認められないやり方なんです。

だからね，今日いい勉強になったと思うんだけどさ，教科書探しがすごく大事になってくるわけですよ。教科書を探したときに，治療法が書いてあるだけじゃなくて，その治療効果が書いてあることがすごく大事です。

さらに言うと，誠実で科学的に妥当な論文や教科書は，どういうものかというと，**自分たちのやっている領域の欠点がしっかり開示されているものが，いい論文でありいい教科書です。**みなさんさっき，「どの教科書が信

用できるか」とか，「教科書によって書いてあることが違う」とか言っていたでしょう。

どっちがより信用に値するかをみるときに，逆説的だけど「私のやっている研究はこんなにすばらしくて，こんなに正しくて，こんなにいいことをやっています」ってことだけが羅列してある論文や教科書はあんまり信用できない。「私はこんな研究をやったんだけど，まだまだここがわかってなくて，このへんがちょっと不明確で，このへんがまだ決着着いてないんですよ」というむしろ，自分の欠点や問題点，将来的にまだやらなきゃいけないことがきちんと吐露，吐き出されている論文や教科書の方が，より科学的には妥当性が高いんです。

というのも，科学の世界，医学の世界において全部決着がついて，解決している領域なんてひとつもないんですよ。これは感染症でも，感染症じゃなくてもそうです。

大事なのは，なにがわかっているかではなくて，なにがわかっていないかなんですよ。そして，わかっているものとわかっていないものが，どこで線が引かれているか，その線が明快に引かれているものが，正しい知識ということになります。

正しい知識というのは，知識がたくさんあるということではなくて，私の知らない世界がこんなにあるという，知識の線引きができるということ。それがソクラテスやプラトンのいった『無知の知』なんですね。

『無知の知』とはどういうことか。たとえば慢性副鼻腔炎，はっきり言って，これという治療法はないんですよ。しかも，原因すらよくわかんないんですよ。細菌がからんでいるんじゃないかとか，ウイルスが原因なんじゃないかとか，アレルギーが原因なんじゃないかとか，閉塞機転が原因になっているんじゃないかとか，いろいろいわれているんだけど，実は慢性副鼻腔炎をぶっちゃけ言うと，原因がよくわからなくて，治療もよくわからなくて，そして診断はきわめて難しいという「もやもやな病気」です[8]。このもやもやさ加減がいけないんじゃなくて，もやもやしている病気だと

---

8) 慢性副鼻腔炎の診断と治療の悩ましさについては，拙訳「感染症のコントラバーシー」（医学書院，2011年）に詳しいです。よかったらご参照ください。

いうことをしっかり認識することが大事なんです。それをあたかも決着がついたかのようなふりをして「慢性副鼻腔炎はこれとこれとこれが原因で，こうやって診断して，こうやって治療します マル」みたいに問題点を全部抜きにして，あたかも決着がついたかのようなふりをしてしまうのが，ソクラテスがさんざん批判した人たちなんです。要するに「何でも知っていますよ」みたいになっちゃうとダメなんです。
ぼくらがいる医療の現場は，実際よくわからないことがたくさんあるんですね。そのわからなさ加減をしっかり見据えることが大事です。

論文を読んでいるとね，「Limitation」というところがあるんですよ。論文というのはだいたい，Abstractがあって，Introductionがあって，Methodsがあって，Resultがあって，Discussionがあるんだよね。要するに，イントロをやって，方法をやって，結果をみて，吟味する。すなわちディスカッションをするということなんだけど，Discussionのところで必ず，Limitationというところがあるんですよ。
「このスタディはこれだけやったけど，このへんはちょっと問題だし，ここは欠点だし，ここはダメだよね」ということをちゃんと自分で反省して，書いている。こういう「不都合な真実」もちゃんと書いている論文こそが，実はいい論文なんです。Limitationを書いていなくて「うちはこんなん見つけて，これは素晴らしくて，これはもうすぐ現場で応用できまっせ！」みたいな誇大広告をぶち上げている論文は，信用できない。

これは論文とか教科書だけじゃなくて，日常生活にもアプライできます。政治家の演説とかね（笑）。「私が当選した暁には，こんなにすばらしい世の中が待ってまーす」みたいな，ナントカ党のマニフェストみたいものはだいたい信用できない。
ソクラテスやプラトンの『無知の知』のような知的概念は，みなさんでいうところの医学知識のメタ認知にあたります。

さっきも言ったように，医学知識はものすごく膨大だから，取捨選択が大事になります。この情報は当てになるけど，こっちの情報は当てにならないという選択も必要だし，この教科書は信用に値するけど，この教科書はあんまり信用できないというようにね。

残念ながら信用できない教科書なんて本屋さんに行くと山ほどあるんですよ。その区別をどうやってつけるかという技術が，みなさんには必要とされるんですね。手当たり次第，ただ手にとって本を読めば問題が解決するかというと，この21世紀の世の中においてはありえないんですね。だから，そういったところをきちっと吟味するということがすごく大事なんです。

ま，最初からちゃんとした教科書を選べなくても，がっかりする必要はないよ。だんだんそういうのができるようになってくれば，それでいいわけで，そのプロセスがこの1週間にあるんだから。別に全然気落ちする必要はないよ。全然気落ちしてないかもしれないけどさ。

（一同笑い）

急性副鼻腔炎の診断にCTは必要か？

岩田：では，つぎに10班。お願いします。

井上：急性副鼻腔炎の診断にCTを撮るべきか否か，そのメリットとデメリットの比較考察についてです。
一言で言うと，「ルーチンに撮るべきではないけれど，撮るべき場合がいくつかある」ということだと考えられます。
まず，デメリットから発表したいと思います。デメリットの方が多い，つまり勧められない場合は，急性副鼻腔炎の特に発症早期「10日未満において」とされています。急性副鼻腔炎の原因は，さきほど言われたように，細菌やウイルスや真菌などいろいろあるんですが，このうちウイルス性のものから細菌性に移行することがしばしばあり，この区別，ここの切り替えを見極めるのは難しいところです。
この区別の目安のひとつとして，有病時間というものが用いられてきて，たとえば，症状が出ている期間が10日未満であれば，細菌性は考えにくい。つまりウイルス性の可能性が高い。だから，抗菌薬なしでも改善する。

一方，10日以上発症が続くのであれば，細菌性の可能性も高くなってくる。そのため，有病期間が10日未満の場合は抗菌薬なし。つまり解熱鎮

痛薬の投与や生理食塩水による鼻腔洗浄で済んでしまう。したがって，この症例でいうと有病期間は3日ですので，おそらくここでCTを撮るのは有用ではない。対症療法で改善してしまうからです。むしろ，デメリットが多く出てきます。たとえば経済的デメリットです。厚生労働省平成24年の診療報酬点数で，CTは最低でも600点，高いものになると1,000点をゆうに超えるので，保険適用であっても安くないということがまず挙げられます。それから被爆のデメリットも考えられますが，これについては，正確なデータが得られませんでした。

つぎにメリットに移りたいと思います。CTを撮るメリットは主に2つあります。ひとつは院内発症の急性副鼻腔炎の場合，もうひとつは外科的処置を行う場合です。

院内発症の急性副鼻腔炎では，患者が重症であることがほとんどのため，典型的な副鼻腔炎の症状を示さない。特に，経鼻挿管をしているようなリスクファクターがある患者では，原因不明な発熱があれば副鼻腔炎を疑うべきです。ここで診断の確認として，CTを用いるメリットが出てきます。また免疫不全者の中でも，たとえば急性真菌性副鼻腔炎の場合は，迅速に生検を行って，病理医に特定してもらう必要があるので，ここでもCTを用いることはメリットがあります。

もうひとつのメリットの副鼻腔の外科的処置を行う場合は，CTを撮ることがクリティカルであるとされています。理由は，解剖学的な情報を外科医に提供するためです。以上です。

岩田　はい，ありがとうございました。10日を目安に判断することを，「10 days rule」と一般的にいいます。経験則的に10日以内に症状が改善するものは，ウイルス性だろう。それ以上かかっていると，細菌性の可能性が高い。副鼻腔炎で細菌性かウイルス性かを区別するのは，なかなか難しいので，そこでも時間というコンセプトがわりと役に立つんです。

実はCTは細菌性かウイルス性かということは絶対教えてくれないんです。CTを撮って，これは「ウイルス性の副鼻腔炎だ」「こっちは細菌性だ」とはわからないんですね。CTはむしろ，手術をする準備段階として撮る。言い換えるならば，手術が必要な重症の患者さんには，CTを撮ることになるわけです。だから「とりあえずCTを撮って評価する」という，さっ

きの教科書をぼくがダメだと言った別の理由は，そういうことなんだよ。

「CTで評価をします」「MRIで評価をします」とよく言うけど，**問題は評価してどうするのか**，ということですよ。これも20年前ぐらいの日本の医療の世界はそうだったんだけど，20年前ぐらい，ぼくが学生の頃は……ちょっと歳ごまかしてるんだけど(笑)。評価をすること「そのもの」が自己目的化していたんだよね。評価のために，評価をする。だから，CTを撮ったらこんな画像が見える，MRIを撮ったらこんな画像が見えると評価をするんだけど，結局それでウイルス性か細菌性かなんて区別はつかないし，治療方針も変わらないわけです。だから，評価をするための検査が，目的，つまり治療方針の変更をもたらさない限りは，それは単なるお金の無駄遣いなんだよね。

600点というと6,000円。1,000点というと10,000円ですよ。そのうち（多くの場合は）3割を患者さんに負担させて，そして7割を保険がもってくれる。

医者自身の趣味で，とりあえず見たいから見るというパターンはとても多いです。医者のエゴですね。それがもし医者自身の自腹を切って，財布から自分の金を出してやるんだったら，まあ，ある程度正当化される部分はあると思うけど，それを他人の金でやるというのはとても正当化できない。20年前なら正当化できました。医者がやるといったら，皆さん「ははー」って言うことを聞いていたわけです。

でも，今は世の中そんなんじゃないし，医療保険もそれは許してくれないし，当然患者さんも許してくれない。とりあえず見ておきたいからという**「評価のための評価」は正当化できない**。だからMRIを撮ると，副鼻腔炎は見えるんだけど，見てもしょうがないものは，撮ってもしょうがない。治療方法も変わらない。診療には役に立たないということです。

昔はCTっていろんなものが見えるから，興味もあって，なんでもかんでもとりあえずCT撮っていた。今でもやっている。ところが今，日本人すべてがこれだけ放射線についてめちゃくちゃ神経質になっていて，「何マイクロシーベルトの残存放射能が見つかった」とか，健康被害はほとんど関係ないものでも「一切拒否！」みたいな感じになっているでしょう。安

全リスクのヒステリーだよね。

たとえば，2001年9月に，日本ではじめて bovine spongiform encephalopathy，BSE，いわゆる狂牛病の牛が見つかったんだけどね。狂牛病は，目玉や脊髄，そういったところにあるプリオンから感染して，人間にも感染症を起こします。だから，たとえば牛乳を飲んでも，その牛乳や牛肉ではほとんど感染しないということがわかっている。ところが，もうあの話が出てから，商店では牛乳とかが一切売れなくなっちゃった。安全をきちんと吟味せずに，雰囲気で決めちゃうんだね。

だから今，放射線なんていわれたら，みんなヒステリーでしょ。「じゃあCT撮りましょう」みたいなことが，そんなに簡単には言えなくなっているわけです。ま，これは必ずしも悪い態度ではないけどね。日本では画像検査をやりすぎていて，それによるがん死亡が増えているのではないかという懸念すらあるのだから[9]。

だから，画像検査を行うときは，検査を正当化できるだけの十分な理由がないといけない。とりあえず副鼻腔が腫れているかどうか「見ておきたい」みたいなことは正当な理由にはならない。腫れているのはわかっているんだからさ。見たいから見たいというトートロジーは許容できないということが大事です。

今日からいろんな症例を出すけど，昨日と同じように「みなさん，これからどういう検査しますか」って話になったとき「とりあえず評価しときたいから検査します」とか「とりあえず見ておきたいから評価します」というのは，まったく意味をなさないことを知っておいてください。そして，検査をすることで，一体なにが患者さんに得られるのか。大事なのはこの「患者さんになにが得られるか」であって，医者が情報を得るという医者目線で考えたらダメなんです。あくまでも，患者の利益につながっているかどうかという吟味をしなければならない。そこを必ず考える。

このTBLでも，いきなり検査結果をデフォルトでみなさんに示さないのはそのためです。検査をすべきか，しないべきか。その判断そのものがみ

---

9) Berrington de González A, Darby S：Risk of cancer from diagnostic X-rays：estimates for the UK and 14 other countries．Lancet 363(9406)：345-351, 2004

なさんの問題解決につながっているからです。というより，検査の是非，検査の判断ができなければ，問題解決なんてできっこないんです。最初から検査結果出して，ああだこうだ長い話をしても，まったく意味がないんだよ。

じゃあ4班は，今の10班の発表に何か付け加えたいことある？

青木 そんなにたいしたことは……。

岩田 そんなたいしたことじゃなくていいよ。どうせ，たいした発表なんて最初から期待してないからさ（笑）。

青木 さきほどのCTの被曝の問題で，どこが特にまずいかについてですが，放射線学会ガイドラインによると，特に水晶体への被曝が問題みたいです。あと急性副鼻腔炎で，CT撮った場合ですけど，文献によると正常な人でも偽陽性が出るらしいです。

岩田 そうですね。要するに目のレンズね。白内障の原因になることがあるんですね。当然，眼を抜きにして副鼻腔だけ写真撮るなんて無理だからさ。CTは縦に横断して撮るわけだから当然，放射線に曝露する。あと，甲状腺癌も問題になるそうですね[10]。

発表，全然つまんなくないよ。思いの外いい指摘だったよ。

（一同笑い）

岩田 健康な人……たとえば皆さんの中で鼻づまりのない人を集めてきてCTを撮ると，データによっても違うけど，大体10%ぐらいで副鼻腔に水がたまっていたり，粘膜が肥厚している[11]。

病気のない人の10%で所見がある，つまり，特異度は90%ということです。異常所見は正常な人にも見つかるわけです。これがいわゆる偽陽性ですよね。

そうすると，全く臨床症状がない人で，副鼻腔に水がたまっているのが見つかった。これは治療する必要があるのか。治療するとしたら何のために

---

10) Aygun N, Zinreich SJ：Radiology of the nasal cavity and paranasal sinuses. In Cumming Otolaryngology：Head and Neck Surgery 5th ed, 2010
11) Lindbaek M：Sinusitis. In. Conn's Current Therapy, 2012

治療するか。画像を治療するのか。患者を治療するのか。そういう命題が出てくる。

もちろん，画像を治療してはダメ。画像は手段であって目的じゃない。あくまでも治療の対象は患者だから。やみくもにCT撮ると，かえって裏目に出ることがあるんだね。
検査の偽陽性の問題が，なんでもかんでも検査しちゃいけないという，ひとつの理由になっています。そのことも大事な指摘だよ。

急性副鼻腔炎に抗菌薬を使うべきか

岩田 はい，いいでしょう。じゃあ5班。どうぞ。

野村 抗菌薬投与のメリットとデメリットの話ですが，ほとんどさっきの班に話されてしまったのですが……。

岩田 いいよ。繰り返しって結構大事だからさ。

野村 繰り返しても大丈夫ですか？
ウイルス性はライノウイルスなどのかぜから始まって，多くは7～10日ほどで治ります。
細菌性は，肺炎球菌やインフルエンザ桿菌が主で，7日以上は続くとされています。治療戦略としては，症状が軽かったり，中程度の場合には，基本的には抗菌薬治療は不要とされて，対症療法が好ましいとされます。
症状が重症の場合，さきほどの発表でもありましたが，発熱や鼻の膿，顔面や顎，歯の痛みや圧痛が認められる場合，あとはだらだらと長く症状が続く場合は，アモキシシリンやドキシサイクリン，ST合剤などを使って，抗菌薬治療を行うこともの選択肢のひとつとして考えられます。

メリットとデメリットは，抗菌作用と副作用のバランスを考えて，治療を考えていきますが……デメリットとして挙げられるのは，抗菌薬の副作用で，ペニシリン系の薬では，アレルギーが出たり，消化器症状だったり，疲れやすさが出ます。テトラサイクリン系は，肝障害や骨への沈着が出たり，歯への色素沈着が出ます。ST合剤は，高カリウム血症や発疹が出ま

す。またJAMAの論文によると，プラセボと抗菌薬の間に有意差はなかったとされています[12]。

今回のケースでは，発熱と鼻づまりはありますが，まだ3日の経過でどれほど重症かまだわからないというのがあるので，経過を見て，今後重症になってきそうなら，抗菌薬を出した方がいいんじゃないかなと考えました。以上です。

岩田 はい，ありがとう。えーと9班。

[感染症内科講師]：岩田先生，いいですか。すみません。大雨洪水警報が出たのでこれで終わりです。

岩田 あ，本当。もうこれで終わりなの？
……みんなさ，あと15分だけ付き合おうよ。みんな6，7，8班の発表も聞いてやろうよ。

（学生うなずき）

森 ちょっと付け足しというか。
まず副鼻腔炎は2つに大別されます。市中感染と院内感染です。市中感染患者には，スペクトラムの狭い抗菌薬が，エンピリックで用いられます。あまり広域な薬は良くないといわれています。

院内感染では，MRSAといった耐性菌が多いということでした。結果として10％ぐらいの患者さんでは抗菌薬に反応しないということだったので，自分でまとめたところ，どんな菌かわからない段階での抗菌薬の投与は無意味，もしくは耐性菌が生まれる可能性があるのでむしろデメリットになるのではないかなと思いました。

あっ，でもその前に！ 前提として，急性副鼻腔炎ではどんな菌によるかということ自体わかりづらい。わからない段階での抗菌薬投与は無意味で，耐性菌も増やさせる。今，野村くんも言っていたように，すごく重症

---

12) アモキシシリンとプラセボで差がでなかったという論文はこれ。
Garbutt JM, Banister C, Spitznagel E, Piccirillo JF：Amoxicillin for acute rhinosinusitis：a randomized controlled trial. JAMA 307(7)：685-692, 2012

患者や長引いている患者に対しては，抗菌薬を投与するメリットはあるんですけど，ほかの段階ではあんまりメリットはないのかなあと思いました。

岩田 はい，ありがとう。うん，議論が熟してきたというか，だんだんこう収斂されてきた感じがあるよね。

頭痛，発熱の鑑別

岩田 そうしたら7班。はい，どうぞ。

石川 頭痛と発熱を起こす疾患の鑑別リストを作ってきました。頭痛を起こす疾患の中から発熱を呈さないものを除外して，頭痛と発熱が主訴となりえるものを選んできました。

岩田 どこで調べたの？

石川 ベイツ診察法とハリソン内科学とSymptom to Diagnosisを見て選びました[13]。

岩田 オッケー，考えたね。どうぞ。

石川 まず疾患名を羅列していくと，副鼻腔炎，髄膜炎，側頭動脈炎，脳膿瘍，薬剤性のものそして上気道感染症，インフルエンザ，HIV，SLE，心因性のもの，がありました。

特徴を挙げていくと，副鼻腔炎は，部位は通常前頭洞か上顎洞で，ズキズキした痛みで繰り返し再発します。鼻水や鼻づまりといった症状を伴って，咳やくしゃみで痛みが増します。鼻のうっ血除去薬，抗菌薬で痛みが寛解するみたいです。

---

13) 7班が使った参考書はこれら。
- 福井次矢：ハリソン内科学 第3版，メディカルサイエンスインターナショナル，2009
- 福井次矢，井部俊子：ベイツ診察法，メディカルサイエンスインターナショナル，2008
- Stern S, Cifu A, Altkorn D：Symptom to Diagnosis：An Evidence Based Guide, Second Edition, 2nd ed, McGraw-Hill Medical, 2009

髄膜炎は，痛みが頭部全体に広がって，一定期間うずくような痛みです。発症は急速で，持続性で，項部硬直が特徴です。

側頭動脈炎は，病変動脈の近くに痛みが限局して，拍動性でひどい痛みが多いみたいです。段階的に痛みが増していって，持続的です。視覚障害や顎跛行という咀嚼したときに痛みが増すことがあるみたいです。また，頸部や肩の動きで痛みが増します。

薬剤性のものは，カフェインや硝酸薬，鎮痛薬で起こることがあり，症状もさまざまです。

脳膿瘍は，膿瘍の位置によって，痛みも部位も違うということです。

上気道感染症・インフルエンザは，筋肉や血管の緊張によって起きます。

HIVは日和見感染症によって頭痛，発熱が起きます。

あとSLEは，自己免疫疾患なので，脳血管障害によって頭痛が発生するみたいです。

これぐらいです。

岩田 ▶ はい，ありがとうございました。うん，だいたい昨日議論した疾患がほぼ出てきたんじゃない？ だいたいみなさんのした議論は，そんなに的外れじゃなかったってことだね。

8班は補足したいことある？ あとは全体で質問したいこととか意見したいこととかあるかな？

じゃあなんかフランスの前衛映画みたいに突然の幕切れですが。これで終わりたいんですが……ちょっとホームワークを出します。

市中肺炎という病気があります。英語だとCommunity-acquired pneumoniaといいます。

ホームワークだから家に帰ってやってほしいんだけど。家にネットのアクセスがない人，いるかなぁ？ いるかもしれないね。そういう人は友達の家に避難してください(笑)。図書館や大学にいたらダメだよ。帰らなきゃいけないからさ。個人でやってもいいし，グループでやってもいいし，2〜3人で分割してもいいです。やり方はみなさんの判断に任せます。自分たちで工夫してやって。論文を読む練習をしましょう。

> 1～4班の課題：
> PubMedの『Clinical Queries』で，治療『Therapy』，『Narrow』，狭い範囲で調べて，その中の市中肺炎の治療に関する論文を，どれでも好きなものを選んでいいから，1つ読んでくること。

岩田 条件は，PubMed, Clinical Queries, TherapyでCommunity-acquired pneumonia，です。まあ，文献検索してどういうものが出てくるか，ちょっとやってみて。

> 5～7班の課題：
> 同じように，Community-acquired pneumoniaで『Diagnosis』，診断についての論文を1本ひいて，それを読んでくること。

> 8～10班の課題：
> 『Prognosis』，予後設定。予後の予測にどういうものが役に立つかを，1本論文を選んで探してくること。

> 11～13班の課題：
> さっき出てきた『Rational Clinical Examination』。このJAMAの連載の市中肺炎の診断について読むこと。診察あるいは病歴でどれくらい市中肺炎が診断できるかを自分で吟味する。そのとき，Likelihood ratioのような変な用語が出てくるので，その意味も勉強してくること。

岩田 はい，宿題の意味がわかんない人。

大路 先生，いいですか。

岩田 うん，どうぞ。

大路 『Rational Clinical Examination』は，ウェブでフリーでアクセスできるでしょうか。

岩田 知らない。

大路 ですよね。コピーとらせていいですか？

岩田 うん。ネットで探してもいいし，コピーとってもいいし。やり方は任せるから。基本的にやり方は学生に任せる。大人だからできるやろ？

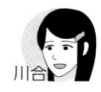

川合　PubMedって，学外でアクセスできないと思うんです。学外のライセンスは……。

岩田　いらないよ。PubMedはインターネットアクセスできるんで，ネットで全部……ああ，そうか。論文が全文読めないっていう可能性があるよね。最近，タダの論文ってだいぶ増えているんで，フリーで論文にアクセスできるんだったら，フリーの論文でいいよ。もし，論文そのものにアクセスできなくて，Abstract，抄録しか読めないという人がいた場合は，抄録5つを論文1つに代替してもいいこととします。抄録5つだったら，完全にフリーでみられるから，どこからでも。または論文を1本フルで読む。どっちかです。これならできるかな。

それともうひとつ条件を言っておきます。
これは英語の勉強ではなく，あくまで医学の勉強だということを忘れずに。そこのところ，誤解のなきよう。したがって辞書を引いて，ただ訳してくるだけでは意味がありません。あくまでもその論文や教科書の記載を自分で咀嚼して，自分の言葉に直して他人に発表できるということが大事であって，自分がちんぷんかんぷんなものをただ翻訳して，日本語に置き換えて朗読するだけだったら，声がいいかとか，英語力があるかどうか，それだけの吟味になっちゃいます。みなさんは医学生であって，英文学部の学生ではないので，その先にあるものを目指してください。
したがって，自分が読んでいて何の事だかわからない状態にならないこと。自分にわかっていることだけをしゃべるようにしてください。そのときに，どうしても言葉が理解できないことがあるかもしれないけど，それは理解できなかったということで置いておけばいい。

最初に言ったでしょう。わかっていることとわかっていないことをしっかり区別することが本当の知性であって，わかったふりをするというのが一番ダメな知性なんですよ。だからどうしても，どう考えてもわからなかった1文とか2文があれば……8割わからなかった，と言われると困っちゃうけどさ。そこはそれでブランクにしておけばいいんです。

レポート書かせて発表させると，1割ぐらいの学生で，そういうわかっていないんだけど，ただ訳して読んでいるだけという人がいます。そして当

然のことながらそれは，ぼくにはすぐばれちゃう。だてにこの業界で飯食ってないので，そんなのすぐばれます。わかってないことをスラスラーと読んで，わかったふりをしないということが大事ですからね。いいですか。

ではみなさん，安全にお帰りください。

3rd
June 20.
Wednesday

The Live Problem-Solving Lecture for 5 Days

6月20日(水) 3日目 第1講

岩田 はい，おはようございます。
……みんな，台風で死んでないよね？ 死んでいたらここにはいないよね？ 始めてもいいですか？ じゃあ，昨日出したホームワークの発表からやってもらおうと思います。
2班の人どこにいますか？ 2班のメンバー全員手挙げて。はい，発表して。どの雑誌の何年を読んだかっていうところから。

山田 雑誌名は……調べてなかったです。何年かというところも考えてなかったです。

岩田 あのね，引用した論文は出典を示さないとまったく意味がないんだよ。だから，どこの雑誌で誰が書いた，何年の何ページの論文ということはきちっと言わないといけないんだよね。
科学の世界じゃ「誰が」「いつ」「なに」を言ったかってことがすごく大事だからね。「どっかに書いてあった」じゃ意味ない。そこはきっちり言及しないといけない。
はい，じゃあ，お隣さん。どうぞ。

吉川 出典がわからないんですけど……。

岩田 じゃあダメ！ 隣，はい，お隣さん。
出典がわからなかったらさ，Wikipediaから取ってきたのかもしれないし，誰かがブログで勝手に思いつきを書いたのかもしれないし，それじゃ聞いても意味がないでしょ。誰が言ったか，どこで書いたかってことが書いてないと意味がないってことを理解してほしいね。はい，次。

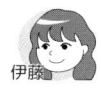

伊藤 はい，えーと……Journal of Antimicrobial Chemotherapyという雑誌の2011年の，名前は……。

岩田 なにをテーマにした論文ですか？

伊藤 市中肺炎の治療で，セフタロリンというセフェム系の抗菌薬と，同じくセ

フェム系のセフトリアキソンとの治療効果を比べた論文です[1]。

岩田　はい。どうぞ。

伊藤　治療効果を比べて，セフタロリンが市中肺炎の治療薬として使えるかどうかを最終的に結論として述べていて……ええと。

岩田　いいよ。がんばってやってみて。

伊藤　はい。……pneumonia outcomes research teamが1,228人の患者を。

岩田　1,228人の患者。何の患者？

伊藤　市中肺炎で，Risk class scores of Ⅲ or Ⅳって書いてあります。

岩田　リスククラスが3 or 4。何のリスククラス？

伊藤　えっと……。

岩田　これ発表だからさ，聞いている人がわかんないと意味ないでしょ。リスククラス3とか4と言われても。誰かわかる人いる？ 何のリスク？ PSI？ ……オッケー，じゃあ，そこは飛ばしてやってごらん，続けて[2]。

伊藤　はい。患者をランダム化二重盲検で，613人と615人に分けて，半分にはセフタロリンを投与して，半分にはセフトリアキソンを投与して，経過をみるという研究です。それで，効果というよりは，副作用がそれぞれでどれだけ現れたかに重きを置いているのかな～，というもので。

岩田　「かな～っ」て感じですか。

伊藤　ええと……両方，75％以上には副作用も出ずに効果が現れたと書いてあって。それ以外には軽い副作用とか重篤な副作用が現れたということが詳細に書いてあって。こっちが何人でこっちが何人で，というように書い

---

1) Rank DR, Friedland HD, Laudano JB：Integrated safety summary of FOCUS 1 and FOCUS 2 trials：Phase III randomized, double-blind studies evaluating ceftaroline fosamil for the treatment of patients with community-acquired pneumonia. J Antimicrob Chemother 66 Suppl 3：iii53-59, 2011
2) ここではPneumonia Severity Index，PSIのことでした。

てあって。
結論としては，軽い副作用も重篤な副作用も治療の過程で，肺炎が原因で亡くなった患者さんとそうではない患者さんをあわせた数も含めて，ほとんどその副作用の発現や効果に違いが……なかった？

岩田 はあ，私に訊かれても（笑）。

伊藤 ええと，違いがなかったという……。

岩田 肺炎の死亡と副作用とは，直接関係がないじゃん。それはどこに組み込まれているの？ 肺炎によって死んだ人って，副作用とは何の関係もないじゃん。

伊藤 副作用は副作用で，こういう値が出たというのがいっぱい書いてあって，副作用で死亡したっていうのが……それがすみません，ちゃんと分けられてないんですけど。
死亡数というのは，副作用の結果ともともと持っていた疾患，心臓疾患や治療中に亡くなった人数を含めた値が記載されていて，それは両者とも割合にほとんど違いがなく，セフタロリンというのは最近できたセフェム系の新しい薬で，効果や副作用に違いがなかったので，セフトロリンも市中肺炎のひとつの選択薬として使えるというのが結論として書いてありました。

岩田 あなたはその論文を読んでどう思ったの？

伊藤 耐性が出てきたりとか，そういうのでだんだん使える薬がなくなってきたときに，新薬がひとつでも増えていくのは有意義なことなんじゃないかなと。

岩田 なるほどね。でも，それ耐性菌のことは何の話もしてないんだよね？

伊藤 ええと……そうですね。この論文には耐性ができたとか，そういう詳しいデータは書いてなかったんですけど，結論のひとつとして，少し触れてありました。

岩田 でもさ，古い薬と新しい薬でさ，新しい薬の方がだいたい比較的，一般的

にだいたい値段高いんだけど，副作用も同じで治療効果も同じだったら，安い方を使った方がいいんちゃう．わざわざ新しい薬を使うのもどうかと思うんだけど．

伊藤　そう，それはそうですね……．

岩田　それはそうですねえ．うん，わかった．これ以上いじめるのはやめるわ，ありがとう(笑)[3]．
　　　今の発表を聞いて，意味わかったって人どれくらいいる？
　　　……あれ？　意味全然わかんなかったそうだよ．

伊藤　すみません．

岩田　すみませんですねぇ．はい，じゃあ5班．プレッシャーをかけて悪いけど．

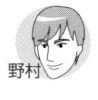

野村　重症市中肺炎の評価法で，エスパーニャ・ルールというのがあるんですが，それを適用して良いものかどうかというのを，その他のさまざまな評価法と比較して検証するという論文です．

岩田　どこから出たいつの論文？

野村　えっと，2011年のThe Japanese Society of Internal Medicine．

岩田　それは雑誌の名前じゃないよ．……雑誌を出している学会の名前だね．雑誌はInternal medicineね[4]．はい，いいよ．

野村　この研究は，倉敷中央病院で行われたもので，505人の患者さんを対象に行われました．そのエスパーニャ・ルールの評価内容として8つの項目がありまして，それぞれの項目で患者さんたちの状態を比較して，当てはまっているかどうかというのを検証していくのですが．
　　　8つの項目について言った方がいいですか．

岩田　わかんない．みんなが聞いて納得いくように説明して．

---

3) 本当はこれは2つのランダム化試験の安全性の部分だけにフォーカスを絞った論文なのですが，学生さんはうまく咀嚼していませんでしたね．
4) Hajime Fukuyama TI : Validation of scoring systems for predicting severe community-acquired pneumonia. Internal medicine 50 : 1917-1922, 2011

野村　それでは結論として……。

岩田　いきなり結論に行くか（笑）。すばらしい。とりあえず，まず結論から。

野村　結論としてエスパーニャ・ルールというのは，実験をしてみたら，非常に感度と陰性的中率が高くて。

岩田　何の感度？　何に対する？　感度が高いっていきなり言われても。何の話をしているの？

野村　重症市中肺炎を予測する。

岩田　重症市中肺炎を予測するのに感度が高かった。どれくらい高かったの？

野村　98.2％。

岩田　98.2％で，陰性的中率は？

野村　99％です。

岩田　陰性的中率99％。陰性的中率ってなにか，みんなに説明してあげて。知らない人の方が多いと思うから。
陰性的中率知ってる人。手上げづらいよね。（手を上げている人たちに）お，そのへんは知ってるんだ，偉いなあ。ということで，みんな知らないそうなので説明してあげて。

野村　偽陰性と陰性を足したその陰性の率。

岩田　はい，今の説明で意味がわかった人。1人……あっ3人ぐらいいる，偉い。まだ少数派だ。今のじゃ納得いかない人の方が多いよ。

野村　えーと，ちょっと待ってください。

岩田　はいどうぞ。少し時間をあげよう。他人に説明するって，すごい勉強になるよね。

野村　検査で陰性を示したものの中で，疾病を有していなかった確率，割合です。

岩田 ▶ なるほど。で？ だから何なの？

野村 ▶ つまりエスパーニャ・ルールというのは。

岩田 ▶ その前にさ。陰性的中率って何なの？ 定義はわかったけど。
……いいや、ほかの人。助けてあげていいよ。がんばりな。

だからなに？ っていうのは大事だよね。
たとえば感度は、その疾患を有している人を分母にして、そのうち検査で陽性になる人の割合っていう定義だけを聞いたとしよう。でも、どうやってその概念を使うのかってところを押さえていないといけないよね。じゃないと、それが一体何の役に立つのわからないじゃん。臨床医学では「役に立つか」というのはすごく大切なポイントなんだ。純粋科学とはそこがちょっと違う。まあ、下世話な科学だよね。
だから陰性的中率も、検査が陰性の人を集めてきて、その中で疾病のない人の割合というのは定義としては正しいんだけど、それが一体何なのよっていうところが大事。どうやって使うの、何の役に立つのってところがわかっていないと。

野村 ▶ そのsevere community-acquired pneumoniaのローリスクの人は、必ずほぼ全例で……。ハイリスクじゃなかったら、絶対そうと当てはまる。

岩田 ▶ 「ハイリスクじゃなかったら、絶対そうと当てはまる」？ いいや、ちょっとこのへんで勘弁しといてあげよう。
じゃあ進めて。エスパーニャ・ルールで？ それでどうなったの？ 感度が98％で、Negative predictive value、陰性的中率が99％以上でしたと。それで？

野村 ▶ 臨床でその患者さんがsevere CAPであるかどうかを迅速に判断するために、スクリーニングとしてエスパーニャ・ルールというのは有用であるという結論が出て、それはほかの、従来使われてきたpneumonia severity index、PSIという評価方法があるんですが、それに比べても、ベターな検査だったので、この検査は有用である。用いてよいということが導き出せました。

岩田　ちなみにpneumonia severity indexの感度とnegative predictive value（NPV）はどれくらいだったの？

野村　Severe CAPに対する感度は96.4％で，NPVは97.7％だったので，PSIもエスパーニャ・ルールの方がより感度と陰性的中率が高かったということです。

岩田　あまり大差ないように感じるけど，そうでもないかな。

野村　この論文ではより有用であると書かれていました。

岩田　エスパーニャ・ルールって訊いておこうか。なに？ 8項目って。

野村　pHが7.3以下。

岩田　何の？

野村　動脈血のpHが，7.3でした。それと拡張期血圧が90 mmHg以下。

岩田　拡張期血圧。下の血圧ね。

野村　はい。それと年齢が80歳以上，PaO_2が54 mmHg以下。

岩田　これも動脈血内ね。

野村　はい。Confusionがあるかどうか。

岩田　Confusionってなに？

野村　錯乱。

岩田　まあ，そうだね。意識がおかしくなること

野村　ブレア（？）が30 mg/dLより多い。

岩田　なにそれ。

野村　ええと……尿素です。

岩田　尿素？　ああ，BUNのこと？ Blood urea nitrogenのこと？　それで？

野村 ▶ 呼吸回数が1分間で30回以上。それと肺の，エックス線の，感受性。

岩田 ▶ どういう意味？ なに？ 肺のエックス線の感受性って。……オッケー，それは飛ばそう，じゃあ次。

野村 ▶ これで8つです。

岩田 ▶ これで8つ。それでこの8つがどうなると陽性なの？ 感度とか陰性的中率というのは，陽性か陰性かっていう二元論でしょ。つまりpositiveかnegativeでしょ。その8つがどうなるとどうなるの？
……っていうこともわからないと，この論文の意味もよくわからないよね（**ポイント ❶**）。

岩田 ▶ 現実に肺炎の患者さんを診ていて，結局その人が重症の市中肺炎をもっているのかを予測するのに，その8つのアイテムを調べて，そのうち何点以上だったらどうだとか，何点以下だったらどうだとか判断するんだと思うけど，じゃあ何点っていう基準がわかってないと意味ないよね。
というか，そもそも重症市中肺炎ってなに？ Severe community-ac-

ポイント ❶

学生さんの読みはかなり「甘かった」ので，ここで復習しておきましょう。この論文によると，Españaルールではmajorcriteriaとminorcriteriaがありました。

Major criteria
・動脈血ガス pH<7.30
・収縮期血圧（<90mmHg）

Minor criteria
・意識障害
・血中 BUN>30mg/dL
・呼吸数>30/min
・レントゲンで複数の，あるいは両側の病変
・PaO_2<54 か $PaO_2/FIO2$<250mmHg
・年齢80歳以上

で，major 1つか，minor 2つかそれ以上満たせば重症市中肺炎と考えますよ，という基準でした。学生は（研修医も，いや……指導医でも……）論文の「結論」しか読まないクセがあるので，ちょっと突っ込まれるとすぐに揺さぶられてしまう……論文の読みが非常に甘いことがわかりましたね。

quired pneumoniaってなに？

野村　Sever CAPの定義は……従来はきちんとした定義がなかったんですけど，この論文ではsever CAPというのを……機械的呼吸管理の必要性と敗血症性ショックと，病院で亡くなることの3つの基準のうち少なくとも1つ当てはまればsever CAPです，と定義しました。

岩田　オッケー。わかりました。それはそういうことだね。

敗血症性ショックね，血圧がボーンと下がっているか，もしくは機械的呼吸，要するに人工呼吸器に繋いでいるか，それから病院の中で死んじゃったか。その3つのうちどれかを満たすものを重症の市中肺炎としましょう，という定義に基づいて，その定義を満たす患者を予測するのにエスパーニャ・ルールを使えるかどうかという研究であって，そして「使える」というのがその論文の結論なんだよね。

しかも，これは倉敷中央病院の，日本で行われた研究だから，日本人の患者にも使えるかもしれないと，そういう話になるということですね。

はい，ご苦労様でした。なにかこの説明で，質問とか意見とかある人いますか。今の発表わかったという人どれくらいいる？ パラパラ出てきているね。わかんないっていう人，どれくらいいる？ わかんないっていう人はいない。……じゃあ，わかんないとわかったの間という人がほとんどですね。だいたいそれくらいでしょうね。

いいでしょう。じゃあ次いきましょう。8班。はい，手挙げて。

早川　私の読んだ論文は，British Medical Journal，BMJという雑誌で2012年のものです。テーマは市中肺炎のコホート研究をしました，という内容です。

目的は，市中肺炎の予後と正確なリスク要因を層別化しようというもので，そのリスクがどんなものであるかということの理解向上のために行われたコホート研究です。

コホート研究は，1991～2007年にかけて，13,784人の患者さんに対して行われたもので。

岩田　どこで？

早川 ▶ 全部で6つあるんですけど，3つがアメリカで1つがカナダ，1つが香港，1つがスペインです。

結局データとして，人種や性別，その人にどのような疾患があったか，血糖値やナトリウムがいくらだったかなどをいろいろ分類していて，それが結果としてダーっと並べられています。

この論文では，市中肺炎にかかった患者さんが，結果としてどのくらいの死亡率だったかを提示していて，その後の研究に役立つであろう，ということが書かれていました[5]。

岩田 ▶ え，ぼくにはまったく意味がわからないんだけど(笑)。

今のでわかったっていう人，どのくらいいる？　えっ，わかった？　今ので？　じゃあ，助けてあげて。結局なにが言いたいのかさっぱりわからなかったんだけど。ちょっとマイク持って発表して。

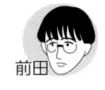

前田 ▶ 結局市中肺炎は……どういう人がかかりやすいかというのを判断するための指標として，たとえばそれは人種かもしれないし，性別かもしれないし，その人の血糖値かもしれないし，血中ナトリウム濃度かもしれない。今のところそれはまだわかってないんですけれど，その高さによって，市中肺炎にかかった人っていうのを並べ分けしたときに，それが「市中肺炎の予後」と書いてあるから，それはたぶん，市中肺炎の重症度や死亡率なんでしょうね。

たとえば血糖値が，ここからここの範囲よりも上の人は有意に高くなっているだとか，そういうのを分析して……。

---

[5] この論文，実はメタ分析です。6つの異なるコホート研究を集めて，CAPの予後予測因子を調べてやろうというものでした。で，集めた重症肺炎（PSI IV/V）の死亡率とか集中治療室入室率を調べています。やっぱここでも学生の読みは甘いですね。

あと，どうもフリーアクセスの論文を調べてきたために，ちょっと読みづらい（弱い）論文になってしまいました。台風が来なければ，もっとメジャーなジャーナルにもアクセスできていたのにねえ。British Medical Journalは立派なメジャージャーナルですが，これはOpen アクセスの少し「落ちる」ジャーナルです。

Myint PK, Kwok CS, Majumdar SR et al : The International Community-Acquired Pneumonia (CAP) Collaboration Cohort (ICCC) study : rationale, design and description of study cohorts and patients. BMJ Open [Internet]. [cited 2012 Sep 14] 2(3) : 2012. Available from : http://www.ncbi.nlm.nih.gov/pubmed/22614174

岩田 ▶ どうやって分析するの，それ？ コホートで17,000人の患者を集めてきて，どうやったらそういうことがわかるの？ 分析して，というのはわかるけど，なにをどう分析してるの？

早川 ▶ ええと……その。

岩田 ▶ うん，いいよ。がんばって。みんなで協力して。

早川 ▶ たとえば，このコホート研究では……。

岩田 ▶ あ，それじゃあちょっと質問したいんだけどさ。コホート研究ってなに？

早川 ▶ コホート研究，これは前向きですけれども，市中肺炎にかかった患者さんに対して，その後どういう経過をたどっていくかを追っていった研究です。

岩田 ▶ なるほど。まあ，大体いいや。それで追っていったときに，なにをみたいの？
さっきは死亡率だとか重症だとかっていうコメントが出ていたけど，結局この研究はどこをみているの？

早川 ▶ うーん……たぶん一番大きいのは，PSI，Pneumonia severity index，というものがあるらしくて。ほかにもいろいろな重症度を分類する仕方はあって，それらが同じなのかをみたかったみたいで。

岩田 ▶ なにが同じなの？

早川 ▶ リスクの分け方が，結果として同じような予後をもたらすか。

岩田 ▶ 予後ってなに？

早川 ▶ 死亡率です。

岩田 ▶ 死亡率なの。どこの死亡率？
たとえばさっきの研究では，「病院内の」死亡率が重症市中肺炎の定義として出ていたよね。「死亡率」と言ったってさ，たとえば50年後にはみんな死んでるわけだしさ，たいてい。一体何の死亡率なの？

早川　30日以内に亡くなる患者さんの予後。

岩田　オッケーです。はい，ここでやっとわかった！
　　　だから，発症してから30日，Thirty-day mortalityを見た上でPSIとか。

早川　ほかには……CURBとか。

岩田　CURB-65とか。そういった既知の，すでに知られている重症度のインデックスが本当にどれくらい役に立つかというのを，基盤として30日の死亡率を対象にやりました，と。コホート研究でやりましたよ，ということだよね。やっとわかった。
　　　あとはそれでどうなったの？

早川　結果としては，ほとんど全てPSIと同じような結果になった，というふうに書かれています。

岩田　意味わかんない。

早川　うーん。PSIとCURBと……。

岩田　なにが同じだったの？

早川　区別が，その2つの。

岩田　区別というのは，なにを区別しているの？　……オッケー，じゃあここでストップかけておこうか。

　　　はい，いいですよ。12班，手挙げて……はい，じゃあどうぞ，きみ。お願いします。12班はJAMAのRational Clinical Examinationを読んできてもらったんだよね。各所見で，どのくらい市中肺炎を診断できるか。

渡辺　じゃまず，「この患者は市中肺炎であるかどうか」という論文です[6]。これは，患者が市中肺炎であるかどうかを判断するのに，病歴やその他の肺炎の兆候がどのくらい有効であるかについて調べた論文です。

---

6) Metlay JP, Kapoor WN, Fine MJ：Does this patient have community-acquired pneumonia? Diagnosing pneumonia by history and physical examination. JAMA 278：1440-1445, 1997

この論文はメタアナリシスで，十分なエビデンスがあると考えられる4つの論文。1つはDiehrらによる1984年の論文とGennisらによる1989年の論文，それからSingalらによる1989年の論文と，あとHackerlingらによる1990年の論文の4つを挙げています。

それぞれ論文で挙げられている呼吸器系の症状としては，咳嗽，呼吸困難と喀痰の産生。呼吸器系ではない症状として発熱，悪寒，筋痛，咽頭痛，鼻漏。それから病歴，既往歴。たとえば喘息，免疫抑制，認知症などがあるんですが，これらはどれも単体では，市中肺炎である可能性を決定づけることはできないと。

それぞれの所見が，市中肺炎である可能性を高めるかどうかということは，尤度比を用いて計算しています。

岩田 尤度比ってなに？

渡辺 尤度比には陽性尤度比と陰性尤度比があって。

岩田 はいはい。陽性尤度比と陰性尤度比があるよね。positive likelihood ratioとnegative likelihood ratioというよね。

渡辺 陽性尤度比が高ければ高いほど，その検査を行った前と後でその病気である確率が高く上がる。つまり陽性尤度比が高いほど，その診断方法が肺炎の可能性を高めるのに有用である。

岩田 はい。今の説明でわかった人。おっ！ 大体10人以上挙がったね。15人ぐらいかな。わりとがんばっているけど，マジョリティの人はよくわかってないよ。もうひとつ。間違ったことは言ってないよ。ただわかりづらいよね。わかりやすく説明できるともっといいね。

渡辺 つまり，陽性尤度比が高ければ高いほど良い診断方法である。

岩田 それ，わかりやすすぎや！(笑)

(一同笑い)

岩田 こうやってみんなの前で他人に説明すると，いかに上手に説明するのが難しいかってことがわかるよね。定義をそのまんま言えば正確な説明にはな

るよ。だけど，意味わかんないよね。もうぶっちゃけ，良いとか悪いとかって価値判断になっちゃうのね。それは伝わるんだけど，正確には何の話をしているのかさっぱりわからない。雰囲気だけ伝えているってことになる。雰囲気を伝えているというのは説明にならないよ。それは意思表示に過ぎないからさ。

だからそこをいかに，たとえば中学生ぐらいのね，医学のバックグラウンドがまったくない人に説明しても，それなりに伝わる。それが理解できるということだよね。
良いとか悪いとかは理解にはならないから。印象しか伝わってないからさ。だから陽性尤度比の説明にはなっていないでしょう。陰性尤度比の説明にもなってないよね。こういうところって大事なんですよ。

それで，今のRational Clinical Examinationのメタ分析というのは，はっきり言って，Likelihood ratio，尤度比の説明が肝みたいなところがあって，そこを通り抜けないと実はこの論文は，まったく理解できないことになっちゃうわけですよ。
……誰か尤度比を説明できる人いる？
うん。じゃあさ，後でもうちょっと説明してもらうけど，まずちょっと尤度比の話しようね。

尤度比とアナログな医学の世界，そして重症度

尤度比はね，確かに難しいんですよ。感度と特異度はわかるよね？ 感度と特異度を組み合わせたのが尤度比なんだよね。
尤度比とはなにかというと，ある検査をしたときに，その検査によってその病気がどれぐらい「ある」とか，どれぐらい「ない」とかいうことを決めてくれるのが尤度比なんですよ。
尤度比ってね……『尤』ってこういう字。キュッと曲がってる漢字。これ，犬じゃないんだけどさ。これ「ゆうどひ」って読むの。はっきり言って「尤度」ってね，これ訳した人がものすごい困った人だよ。これ，意味わかんないでしょう。この『尤』なんて漢字，生まれてこのかた使ったこ

とある？　ぼくは尤度比って言葉以外に一切使ったことないよ。これは，翻訳した人が良くなかったんやと思う。

英語でいうとね，『Likelihood』なんですよ。つまり，『らしさ』ですよ。「それっぽい」ってことですよ。尤度比とは，要するにどれくらいそれっぽいか，たとえば肺炎ならどれくらい肺炎っぽいか。どれくらい肺炎っぽくないか。それが尤度比です。

そう言えばいいのにさ，何とかっぽいとか何とかっぽくないって言ったら，学会でバカにされると思ったのかどうか知らないけど，「尤度比」みたいな訳わかんない言葉を作ったんだよね。誰がこの言葉を発明したのか，ぼく知らないんだけどさ。気に入らないよね，こういう衒学的な訳語。

診断というのは難しいんですよ，月曜日（第1日目）もお話したように。というのもぼくらは肺炎という現象そのもの，「物そのもの」をつかまえることはできなくて，肺炎が示しているいろいろな兆候を観察することしかできないから。

だから，たとえば熱や咳，レントゲンの影，そういう肺炎を示す兆候はみることはできるけど，肺炎そのものをつかまえることはできない。

たとえその患者さんが死んで病理解剖しても，それは，いわばスルメであってイカ「そのもの」ではない。すなわち肺炎という現象そのものではなくて，肺炎のなれの果てをホルマリンに漬けて観察することしかできない。ましてや，生きている患者さんでは，なおさらわからない。だから「肺炎である」という100％の断言，「肺炎ではない」という100％の否定というのは，実は極めつけに難しい。これは胃癌であってもアルツハイマー病であってもうつ病であっても，そうです。

実は診断というものは言うほど簡単ではなくて，だいたい「99％肺炎といってもいいでしょう」とか，「まあほぼ肺炎じゃないけど，3％ぐらいその懸念は否定できない」とか，そういう感じになってきます。0か1かのデジタルな世界ではなく，0～100までのグラデーション，実にアナログな世界観なんですね。

一般医学の世界では，たとえば9割，肺炎だったら，もうこれは肺炎の治

療として抗生物質を使う。肺炎の可能性が1割ぐらいしかないと思うから，とりあえずちょっと様子見とこうかとかそういう判断になるわけです。

肺炎がある，ないといった1，0，つまりコンピューターのようなデジタル，いわゆる二元論的な考え方は臨床現場ではあまり通用しないんですね。それが現実です。

肺炎がある場合，それは重症の肺炎なのか中等症の肺炎なのか軽症の肺炎なのか。こうした重症度によっても違いがあります。だから，「重症度」というカテゴリーの分類が出てくるんです。

なぜ重症度が大事か。重症度によって肺炎の治療の仕方が全然違うからです。たとえばさっき出てきたCURB-65というのは……何だか覚えてる？……それを訊くのは酷だって顔しているからやめておこうか。PSIにしても，エスパーニャ・ルールにしてもCURB-65にしても，あるいはA-DROP[7]やほかの指標にしても，いろいろな肺炎の重症indexがあります。

たとえばCURB-65というのは，Cはさっき言ったconfusion，意識状態です。エスパーニャ・ルールと同じことをみている。Uは血中のurea，つまりBUN，血中urea nitrogen。Rはrespiratory rate，呼吸数。だからこれもエスパーニャと同じ。Bっていうのはblood pressure，血圧。そして65歳以上というのが，CURB-65の重症インデックスです。

つまり臨床現場では，患者さんの意識がおかしくなっていないかなとか，血液の中のBUNは正常かな，それとも高くなっているかな，と。高いと異常なんだけどね。呼吸はヒイヒイいっているか，それとも普通に呼吸しているか。血圧は高いか，低いか。そして65歳以上のおじいちゃん，おばあちゃんなのか，それとも若者なのか，というのをチェックしていくわけです。

で，これが役に立つかというと，結構立つ。意識状態がおかしくて，血中のBUN濃度が高くて，呼吸が速くて，血圧が低い。つまり敗血症性ショックに近い状態になっていて，なおかつ65歳以上の高齢者の場合，その市中肺炎の死亡率は，50％以上。

そして逆に，意識は清明，はっきりしていて，血中のBUNは正常で，呼

---

7) A-DROPは日本呼吸器学会が定めた市中肺炎重症度分類。

吸数も正常で，血圧も正常で，65歳未満の若者であるという人の肺炎の場合は，死亡数は1％未満です。つまり，ほとんど死なない[8]。

アクションはどうするのかというと，CURB-65で全部満たしている人（5点）は，もう半分以上死ぬわけだから，普通は集中治療室に行きます。ICUに入室して，血圧を高める薬を使ったり，人工呼吸器に繋いだりして，集学的にものすごくバリバリ治療するわけです。
ところがCURB-65をすべて満たさない，意識もいい，血圧もいい，呼吸もいい，年齢も若いみたいな人はほとんど死なないわけだから，「抗生剤飲んでおいてね」って外来で診て，「また来週来てください」ということができるんです。

現実的にやることが全然違ってくるんです。で，もちろん医療現場では「現実的にどうするか」がすごく大事なんですよ。
CURB-65，簡単でしょ。こんなの今日でも覚えられる。覚えて帰って。CURB-65。PSIはね，たくさんあって覚えにくいです。20項目以上あるからさ。エスパーニャ・ルールも覚えなくていいと思うよ。カーブ65。リーブ21じゃないよ（笑）。

さて，尤度比の話に戻るよ。尤度比には，まず検査前確率，Pretest probabilityというのがあるんですね。つまり，最初に患者さんをみたときに，この人は肺炎の可能性が30％ぐらいだろうとか50％ぐらいだろう，それとも80％ぐらいだろうとか。そんなふうにまず考えます。
そして，それに尤度比を掛けてやるわけです。「掛けてやる」というのは，本当はただのかけ算じゃないんだよね。あとで教科書を見てほしいんだけど。オッズに直してからかけ算するので，本当はこの操作，ちょっと難しい。
そのときに尤度比がめっちゃ高い場合，典型的には10とかそれ以上の場合は，この30％や50％や80％と思われているこの人の肺炎の確率は，もっと高くなります。だからより「肺炎らしさ」が高まっていく。もしこ

---

8) Lim W, van der Eerden MM, Laing R et al : Defining community acquired pneumonia severity on presentation to hospital : an international derivation and validation study. Thorax 58(5) : 377-382, 2003

の尤度比がどんどん低くなったら，たとえば0.1や0.01とめっちゃ低くなった場合は，この可能性はどーっと低まっていきます。

分水嶺は1です。尤度比が1というのが完全にニュートラルな状態。尤度比が1の検査の場合は，検査前確率と変わりません。つまり，検査後確率は検査前確率と同値，同じ値になります。つまり，尤度比1の検査ということは，要するにやっても無駄ということなんです。

さて，検査前確率が1％，つまり「この人には肺炎ないよなあ」という人に，たとえば陽性尤度比が10の検査をしましょうと。それで，検査が陽性になった場合も，あまり意味がありません。

計算がややこしいのでぼくはいつもiPhoneにやらせているんだけど……たとえば肺炎の確率が1％くらいしかないだろう。それからlikelihood ratioが10，つまり陽性だったら，その1がもっと上がるという検査をしたとしましょう。そうすると，Posttest probability，検査後確率は何％ぐらいになると思う？

……勘でいいんだけど。0から100ぐらいまでの間で。3。5ぐらい？10。13。オークションみたい（笑）。だんだん競り上ってきたね。

正解は9.2％。

ということは，もしこの検査が陽性であっても，肺炎の可能性はほとんどない。90％以上はこの人は肺炎がないということになるでしょ。ということは検査前確率が1％の人に，たとえ陽性尤度比が10の検査であっても，やる意味がないということなんです。だって，それが陰性だったらやっぱり肺炎じゃないだろうし，もしそれが陽性であっても，9割以上の人は肺炎じゃない。こんなふうに尤度比は使います（**ポイント❷**）。

ただ，オッズにしてえ，とかめんどくさいこと付き合ってられないよね。それで，教科書に早見のノモグラムが書いてあり，これを使って検査後確率を求めることができる。最近はもっと便利になって，スマートフォンのアプリで簡単に計算できる。

ぼくはiPhoneのapp，MedCalcを昔から使っています[9]。自分の計算能

---

9) MedCalc（medical calculator）（https://itunes.apple.com/jp/app/medcalc-medical-calculator/id299470331?mt=8）

> **ポイント ❷**
>
> 陽性尤度比（positive likelihood ratio；PLR）は
>
> 　　感度/1－特異度
>
> 陰性尤度比（negative likelihood ratio；NLR）は
>
> 　　1－感度/特異度
>
> で計算する．たとえば，感度90％，特異度90％の検査であれば，その尤度比は
>
> 　　PLR＝0.9/1－0.9＝9
> 　　NLR＝1－0.9/0.9＝0.11
>
> となる．
> 例えば，ある病気があると思う確率（検査前確率）が6割ぐらい（60％）と主治医が見積もったときには，その60％をオッズに変える．オッズは
>
> 確率＝オッズ/1＋オッズ
>
> で計算するので，オッズ＝確率/1－確率．すなわち，この場合のオッズは
>
> 　　0.6/1－0.6＝1.5
>
> 検査前のオッズにPLRをかけると，1.5×9＝13.5．これが検査後オッズ．
> 検査後確率は
>
> 　　13.5/1＋13.5＝0.93
>
> つまり感度90％，特異度90％の検査で，検査前確率が60％の場合，陽性時の検査後確率は93％となる．検査やって良かったね，である．
> ちなみに陰性の時は，検査後確率は14.2％になるから，これも検査によって病気を否定するのに有用といえる．便利だね，尤度比．

　力は落ちていきますが（まあ，どのみち年齢とともに落ちていくのですが），簡単に検査後確率を求めることができます．
　逆にこの人は肺炎の可能性（検査前確率）が95％だとしましょうか．で，たとえば陰性尤度比が0.8としましょう．まあ，1にかなり近い．そうすると，この検査が陰性だった場合の検査後確率は93.8％になります．つまり，**この人は95％肺炎だという確信のある人にある検査をして，それが陰性であっても，やっぱり肺炎なんです．**
　だから，めっちゃこの人は肺炎じゃないと思っている人や，めっちゃこの人は肺炎に決まっていると思っている人に対して，検査をして，それが陽性であっても陰性であってもあんまり意味がないということなんです．つ

まり判断としてはやっぱり肺炎か，やっぱり肺炎じゃないかのどっちかということなんです。

ここまでの説明，全然理解できないっていう人いる？ もう1回説明してもいいんだけど．わかるよね．

ということは，一昨日言ったように検査には問題点があって，それはお金がかかるということや，患者さんが痛かったり苦しんだり合併症のリスクがあったり，あるいは手間暇がかかったり，待ち時間があったり．そういった問題点があるんだけど，もし検査をしてもしなくても，その人が肺炎だという判断，あるいは肺炎じゃないという判断が変わらないということは，その検査は意味がない，むしろ患者にとって有害である，ということになります．

で，尤度比は1からどんどんせり上がっていくと，陽性の意味が高まっていく．だいたい10以上だと良いと思います．陰性の場合は0.1より下だと，かなり良いといわれています．もちろんこれは絶対的な基準じゃないけどね．

また，この検査が意味を持つのは，だいたい検査前確率が50％みたいな，モヤモヤしてはっきりしないときです．こういうときは，わりと役に立ちます．たとえば，検査前確率が50％，「肺炎か肺炎じゃないかは5分5分って感じかな～」みたいな人がいて，そのときにたとえば陽性尤度比が10という検査をして，検査が陽性になると，この人の肺炎の確率，つまり検査後確率は90.9％になる．5分5分だった人が90％以上になるんですね．逆に，「この人5分5分やな～」という人に，陰性尤度比0.1の検査をすると，検査後確率は9.1％です．つまり50％が10％以下に下がる．だから検査というのは，その人が病気かどうか，よくわからない人（検査前確率が50％の周辺の人）にやるんですね．この人はもうこの病気に間違いないとか，この人はこの病気じゃないと思っている人に検査をしても，あまり判断の役には立たないということです．

そこでよくある間違いは，その病気はないと思っているにもかかわらず，念のためとか，万が一にもとかね．「その可能性は否定できない」といって検査してしまうこと．

「その可能性は否定できない」というのは，臨床業界ではタブーだと繰り返し説明するのは，そのためだ。

ということで，「とりあえず」検査して問題になることは多い。典型的なのはHIVですね。

HIV検査のピットフォール

岩田：HIV検査はよく手術の前に，術前検査として行われています。なぜかというと，外科の先生が手術するときに，「もし針刺ししたら困るし，とりあえずこの人HIVかどうか確認しとこう」みたいな感じで検査するんですね。

今のHIV検査は，感度が99.9％，特異度99.9％といわれています。極めつけにいい検査ですよ。

しかし，術前にたとえば90歳のおばあちゃんにも，2歳の男の子にも，そういう人全員に「とりあえずHIVがないか確認しとこう」と。「可能性は否定できない」といってバーッと検査すると，かなり困ったことが起きます。

ではなぜ困ったことが起きるのか。みなさんに考えてもらいます。今からグループで考えてみてください。

もう1回言いますよ？ 手術の前に，のべつまくなしにHIV検査をすると，感度99.9％，特異度99.9％……ここでは，わかりやすく両方99％にしとこうか。感度，特異度が99％という良い検査であっても，困ったことがたくさん起きます。

それは一体どうしてでしょう。はい，話し合ってみてください。

話し合い

岩田：はい，じゃあ3班の人。3班手挙げて。いいよ，じゃあコメントを訊こうか。

佐々木 2歳の幼い子どもだったら、HIVなんて持っていないから、検査前確率がきっとすごく低くて、それなのに検査をやってもあんまり意味がないから。

岩田 うん。ありがとう。じゃあ後ろの人。意見訊こうか。

吉川 2歳の子どもやおばあちゃんで陽性が出た場合に、HIVの治療をどうするのかという問題になるんじゃないか、という話題が出ました。

岩田 どうなるの？

吉川 HIVは生涯的に治療するもので、ちょっとキツい治療が多かったと思うので、小さい子やおばあちゃんにそういうキツい治療をしたりするのはどうなんだろうと。

岩田 でも、HIVが見つかっても治療しないというオプションもあるからね。別にウイルスが見つかったからって絶対100％治療しなきゃいけないとは限らないよ。それはそれ、これはこれになっちゃう。じゃあ、検査してもいいと思う？
うん。じゃあ、もう1人後ろ。どうぞ。

川合 もともと有病率が低い病気で検査を行ってしまうと、偽陽性が高くなるので、日常生活に支障が出るんじゃないかというのが1点。
それから……これは根拠があるわけじゃないんですけれど。年齢について、小児であったり高齢者であったりを対象としている研究がそもそも行われているのかという部分をちょっと疑問視していて。もともと出ている数値自体が……。

岩田 ああなるほどね、その感度99％に対して。

川合 はい、その99％という数値は、若老年者に対して使えるかがわからないということです。

岩田 うん。それは結構大事なことなんだよな。ありがとう。
結論から言うと、こういう人達には検査はやらない方がいいんですね。要するに、何でもかんでもとりあえず一般的に検査をするということは、有病率、つまり一般的な人口、ポピュレーションで病気を持っている確率そ

のものが検査前確率になりますね。病気の疑いの度合いが混ざるというものじゃないわけです。

実は，HIVの陽性率は日本でどのくらいかという正確なところはよくわかっていません。献血のデータをみると，おそらく人口10万あたりで0.1％というsuggestionはあるけど正確にはわかんない。

ここではちょっと過大に見積もって，日本ではHIVが結構，意外に多いということで，人口10万当たり1人は陽性，これが一般的なポピュレーションだとしようか。そうすると，たとえば10万人集めてきて，HIV陽性の人は1人いるわけですね。

ところが，感度99％，特異度99％で計算して（ここでは話を簡単にするために，そういう数字で計算しましょう），検査を10万人に対して行うと，1人のHIV陽性の人を見つけるのに，なんと1,000人も，HIVを持っていないにもかかわらず，検査が陽性になってしまう人が出てくる。つまりほとんどの陽性者はガセネタだということになってしまう（**ポイント ❸**）。それでこのガセネタなんだけど「あっ，間違ってました。ごめんなさい」と言えばそれで話が済むわけではない。「あなたHIV持っているかもしれませんよ」って言われてどう思う？「HIV検査したら陽性だったんですけど」って。「あ，そうですかエヘへっ」て感じですか？

そんな訳はない。これはかなりショックなんですよね。患者さんにとっては相当な精神的苦痛ですよ。

ぼくらは外科の先生からよく「HIV陽性になったからみてください」って相談受けるけど，このELISA（酵素抗体法）の偽陽性のことが結構多

ポイント ❸

	HIV 感染のある人	HIV 感染のない人	
HIV 検査陽性	0.99≒1	1000	1001
HIV 検査陰性	0	98999	98999
	1	99999	

10万人のなかで1人HIV感染者がいるポピュレーションで感度，特異度が99％のHIV検査を行うと，ほとんどのHIV検査陽性者で，実は感染はないことがわかる！

いんだ。

で，本来感染がない人なのに，患者さんの中には半狂乱になるわ，泣くわ，半年間は食事が通らないわで，もういろいろな人がいる。「それは間違いなんですよ」と説明しても納得いかない人とかね。もう，これは後始末がものすごい大変です。

ということで，疑っていないものに対してとりあえず検査をすると，たとえ感度が99％，特異度99％といわれる非常に鋭敏な，良い検査とされているものですら，ガセネタの方が圧倒的に多い。そしてそのガセネタというのは，決してニュートラルなものではなくて，患者さんに対して，ものすごい苦痛を与えてしまうということを知っておく必要がありますね。

したがって，ぼくらがよく感度だとか特異度だとか陽性的中率だとか陰性的中率だとかというけど，あれは別に頭の中の観念の数字ではなくて，非常にリアルな臨床医学において密接にかかわっている，ぼくらが検査をするのか，しないのかという決断を下すうえで重要な概念なんですね。

だから『お勉強』として覚えてほしくないし，ましてや国家試験の前の日に，「えーと，感度っていうのは，分母が病気を持っている人で……」みたいな計算式だけ暗記しても何の意味もない。「だから何なの」＝bottom-lineの理解が大事になってくるわけです。

感度・特異度の数値も暗記しない方がいいですよ。暗記してもどうせ忘れるし，間違えるし。暗記するぐらいなら，むしろその概念，持っている意味というのをしっかり理解するのが大学生の勉強の仕方だと思います。ここまでのところで意見とか質問のある人っていますか。

診断アルゴリズムとゲシュタルト

岩田：オッケー。じゃあお待たせしました。さっきの市中肺炎の尤度比の研究について，それで結局何やねん，っていうの教えて。

渡辺：もう結論に入っていいんですか。

岩田：いいよ。

渡辺 さっきは病歴やそれぞれの所見が，肺炎の診断に役に立つかというのを話しました。そのあと身体診察所見のそれぞれも診断の役に立つかどうかというのも調べていますが，結局のところ，どれも単体では役に立たないと。

岩田 なにをもって役に立たないといえるの？

渡辺 陽性尤度比と陰性尤度比をそれぞれ挙げてあるんですが，陽性尤度比が一番高いものが非対称性呼吸で，非対称性呼吸というのは視診上で，胸郭が非対称に拡張する兆候のことです。
これがあったらほぼ間違いなく，陽性尤度比が無限大になっているので，間違いなく肺炎だといえるんですけれど。この非対称性呼吸は肺炎の4％にしかみられないので，それも結局は使えない。

岩田 使えないかどうかはわからないよ。だって患者さんにそれがみられたら，肺炎だっていえるし。

渡辺 そうなんですけれど，肺炎患者の4％にしかないので……。

岩田 そうだね。だから，ないからといって肺炎は否定できないということだね。

渡辺 はい。ですので，さっき挙げたそれぞれの4つの論文では，それぞれ肺炎を予測するためのアルゴリズムを作っていて。それぞれに複雑な計算式があるんですけれど，それらを全部用いても，医者がそれぞれの独自の判断で「この人は肺炎ではない」と判断する陰性尤度比よりも劣っていると。つまり，**医者が肺炎じゃないといったとき，この4つのアルゴリズムよりもより正確に，本当に肺炎じゃない**ということです。

岩田 そうなんだよねぇ～。

渡辺 で，ところが逆に，医者がそれぞれ独自の判断で，「この人は肺炎だからX線を撮るべきだ」といったときには，それぞれのアルゴリズムで計算したときよりも余分にX線を撮っているということになっていると。

岩田 うんうん。なるほど。

渡辺 だから，アルゴリズムで計算した方が，不要なX線を撮る回数は減るんですけれど，その分だけ見逃しが増えてしまうので，X線のコストがそれほ

ど高くないことを考えれば，X線を多めに撮るのも悪いことではないと。ですので結局は，X線を撮って肺炎かどうかを確定させるかは，患者全体の症状がどれほど悪いかということや，患者さんがX線を撮ってほしいと言うか言わないかとか，そういう個々の状況に合わせて判断するしかない。……というのが結論でした。

岩田 うーん，まあそうかもしれない。それはデータが示すものではなくて，むしろちょっとした解釈だよね。うん，わかった。ありがとう。わりといい感じで説明しているよ。
だいたいどの所見の陽性尤度比も陰性尤度比も，1.7とか0.8とかぱっとしない数字ばっかりだったでしょう。だから，ひとつひとつの所見，Crackleがあるとか，ないとかは，実はあんまり役に立たないということがわかりますね。

「部分の集合は全体像を示さない」，とよくいわれます。
レンガが1個ありました。隣にもう1個レンガがありました。隣にもう1つレンガがありました。さらにもう1つレンガがありました。その上にもレンガがあります。私は一体何の話をしているでしょう。
……ほらね，だから部分の積み重ねって，実は全体像を教えてくれないことが多いんですよ。そうじゃなくて，いきなり「東京駅があります」ってひとことで言ったら，だいたい何の話をしているかわかるでしょう。
このようにね，部分の情報をたくさん積み上げても全体像が見えない，かえってよくわかんないことがありますよね。特に病気とかね。

たとえば肺炎みたいな病気は，ぼくらはもうみれば「ああこれは肺炎やな」ということが雰囲気でつかめている。それは聴診上の所見をスコアリングして，次に顔色をスコアリングして，血圧をスコアリングする，という「部分の積み上げ」よりも正確な診断となることがよくありますねえ。
イケメンとか美人もそうじゃん。この人はイケメンとかそうでもないとか，この人美人だとかそうじゃないとか，「部分の集合」じゃないでしょう。眼球の直径が何cmから何cm以内とか（笑）。鼻の高さがどれぐらいで……と積み上げていけば，美人になると思う？ 結構，福笑いみたいな変な顔になっちゃうような気がするよね。

でもパッとみて，この人は美人だ！ とか，そうでもないとかってわかるよね。まあ主観かもしれないけど，それは。
そういうように，全体像からみる。これを「ゲシュタルト」ってぼくは呼んでいます。そのように部分を積み上げていかずに，ゲシュタルトで診る。これも臨床診断上大事です。

なぜ，論文を読むのか？

岩田：さて，これまでみなさんの発表を聞いていてわかった。みなさんやっぱり，論文読み慣れてないですね（笑）。というか，読んだことないって人がほとんどですね，たぶん。
というわけで，今週はもう1回論文を読むエクササイズをします。そのときにもうちょっとマシになっているといいですね。

まず，なぜ論文を読むのかというと，論文を読むトレーニングというのは，科学的にものを考えるトレーニングとほぼ同義だからです。で，科学的にものを考えるとか，科学的に議論するということはどういうことかというと，まず「なにについて何の話をしているのか」というのを明確にすることです。この「何の話をしているんだ」ということを明確にしないと，ふつうの床屋談義になったり，あるいは居酒屋のサラリーマンの愚痴みたいになっちゃうわけですよ。誰が聞いても誤解の余地がないくらい明確にするということが大事です。

たとえば「肺炎の治療がいいかどうか」の「いい」みたいのはあまりにも漠然としている。その肺炎というのは，なにをもって定義した肺炎なのか，その治療が良いというのは，なにをもって「いい治療」としているのか，もっと明白にする必要があります。
治療の成功ってどうやって測るのだろう。患者さんが気持ちいいって思ったかどうか？ とかでいいのだろうか。あるいは死亡率でみるのだろうか。死亡率といっても，1週間後の死亡率なのか，3週間後の死亡率なのか，1カ月後の死亡率なのか，60日後の死亡率なのか。あるいは10年後の死亡率なのか。ということも大事なわけです。

1週間後の死亡率が改善していても，1カ月後の死亡率が変わらなければ，あまり意味は大きくないかもしれない（ま，「意味の大きさ」は主観なので，人それぞれでしょうが）。

たとえばね，ある治療薬で，敗血症性ショックに使うというものがあって，「28日後の死亡率はこの薬を使うと，有意に良かったで～す」みたいな学会発表した人がいるんですよ。それで「60日後はどうでしたか」って訊いたら「それは同じでした」みたいな（笑）[10]。そうするとこの治療法ってあんまり意味がないわけですね。

最初にふっとよくなるんだけど，それから2カ月経つとだいたい同じになる，というその場しのぎになっちゃうんですね。このように，「死亡率」とひとことで言っても，「どの」死亡率，「いつの」死亡率の話をしているのかというところを明確にしないと，わからない。さっきのみなさんの発表を聞いた中でも，そのへんが実にあいまいで，「何の話をしているのか」よくわからない，という発表が多かった。

どの人が聞いてもある程度科学的な訓練をしていれば，同じように解釈できるはず。そのためには，「言葉の意味」をより明確にすることが大事になります。

たとえばさっき治療についての論文を出しましたよね？ セフタロリンとセフトリアキソンを比較した市中肺炎の試験。この場合に，まず何年の研究かということがすごく大事ですよね。たとえば「1647年の研究です」とかさ，江戸時代のデータを出されても，多分現在には通用しないですよね。今医学の進歩は激しいので，1985年というスタディも，もしかしたら古すぎて使えないかもしれないですね。

---

[10] 敗血症性ショックにエンドトキシン吸着療法を用いると，28日後の死亡率が有意に下がったという論文。
- Cruz DN, Antonelli M, Fumagalli R et al：Early use of polymyxin B hemoperfusion in abdominal septic shock：the EUPHAS randomized controlled trial. JAMA 301(23)：2445-2452, 2009

で，長期的にはどうやねん，というツッコミのレター。
- Vincent J-L：Polymyxin B hemoperfusion and mortality in abdominal septic shock. JAMA 302(18)：1968；author reply 1969-1970, 2009

それから，誰がやったスタディで，どこでやったスタディなのかも大事ですね。倉敷でやったスタディなのか，モザンビークでやったスタディなのか。「モザンビークでやったスタディって，そもそも病院の規模も形も違うし，そんなの役に立つの？」みたいな話が出てくるじゃないですか。
というか「患者さん全員非日本人だし，そのデータってホントに黄色人種の我々にも使えるの？」みたいな意見も出てくるかもしれないしね。だからね，こういうところは明確にしないといけない。いったい，どこで誰が誰に対して行ったのか。
肺炎といってもたとえば，子どもの肺炎なのか，高齢者の肺炎なのか，成人の肺炎なのか，AIDS患者の肺炎なのか。その他の基礎疾患のない人の肺炎なのか，それとも基礎疾患のある人の肺炎なのか。誰の肺炎なのかを明確にしないといけないですよね。

論文というものは，誰が読んでもわかるように，クリアに書いておかないといけないわけだし，読み手もそれをしっかり読み取らないといけないわけです。したがって，「どこの雑誌に掲載された何年の論文かわかりません」というのは話にならない。そういうことを明快にするのが論文を読むということです。
ただ翻訳したり，辞書を引いて，あるいはもっとひどいのはGoogleの何とかにひっかけてザーッと意味のわからない日本語に直して，それをすらっと読んでくるだけみたいのは，問題外ということです。それは論文を読んだということにならない。

そして論文は小説や詩と違って，多義性はありません。つまり，すべての人が読んだら，だいたい同じように解釈できるようにできています。
村上春樹の小説は読んだ人によって解釈が全然違ってくると思うんだけど，またそれを許している分野なんだけど，科学論文はそうではなくて100人が読んだら100人が（ある程度）同じように解釈できるものではないといけない。

ま，もっとも現実世界ではそうではなくて，最終的には個人の主観が入っちゃうので，あくまで理想論なんだけどね。それに，論文の解釈はだいたいみんな同じであるべきですが，その論文の内容を「よし」とするか「よ

くない」と考えるかは，これは主観のなせる業で，最終的にはかなり個人差は出てしまいます。

論文の構成

では，論文の購読。もう1回やってもらうからよく説明を聞いておいてね。まず，科学論文（ここでは臨床医学）の構成は，Abstractsという要約があって，次にintroduction，次にmethods，それからresult，それからdiscussionと，この4つでできていることがほとんどです。

で，このintroductionはbackgroundsとか別の名前で書いてあることもあると思うけど，基本的にはこの4つです。あと最後にconclusionがあるものもあるな。Conclusion，結論ね。これがついていることもあります。Conclusionがdiscussionの中に入っちゃっていることもありますが，構造的にはだいたいこんな感じで，そんなに例外はないです。

それで，みなさんにまず注意して読んでほしいのは，このintroduction。ここをまず注意して読んでほしいと思います。学生のときはintroductionを中心に読んでください。

どうしてかというとみなさんはまだ病気がもっている背景や，そもそもなんでこんな研究をするんだという，バックグラウンドを理解していないからです。業界の人はそのへんをよくわかっているわけだけど，なぜそこを研究するのかという研究の動機づけが必要になるわけですね。だからそこを理解するためにintroductionを丁寧に読む必要があります。逆にいうと，ぼくらプロはそのへんの「事情」はよくわかっているので，ここを飛ばして読むことも多いです。

たとえばセフタロリンという，第5世代のセファロスポリンが開発された。既存のセフトリアキソンという抗生物質がよく市中肺炎には使われるんだけど，セフタロリンももしかしたら市中肺炎に使えるかもしれない。でも開発されたばかりで，それについてはデータがないから両者を試して，今のデファクトスタンダード（つまりセフトリアキソン）と比べれば，セフタロリンが市中肺炎に使えるかどうかわかるんちゃうんか，とい

うことでこのスタディをしました。

これがバックグラウンドです。このバックグラウンドがなくて，いきなりスタディを見ても，それは一体なにを意味しているのかわからないんですよ。だから，必ずintroductionを，学生のときは丁寧に読みます。

次に，よく誤解されがちなんですけれど，Methodsを丁寧に読んでください。多くの人は，このMethodsを適当に読み飛ばして，そして失敗してしまう。Resultsやconclusionにすぐ目が行ってしまう。

学生のときは，Methodsを読んでも，ちんぷんかんぷんということが多いと思います。ちんぷんかんぷんでも構いません。そのかわり丁寧に読んでください。ここをはしょって，「何かスタディやったら，結局これは良いみたいです」はダメです。Methodsを丁寧に読まないと，そうなっちゃうんですね。

たとえばコホート・スタディで，アウトカムをなにに設定して，統計的にはχ^2検定をしましたとか，あるいはt検定をしましたとか，そういったところがmethodsに書かれています。それから患者さんはどういう人を集めましたとかね。そういうのもmethodsに書いてある。こういうところをしっかりと読み込んでください。これを読み込む訓練というのは絶対に必要です。

もちろん，最初からうまくいかないのはわかっているし，大変だと思うけど，ま，なんだって最初はうまくいかないんです。このmethodsは，端折らずにきちっと読むようにしてください。もしわからないところがあったら辞書で調べてもいいし，ネットで調べてもいいし，最終的にわからなかったらそれは括弧「　」に入れておいてください。

わからないということそのものは恥じゃないけど，自分はここが理解できていないんだなあということをわかってないのが，一番の恥だって言ったでしょう。Methodsのどこが理解できていないかをよく理解してください。少なくとも4年生のうちはそれで十分です。

Resultsは比較的重要じゃないんです。Methodsと比べると。むしろmethodsをしっかり読み込む方が大事。Resultsは「結果こうなりました」ってそれだけだから。ここはホイホイホイと読んでくれればいいです。

で，最後にdiscussionを読む。Discussionというのは，その著者たちがどういうふうに考えているかを示すところです。ここも学生のときはホイホイホイと読んでくれればいいです。

ただし，ここで要注意。多くの失敗はこのdiscussionで，著者たちが書いていることをそのまま丸呑みして「この論文はこうでした」と発表のときにまとめてしまうことに起因しています。それはダメ。

なぜならみなさんは大学生だからです。高校生までのときは，教科書に書いてあることをそのまま丸呑みして，そのままコピーして，そのまま書き出せばそれでオッケーだったんですよ。というか，むしろそういうことが求められていたわけです。

応仁の乱は何年に起きて，誰と誰が争って，みたいなことを覚えて正確にアウトプットできる。正確なインプットと正確なアウトプットとそのスピード。要するに，コンピューターみたいなものです。それができることが高校生における『頭のよさ』の証だったんです。「応仁の乱ってそもそもなにが原因だったんだろうね」という余計なことを訊くと，学校の先生には「そんなの受験に出ないから」とか言われるわけですよ。

でも大学生のときに大事なのは，そもそも応仁の乱ってどうして起きたのだろうってこっちの方が大事になるわけです。これが大学生の勉強です。だから論文でも「肺炎の研究をやったらこうなりました」ではなくて，なぜそんなことをやるのか。そしてどうやってそれを証明するのか。この，なぜとどうして。whyとhow。これが大事なんですね。

高校生のときはwhyとhowはほとんど求められません。基本的にwhatとかhow muchとかhow manyだけなんですよ。それは論文にたとえるならば，Resultsのことなんですね。でも大学生は，**whyとhowが極めつけに重要なんです。**

それに，論文に正しいことが書いてあるとも限りません。Discussionも鵜呑みにして良いという保証はない。だから，批判的に読むことが大事。「この論文はそういっているけど，本当は違うんじゃないか」，という読み方です。

だからdiscussionを丸読みして著者たちはそう主張しています，と「朗読するだけ」で終わったらダメです。Discussionにはこう書いてありま

した，それを踏まえて私はこう思います，ということがいえないとダメなんですよ。

たとえば，この研究者たちはエスパーニャ・ルールは使えるといっているけど，本当はそうじゃないんじゃないのとかね。PSIと大差ないんじゃないんですか？　とかね。まあ，そういうことがいえないとダメなんです。それが大学生に求められる勉強です。いいですか？　もうちょっと説明しますよ。

MethodsはPECOでみる

では治療に関するスタディの場合は，Methodsではなにをみるか。『PECO』をみてください。

PECOとはなにか。PECOとは，Patient, Exposure, Comparison, Outcomeのことです。

どんな患者を対象にやったのか。たとえば，「倉敷中央病院に来た20歳以上の市中肺炎と現場で診断された患者（Patients），234人」のようにね。誰を相手にしているのか。これを明確にする必要があります。

いいですか？　アメリカの60歳以上の白人なのか，中国の3歳未満の子どもなのか，それが5人なのか10人なのか1,000人なのか1万人なのか。肺炎は，臨床医が診断したのか，診断には何というクライテリアを使ったのか。レントゲンで診断したのか。何の話をしているのかというのが誰の目にも明確になる，もちろんみなさんの頭の中でも明確になるように，患者をはっきりさせる。

そして，Exposure。一体なにを使ったのか。セフタロリンを使ったといっても，それは何mg，何時間おきで何日間使ったのか。点滴なのか，経口薬なのか。

そして，Comparison。その比較としてなにを使ったのか。セフトリアキソンを何mg，何時間おきに何日間使ったのか。

最後にOutcome，結果とは何のことか。結果というのは死亡率なのか。死亡率なら30日後か60日後か90日後か，5年後なのか。がんの研究な

ら5年後の生存率がよく出てくるよね。5生率ね。このPECOをしっかり満たしておかないと，治療に関する論文を読んだことにはなりません。
加えて，ダブルブラインド，二重盲検を使ったとか，ランダム化しているだとか，いろいろついてくるんだけど，それについては，追々勉強していけばいいです。
少なくともPECOがなければ，治療の研究を読んだことにはなりません。患者は誰か。なにを対象にしたのか。比較はなにか。結果とはなにか。PECOをしっかりするということが大事です。それは全部methodsに書いてある。だからmethodsをしっかり読みましょうという話なんですね。診断についてとか，予後予測，Prognosisについても基本は同じ。誰を対象にしているのか。「患者は誰か」というのが大事になっていきます。そしてOutcome，結局なにが見たいのか。

たとえば，単に「予後をみたいです」っていうだけじゃ，わからない。具体的に予後というのが，何の話をしているのかわからない。「リスク因子がみたいです」といわれてもわからない。それは何のリスクの話をしているのか。死亡のリスクなのか，発症のリスクなのか。入院のリスクなのか。ただリスクというだけでは説明にならない。こういうことが明確になっていないといけません。
そして最終的に吟味をして，「おれはその論文を読んだ上でこう思う」ということが言えてなければ，大学生として論文を読んだことにはならない。ただ翻訳機にぶちまかして日本語化して，それを朗読しているのと変わりない。それは，みなさんがインターネットへの接続能力があって，Googleの使い方がわかっている，という証明にしかならない。そんなの小学生でもできる。小学生以上のことをやってほしいし，当然高校生以上のこともやってほしい。それが大学生のみなさんに求めていることです。

はい，ここまでのところでなにか質問とか意見ありますか。PubMedのClinical queriesを使えなかったっていう人いる？ あるいは意味わかんなかったっていう人。たとえばPubMedに行けなかったっていう人はいるかな？
……そんな身内の恥をさらせないよね（笑）。なにか問題に突き当たっている人いる？ 大丈夫だよね。台風が来たからネットがつなげなくなったと

か，避難勧告を受けて公民館にいましたとか。和歌山からここに通っている人とかいないよね。

もう1回やるっていったらできそう？ 今，質問しといたほうがいいよ。質問がなければ，「君たちはできる」とこっちは勝手に解釈するよ。
……うん，できそうかな。わかりました。じゃあもう1回この週のどこかで，論文読みの課題をチャレンジしてみましょう。そうしたら多分，昨日やったよりもはるかにましなことができるはず。

上手な発表，そしてエラー

あと3分だけちょうだい。3分経ったら休憩するから。
昨日，ちょっとした質問がありました。「発表を上手にする方法がわからなくて困っている」という質問です。

さて，ぶっちゃけた話，みなさん発表ヘタです。あんまり上手に発表できてない。
「発表がヘタ」とはどういうことかというと，自分の言いたいことが他人に伝わっていません。こういうことを伝えたいということは持っているんだろうけど，それがせいぜい15人ぐらいにしか伝わってない。発表が他人に情報を伝える作業である以上，その目的をなしてないということになります。
ただね，ぼくは別に4年生は発表がヘタでも構わないと思うよ。「たいした発表じゃなかったな」という自覚があっても，別にたいした恥でもないしさ，これぐらいのこと。なによりもね，みなさんがどヘタな発表をしたからといって，人が死ぬわけじゃないから，いいんだよ。
医者になってからのエラーというは，直結してすぐ人の死につながっているからね。ぼくらの業界では簡単にボロボロ，ボロボロ間違えるというのは許されていないんだけど，みなさんが論文の読み方を間違えようが発表がヘタだろうが，それで誰かが死ぬわけじゃないからさ。気楽に構えてよ。

逆にいうとエラーというのはすごく学びの場なんですよ。たとえば自転車

に乗るときね。やっぱりまったく転ばずに自転車の乗り方をマスターするというのはあんまりいい学び方じゃなくて，むしろあちこちコケたりすりむいたりした方が，良い自転車の乗り手になるんですよ。子どものときとかね，転んでけがするといけないからって，お母さんがいつも抱っこしてあげてみたいな話じゃ困るでしょう。いろいろ転ばせてあげて，ちょっとマイナーなけがをしながら，人は転ばない方法というのを学んでいくわけですよ。で，ヘルメットをかぶらせたりして，致命的な，取り返しの付かないエラーはちゃんと回避しておく。

そうしてみると，学生の発表なんて致命的なわけないし，この程度の発表くらいで凹んで潰れるような弱っちい精神じゃあ，とても世知辛い医療現場で生きていくことなんて出来はしない。

ときどき医学生で……神戸大学はそんなんでもないけど，ときどきまったく恥もかいたことがない，エラーもしたことがないままで，そのまま医者になっちゃう人がいるわけ。これはね，とても危ないんだよ。

どこの大学とかいわないけど，ときどき某ナントカ大学とかの卒業生で，人生エラーしたことありませんみたいな感じの人が，ひょろっと医者になるでしょう。そういう人ってたいてい，自分と同じような環境に育った，同じような価値観を持った，私立の小学校中学校高校大学と来ているからさ，自分とは全然世界観の違う，たとえば売春婦とか，ヤクザとか，ホームレスとかそういう人たちが患者になって，ポーンとやってきてね。もうまったく世界観の違う要求をされたりすると，涙目になっちゃったりさ，急に。頭真っ白になっちゃって，パニックになっちゃって，明日から来られません，みたいになっちゃう人っているわけよ。現場に立った時にそれじゃ困るんで。

ま，ここでぼくみたいにくだらない人間にさ，ダメだとか言われても，みんなもどうってことないでしょう？　ねえ。実際，患者さんにいろいろ言われるのはかなり落ち込むけど，しょせん岩田が何とか言ったって，どうせこんなアホなおっさんの言うことなんてほっときゃいいわ，って思ってればいいんだよ。

こういうところでさ，いろいろちょっと痛い目にあっておいた方が，大人の世界で痛い目にあってもタフに生き延びていける。医学生に限らず，生

き延びるスキルというのは，どこかでしっかり学んでおくべきなんです。だから，発表が上手じゃないとかそんなに気にする必要はないです。

ただね，聞き手がどういう風に受け取るかというのは注意しておいたほうがいいですよ。「私の言葉」というのが相手にどのようにとられているのか，この説明で相手が納得してくれるのか。それは気にしながらしゃべったほうがいい。自分の言いたいことだけしゃべっていても絶対相手には伝わらないんだよね。女の子に告白するわけじゃないから，それは気持ちだけでも相手に伝わるかもしれないけど，科学的な説明は気持ちだけでは伝わらないから。それはよく考えた方がいいよ。

はい。では，ぼくの時計で今30分なので，50分まで休憩にします。

6月20日(水) 3日目 第2講

休 憩

岩田　じゃあ，午前中もうちょっとだけがんばりましょう。
質問を受けたんだけど，さっき「ゲシュタルト」というものが出てきましたね。

たとえば，肺炎を診断するときに，どのようなアルゴリズムや手順を踏まえていれば，みんなが同じように肺炎を診断できるのか，あるいは胸のレントゲン写真はどういう人に撮らなきゃいけないのか。こういう判断をみんなで一生懸命考えるわけだけど，なかなか上手くはいかないわけですよね。

ぶっちゃけて言うと，やっぱり慣れているドクター，あるいは肺炎をしっかりみているドクターの方が，そういった判断を正確にできる。
また，誰に胸のレントゲンが必要で，誰に必要じゃないかということは，ビギナーの人よりは上手に区別できるんです。だから，機械的にアルゴリズムに沿っていけば，みんな同じような判断ができるというのは，残念ながら幻想に過ぎないわけです。

ゲシュタルト診断とは

岩田　どうしてかというと，ゲシュタルトというのはね，要するに「見てそれがそうだと判断できる」ことをいうわけです。
AKB48っているでしょ。あれの一番偉い人って，今は何か大島という人らしいんだけど[11]。

（一同笑い）

岩田　偉いのかどうか，よく知らないけどさ。ぼくはね，AKB48のことなんか

---

11) 大島優子。この講義当時。

全然知らないから，目の前にその人（大島優子）が座っていても，多分ぼくにはその人が誰だかわからない。だけど，わかる人にはわかるじゃない。テレビでぱっと見て「あ，大島や」ってわかる人も，いると思うんだよね。

じゃあ，それは何を基準に大島だとわかるの？「顔を見ればわかる」ってさっき言われたんだけど，じゃあその顔のどこが，大島と大島以外の者を峻別しているわけ？ それはなにか基準があるの？ アルゴリズムがあるの？ 最初に，髪の長さが何cmから何cm以内だとか，その次に眉毛の角度と長さを考慮して……とかそんなんじゃないよね。見りゃわかるって感じだよね。

そしてその「見ればわかる」の練度は当然，その人の経験と知識と集中力とか，訓練（？）にかかっているわけだよね。一瞬見ただけで大島だとわかる人もいると思うし，ぼくみたいに多分目の前にいても，全然わかんないという人もいると思う。

あるいは，何度かテレビで見たことがあるから，「あの人，もしかして大島じゃない？」と町で歩いている女の子を見つけて，思う人もいるかもしれない。その人は，レントゲンで確認するわけですよ。「もしもし，あの，もしかしてAKBの大島さんじゃないですか？」って質問するんだよね。これは確認検査です。

つまり，非常に練度の高いドクターは，何の検査もしなくても，「あ，この人大島や」と言い当てる。つまりこれは肺炎だと言い当てることができる。ある程度の経験はあるけど，ちょっと自信がない，何か似ているような気もするんだけど，いまいち自信がないなという場合は，確認検査を行いますね。明らかに違う場合は，確認検査なんてしても意味がないわけですよ。

だから逆に，そのへんの横断歩道をばあちゃんが歩いていてさ，「あの人AKBの大島じゃないかしら」っていちいち検査するなんてのは，時間の無駄だよね。だから，必ずある程度の確からしさが高まって，「この人はAKB48の大島っぽい，でも自信がない」というときには確認検査。間違いないときにはそれでいいし，全然違う場合にはもう検査はしない。これが正しい態度でしょう。

だから臨床医学とAKB48なんかまったく同じなんだよね。
……今ので納得いってくれた？

（一同笑い）

岩田 診断学の教科書には検査のthreshold，検査閾値なんて難しいことが書いてあるけど，要するにAKB48の大島かなとか，そうじゃないとか，そうに違いない，みたいに次の行動をどうするか決める。その程度のことだという話ですよ。
わかるよね，そのくらい。

エビデンスの「レベル」とは

岩田 それから，さっきRational clinical examinationのところで，メタ分析をやりましたと。それで良いエビデンスとか高いエビデンスとか，そういう話が出ていたよね。「エビデンスが良い」ってどういう意味？

前田 エビデンスレベルが低いものは，たとえば一個人の権威ある医者の意見などです。エビデンスレベルが上がっていくにつれて，大規模な試験の結果があったりとか，さらにそれをまとめたものであったりします。

岩田 はい，わかりました。ありがとうございます。
よくいわれているのは，研究には階層があるということですね。メタ分析は階層の上の方で，偉い教授の意見は下の方，みたいな。

頭の中の理論そのものは，臨床現場には使えないんですね。
たとえば，そうだな……認知症の患者さんは頭の病気だから，後ろから3回，ぽかーんとぶん殴ったりしたら治るんじゃないかなあ，といって現場で患者さんをぽかーんと殴る。これは許されないことです。頭の中で理屈を考えて，それをいきなり現場で応用するというのはダメ。
次に動物実験レベルというものがある。動物実験レベルで，マウスの頭をぶん殴ってみて認知症が治るかどうかをやってみるという実験をするわけです。まあ何でもいいよ，薬を注射するとかね。
「マウス実験ではアルツハイマー病に良いでしょう」みたいな研究結果が

出ても，それをいきなり臨床応用してはダメです。

日本の新聞やテレビはここでほとんど間違えています。たとえば，今年の6月7日の朝日新聞には，次のような記事が載っていました。今から読み上げるから聞いておいて。

「神経性の難病に新治療法　アルツハイマー病応用にも期待」
話したり飲み込んだりする筋肉が弱っていく神経性の難病「球脊髄性筋萎縮症」の新しい治療法を……ああ，これ名誉のために隠しておこうか。ウンチャカ大学のナントカ医師（神経内科）らが開発した。神経細胞に悪影響を及ぼすたんぱく質の生成を抑え，病気の進行を遅らせるという。アルツハイマー病など他の神経疾患の治療にも応用が期待できそうだ。
球脊髄性筋萎縮症は，生まれつき遺伝子の塩基配列に問題があり，異常な形のたんぱく質が作られてしまう病気。異常なたんぱく質は神経細胞内に蓄積し，やがて細胞が死んでいく。患者数は全国に約2,000人いるが，病気の進行を遅らせる有効な方法はなかった。
ナントカ医師さんらは，病気を悪化させる異常なたんぱく質を，作りにくくする方法を研究。生成に関与する別のたんぱく質「CELA2」の働きを抑えることで，異常なたんぱく質の生成量を減らせることを突き止めた。CELA2を抑制する物質（マイクロRNA19-6A）も特定した。

（朝日新聞デジタル，2012年6月7日）

と，この記事を読んでみなさん，どう思います？「ああそうか，じゃあこの球脊髄性筋萎縮症，2,000人の患者さんは万々歳や！」と思った人，どれぐらいいる？

これは非常にずるい記事です。後で調べてみたんだけど，この記事はNature Medicineという雑誌に載った論文をそのまま引用しているんですよ。やったのは遺伝子の実験とマウスの実験ですよ。遺伝子の実験とマウスの実験で，そういう物質を突き止めましたという話です[12]。

NatureやScience，Nature Medicineは基礎医学において，非常に権威の高い雑誌でして，この実験はものすごくレベルの高い実験です。そしてすごく大事な実験でもあります。

大事な実験ではありますが，この治験は今，全国に2,000人いるといわれ

---

12) Miyazaki Y et al : Nature Medicine [Internet], 2012 Jun 3 [cited 2012 Jun 17] ; Available from : http://www.ncbi.nlm.nih.gov/pubmed/22660636

ている日本の筋萎縮症の病気の患者さんには直接使えないんです。なぜならば，それは実際の患者さんで試してみて，副作用が強すぎたり，治療効果が少なすぎるということがないこと，つまり実際に使えるかどうかを現場で試してみないといけないということです。

このように，動物実験で理論的に正しいといわれている治験があっても，それがいかにScienceやNature，Nature Medicineのようにすばらしい雑誌に載る貴重な研究であっても，それは研究としてはすばらしいけど，実地診療にいきなり応用してはダメなんです。

なぜなら，人間はマウスじゃないからです。そして，マウスにおいては正しいんだけど，人間でやってみたらうまくいかなかった，なんてことはもう枚挙にいとまがないくらい事例があるんです。

このことはね，別に基礎医学が臨床医学よりも低いとか，そういうことをいっているんじゃないの。というのは逆で，むしろ基礎医学という基礎があるからこそ，今の臨床医学があるので，臨床医学はすべて基礎医学の研究結果を土台にして，その恩恵を受けているんですから。

だからぼくら（臨床医）の方が，むしろ下の概念といってもいいかもしれない。かもしれないけれど，それはそれとして，基礎医学という枠内で動物でやった実験結果を，いきなり臨床現場に持っていっちゃいけない。そのことは揺らぎのない事実なんです。

これで失敗していることは多いんです。20年ぐらい前は，日本の医者の研究のほとんどは基礎医学の研究でした。特に教授は，みんな基礎医学の研究で教授になったんですよ。

臨床科目の教授もみんなScience，Nature，Nature Medicine……まあそういった基礎医学の論文で教授になった人ばっかりだったんだよね。そうすると，基礎医学のレベルはめっちゃ高いんだけど，臨床医学のレベルとのギャップが激しくて，そしてそのギャップでうまくいかないということが，しょっちゅうあったわけです。

「あった」って過去形にできるかどうかちょっと微妙なんだけどさ，正直。

今でも朝日新聞や読売新聞とかは，こういうマウスの実験をあたかも目の前の患者に使えるようなことを記事に書くわけです。

さっきの話を聞いていると，なんかそんな感じしたでしょう？ マウスの実験なんてひとことも書いてないじゃん，だって。臨床応用はもっともっと先の話ですという話も本当だったらするべきなんですよ。だけど，そういうことは一切しない。

嘘は書いてないんですよ。日本の新聞記者は，誤植や誤記，誤情報に対してはすっごく神経質だから。嘘は書かないように一生懸命，確認してプルーフリーディング（校正）するんだよ。

だけど印象操作しているんだよね。あたかもそうであるかのような印象，嘘はついてないけど，非常に大げさで紛らわしい。なんとかの広告機構みたいなものだよ。

まあ非常によくない記事ですね，こういうのは。みなさんもそういうものに騙されないようにすることはすごく大事で，さっきのPECOと同じように，誰の話をしているのかがここでも出てくるわけです。マウスの話なのか，人間の話なのか。そこを間違えると，とんでもないとんちんかんになる。

みなさん，本屋に行ってね，健康のコーナーってあるじゃない。一般向けの。2，3冊本を開いてみたらいいよ。

99％インチキ。インチキ。嘘。大げさ。紛らわしい。それで，そのほとんどが基礎医学の先生が，自分の実験結果をいきなり「これで長生きできます」とか「これでがんになりません」とか「これで病気知らずになれます」「これでやせます」とかいうような本を書いているんですよ。これは非常に悪質なので，今度出す本でそれを叩くんだけどね（笑）[13]。

一般市民や患者さんに対して不誠実ですよね。動物実験の結果をいきなり，これで長生きできますみたいなのはね。

今，アンチエイジングが流行っていて，エサを少なくしたマウスは長生きできるって実験をやっている人がいます。カロリー・リストリクションというんだけどね。だけど，これは実は人間に応用できるかというと微妙です。

アンチエイジングというぐらいだから当然，年取った人が，年取りたくな

---

[13]「リスク」の食べ方−食の安全・安心を考える，ちくま新書，2012

いってアンチエイジングをやるんだけど，高齢者の人では栄養不足になって，かえって健康を害したりするという事例がアメリカでも日本でも起きているんです[14]。

だから，たとえばウィリアムズのEndocrinologyという内分泌学の教科書には，カロリー・リストリクションが人間の余命を延ばしたり，あるいは若返ったりするというエビデンスは全くないし，かえって害になることも多いので，こういうのに飛びついちゃダメですよというcautionが書いてあります[15]。

にもかかわらず，マウスでカロリーを下げたら，長生きしました。あなたもこれで長生きできますみたいな，いい加減な本を平気で書く人たちがいるんですよ。

あなたたちはですね，そういう医者には絶対なっちゃダメなんです。それはもう非常に悪質な医者だと思います。患者さんに対する誠実さがないってことだもんね。

そういう動物実験レベルが，ピラミッドの下層にあります。それで，動物実験で基本的な治験を得て，「なるほど，これは臨床に応用できるかもしれないな」といって，初めて人間での研究ということになります。

たとえば第Ⅰ相試験，第Ⅱ相試験，第Ⅲ相試験を行います。第Ⅰ相試験では健康な人に試して，安全に使用できるかを検証します。

つぎに第Ⅱ相試験で病気の人にやってみて，どのくらいの投与量が適切なのかを検証します。そして，第Ⅲ相試験で本当に病気に効くかどうかを比較的多くの患者で検討して，それから市場に出して，何万人に使ってみて本当に大丈夫かどうかを検証していきます。これが臨床試験ですね。

でも臨床試験だけで研究が成り立つわけではなくて，観察研究というのもあります。この観察研究は，階層のピラミッドでいうと比較的下の方になります。

観察研究には，後ろ向きの観察研究と，前向きの観察研究があります。後ろ向きというのは，過去10年分ぐらいのカルテをひっくり返して，デー

---

14) Morley JE Chahla E, AlKaade S：Antiaging, longevity and calorie restriction. Curr Opin Clin Nutr Metab Care 13(1)：40-45, 2010
15) Williams Textbook of Endocrinology（12th ed；27章）

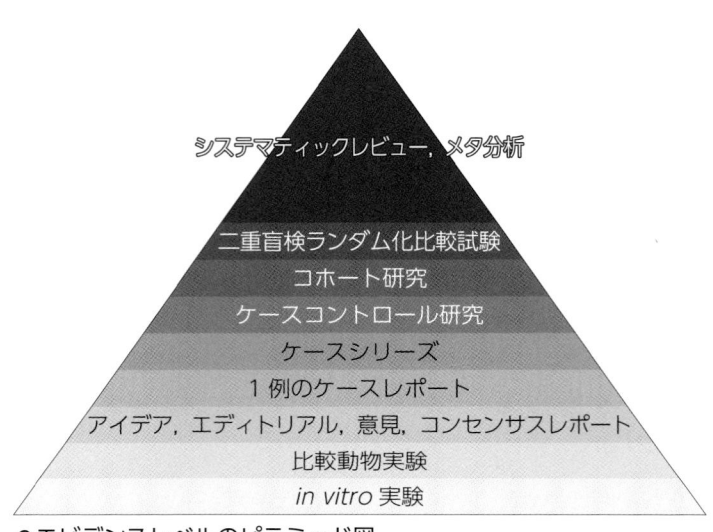

●エビデンスレベルのピラミッド図

（ピラミッド上から）
システマティックレビュー，メタ分析
二重盲検ランダム化比較試験
コホート研究
ケースコントロール研究
ケースシリーズ
1例のケースレポート
アイデア，エディトリアル，意見，コンセンサスレポート
比較動物実験
in vitro 実験

タを集めるんですね。

前向きの試験というのは，さっき早川さんが発表したコホート試験で，今から10年間，たとえば肺炎の人をどうなるかみてやろうという，介入をかけずに観察する。

それが前向き研究です。だから観察研究には前向きと後ろ向きがあります。

観察研究には欠点もあります。たとえば，ビタミンEは肝油とかに入っていますよね。

……って肝油っていっても知らないか（笑）。ビタミンEのサプリメントをとると，心臓病になりにくいという動物実験データがあるんですね。それを人間で試すために，心臓の病気になっている人と，心臓の病気を持ってない人を集めてきて，ビタミンEのサプリメントを何％ぐらいとっているのかを比較した，後ろ向きの観察研究があるんですよ。

すると，心臓の病気を持ってない人の方が，たくさんビタミンEのサプリメントを飲んでいた。心臓の病気を持っている人は，ビタミンEのサプリメントを飲んでいない人がより多かったという結果が出ました。

これを受けて，さっきのインチキな本を書いた人が，「ビタミンEで心臓

の病気が減りますよー」というふうに宣伝していたんですね。
では，本当にそれでいいのでしょうか。

ビタミンEは心臓に良いか？

岩田　もう1回言うよ。後ろ向きの観察研究で，心臓の病気がある人とない人を観察して，心臓の病気がない人はビタミンEのサプリメントをより多く摂っていて，心臓の病気がある人はビタミンEのサプリメントをあまり摂っていませんでした。
これを受けて，「ビタミンEを摂れば心臓の病気にかかりにくいですよー」という話に持っていけるかどうか，ということです。みなさんで3分ぐらい話し合ってみてください。

話し合い

岩田　じゃあ訊いてみよう。6班。手を挙げた彼。どう思う？

森　必ずしもビタミンEが心臓病に寄与しているとは，おそらく言い切れないのではないかと。

岩田　なぜ言い切れないの？

森　ビタミンEを摂取していたか否かということ以外にも，心臓病のリスクに関与する要素というのは多々あるわけで。たまたまビタミンEを摂取していた人の中には，たまたまそのリスクが少なかっただけかもしれない。

岩田　偶然かもしれないと。まぐれかもしれないと。

森　その可能性が高いと思います。

岩田　たとえばね，何万人という患者を集めてきて，ものすごい，偶然ではありえないくらいのたくさんのデータでみて，やっぱりビタミンEを摂っている人の方が心臓の病気のない人より多かったと。そうなったらどう？

森　まあ，それでも，そのほかのリスクの方が……。

岩田　そのほかのリスクはもちろんあるかもしれないよ。
　　それはそれとして，そのビタミンEを摂るか摂らないかというなら，多分摂った方が心臓の病気にかかりにくいという結論なんでしょう。タバコだとか運動だとか，そういうのがあるんだけど，それはそれとして，ビタミンEを摂った方がより健康になりますよという結論はいい？

森　まあ，その場合も……レトロスペクティブだけではなく，前向きに……。

岩田　なぜ前向きにしなきゃいけないの？　レトロスペクティブだけじゃなくて。よく前向き試験の方が良い，エビデンスレベルでも，後ろ向き試験よりも前向き試験の方が良いとよくいわれるんだけど，それはなぜなの？

森　ええと，まあ……ランダム化ができることがおそらく。

岩田　なぜランダム化なの？

森　ええと……いやまあ，それは。条件をそろえるためです。

岩田　なぜ条件をそろえるの？

森　ええと……。

岩田　ぼくが学生に対して行う質問のだいたい8割くらいが，この「なぜ？」という質問なんだよね。研修医と回診やっているときも同じ。
　　「患者さんが苦しんでいます」なぜ？「痛いって言っています」なぜ？「それは……なんとか病があるからです」なぜ？「それは……薬を飲まなかったからです」なぜ？　って感じで(笑)。ずーっと続いていくわけです。そうしないと問題が解決しないわけです。「お金がないから」なぜ？　って(笑)。臨床的な問題の根源は，だいたい，なぜ？　の質問を繰り返すことでだいたい解決する。ほんまの話。なぜ？

森　おそらく，再現性を担保するために。

岩田　再現性を担保するため？　でもランダム化試験ってさ，1回こっきりの試験だから，再現性とあんまり関係ないよ。それはランダム化とはまた別の

話だよ。

じゃあ隣の方。どう思う？ 質問聞いていた？ ビタミンEが心臓の病気を減らすのに役に立つといっていいか，だめか。

原田　そうとは限らない。

岩田　なぜ？（笑）そうとは限らない，というのは説明にはなっていないよね。問題はその先だよね。

原田　もし，なんですけど……ビタミンEを日常的に摂っているという人は，健康志向が高い人で，食生活やほかの因子があるだろうし。

岩田　そうですね。すばらしい。そのとおりですよ。
要するに，ビタミンEを飲んでいるということと，心臓の病気には関係はあるんですよ。だけどそれはビタミンEを飲んだから，心臓が良いとは限らない。つまり，相関関係と因果関係は違うんですね。
ビタミンEと心臓の病気には相関関係はあるんだけど，それは因果関係かどうかわからないでしょう。もしかしたらビタミンEをたくさん飲んでいる人というのは健康志向が強い人で，たぶんそうだと思うんだけど。健康なんかどうでもいい思いながら，ビタミンEを飲む人って想像しづらいでしょう（笑）。
やっぱりほかのことにも，気を遣ってるって考える方が自然だよね。だから運動をしているかもしれないし，タバコもやめているかもしれないし，体重制限しているかもしれないし，いろんなことをやっていて，たまたまビタミンEというのがone of themに入っているかもしれないね。

だから，ほかの要素をならして，前向きランダム化試験をしないと。これを交絡因子というんですけどね。交絡因子の排除，つまりビタミンEが本当にその原因なのか，それとも単に関連しているだけなのか，というのはつかめませんよ，ということなのです。
相関があるのと因果があるというのは違いますが，よく間違えられています。気をつけてくださいね。
たとえば，

> - 医者のほとんどは白衣着ています。
> - 医者ではない人のほとんどは白衣を着ていません。
> - じゃあ白衣を着たら医者になれるか。

これが，相関関係と因果関係をごっちゃごちゃにしたやつの典型例です。医者と白衣は相関関係があるけれど，別に白衣は医者の原因ではないわけです。どっちかというと結果だよね。原因と結果のとっちらかりもよくあるんだけどね。

原因と結果，因果と相関，これは間違いやすくて，プロの医者でもよく間違えるので，よくよく気をつけてください。

そんなわけで，ランダム化試験をやったんですよ。ビタミンEを摂取する群とプラセボ群に分けてランダム化，ブラインドをかけて前向き試験をしたら，心臓疾患の発生率は全然変わらなかった。

だから，ビタミンEそのものは心臓の健康に寄与しなかったってことが，後でわかったんです[16]。

というわけで，後ろ向き研究でわからないものも，前向き研究でわかりますよということで，一般的に前向き研究はエビデンスレベルが高いということになります。

それも，数が多い方が，レベルが高いので，もっとスタディを集めて，もっとデカいスタディをした，いわゆるメタ分析は，一般的なRCT（Randomized Controlled Trial；ランダム化比較試験）よりもレベルが高いといわれています。

全体的にはMeta-analysis, Randomized controlled study, Retrospective study, それからExpert opinion, Animal study。こういう階層ができていて，さらにこの下は「思いつき」って感じかな。

ここまでが，教科書に書かれている一般論です。

---

16) Lonn E, Bosch J, Yusuf S et al : Effects of long-term vitamin E supplementation on cardiovascular events and cancer : a randomized controlled trial. JAMA 293(11) : 1338-1347, 2005

階層は，本当に階層か？

岩田 ただね，これはちょっとインチキなんだよ。

たとえばさ，スカイダイバーがいるでしょ。スカイダイビングをするときに，パラシュートがその人の命を助けてくれるかどうかを調べるのに，やっぱり後ろ向き研究じゃ本当のことはわからないので，ランダム化試験をして，10人のスカイダイバーたちの半分にはパラシュート，残りの半分にはプラセボ。紐引っ張ってもなにも出てこない。

（一同笑い）

岩田 というものでランダム化して，飛び降りると。
これでパラシュートの生命予後改善効果を吟味しよう。非常にエビデンスレベルが高い！　どう思いますか？
アホかお前という感じですよね（笑）。
そうなんですよ。だからね，何でもかんでもこのピラミッドが正しいってわけじゃないんですよね。

このピラミッドというのは，ぼくの意見なんだけど，一種のファンタジーなんですよ。
あまりにもその効果がはっきりしているものについては，むしろランダム化コントロール試験なんてやる方が無駄で，それはパラシュートを使う人と使わない人と分けて，飛び降りるみたいなもんですよ。
治療効果がものすごく明らかなもの。たとえば出血している患者さんに止血するとか，心臓が止まっている患者さんに心臓マッサージするとか。こんなの別に比較試験なんてしないでしょう。それは，治療効果があまりにも露骨だからだよね。
逆に，ぱっと見，治療効果がはっきりしないものについては，何百人対何百人で比較試験をする。もっとはっきりしない問題は，何千，何万と人を集めないと，統計的有意差が出てこない。

だからよく，製薬メーカーが「うちのスタディは4万人ぐらい集めて，超メガトライアルで！」とか喧伝するんだけど，あれはへんな話です。

4万人も集めないと治療効果がわからない，たいした薬じゃないと宣伝しているのですからね。めっちゃ効く薬だったらね，必発必中で5人ぐらいに試してみる。たとえば末期の膵臓癌が治る薬があったら，5人ぐらいに試して治れば，もうこの薬はOKですよ。つまり，ケースレポート（症例報告）とか，エキスパートオピニオンで大丈夫ですよ。この薬を100人集めて比較試験なんて，むしろ倫理的に問題だよね。

でっかいスタディだからいいと決め付けない。これも価値の転倒だよね。こういうことに騙されないようにする。教科書にすら，しれっと書いてあるんだよ，メタ分析の方が良いとか。

後ろ向き研究というのはね，まれな事象にはすごく有効なんですよ。たとえば，100万人に1人の難病なんて，前向き試験をしようとすると，患者さん集めてくるだけで大変じゃない。だからそんなことは実際にはできないよね。そういうときは，後ろ向き研究の方がうまくいく。

ピラミッド的な後ろ向き研究はRCTの下位概念というのは間違い。単に適材適所があるだけだ。**その事象に対して一番ふさわしい研究方法がある**という，ただそれだけなんだよね。

動物実験より人間の実験の方が偉いとか，ランダム化スタディの方が後ろ向き研究より偉いみたいな，そういう上下関係的な観念を持っている医者は，今でも多いんだけど，それは明らかに間違いです。あくまでも目の前の問題を解決するのにどの方法が一番良いか，それを一生懸命考える，ただそれだけなんだよね。

だから皆さんは頭を使わければいけない。教科書に書いてあることを所与のものとして丸暗記しても，本当のことはわからないってこと，すごく多い。

大学生のときはね，とにかく一生懸命自分の頭で考えて，問題を解決する。RCT，ランダム化スタディ，二重盲検法がいいよってレクチャーで言われて，「ああそうですか」って高校生みたいに無条件に受け入れることは，一番ダメな態度なんです。

だからぼくがこうやってしゃべっていることも，それはおかしいんじゃないの，と懐疑的に捉えたほうが良いと思うよ。

はい。ここまでのところでなにか質問ありますか？ 世の中には，エビデンスレベルというものがあるんだけど，このような階層付けには問題もあることを知っておいてください。

さて，（ようやく）具体的な症例に行きましょう。
もう昨日1日無駄にしちゃったからさあ，予定狂いまくりなんだよ(苦笑)。どうしよう，プログラムの5分の1が失われるって大きいよね。まあいいや……済んだことをガタガタ言ってもしょうがないな。

83歳男性。発熱，腰痛

岩田　では，症例。

> 83歳の男性がいます。熱があって，腰が痛いと言っています。

さあ，このおじいちゃんをどうしましょう。話し合ってください。
話し合うときには思い出してください。診断をするときは，まず現象をとらえることでしたね。現象から起きていることを推測するということでした。
必ず仮説生成をして，その仮説にかみあうためにどういう情報収集をするのか，どういう病歴を聴取して，どういう身体診察をして，そしてどういう検査をするのか，というように考えるんでした。
「とりあえず血液とりまーす」とか「とりあえず話聞きまーす」ではなくて，この患者さんにはどういう病気の可能性があって，そしてどう対応していいのかをみんなで今から話し合ってください。どうぞ。

話し合い

岩田　はい，ではちょっと止めましょう。7班。どう考える？

石川　まず急性なのか慢性なのかを知りたいので，いつから熱が出たのか。

岩田　そうだね，いつからって知りたいよね。2週間前からです。2週間前から

腰が痛くて熱がある。2週間前だと急性かな，慢性かな？

石川　……慢性？

岩田　まあ，微妙だよね。普通は亜急性というんだけど，まあどっちでもないという感じだよね。はい。

石川　あとは，腰の痛みは右側なのか，左側なのか，全体なのか。

岩田　「うーん。微妙，よくわかんない」とこの83歳の患者さんは言っています。右と左と真ん中だったらどう違うの？

石川　ええと右側だったら，胆嚢炎とかです。

岩田　胆嚢炎で腰痛くなるかなあ。痛くなる人もいるかもね。
胆嚢炎だとね，胆嚢って体の前側に位置しているからね。どちらかというと腹が痛いって人が多いよね。肩に放散する人はいる。右の肩が痛いとか。あまり腰が痛いという胆嚢炎ってお目にかからない。放散痛があったとしてもね。
それから，左だと？

石川　左だと……？

岩田　というのも考えてほしいんだよね。右か左か真ん中かってすごく重要だけど，右だったら。左だったら。真ん中だったら。と必ず仮説込みにして質問を考えたらいいよ。
それから？

石川　尿路関係の感染症を疑って，「最近血尿が出ませんでしたか」とか「排尿時痛があるか」とか。

岩田　排尿時痛って何ですか？ って患者さんに訊かれるかもしれない(笑)。

石川　ええと……おしっこをするときに痛みがないですか？

岩田　そうそう。そういうふうに訊くんだよね。Urinary tract infection，UTIを考える。確かにこれは腰痛くなるし，熱も出るよね。
血尿はありません。おしっこ，排尿時痛もない。ただし，以前からおしっ

こが近いし，常に残ってる感じもするし，なんか夜中にわりとしょっちゅう起きなきゃいけない。という感じです。以上ですか？

石川　あと，髄膜炎で腰が痛くなることがあるとハリソンに書いてあるので，それはクリティカルなので，否定するために，Jolt accentuationを一応やっておいたほうがいいかなと思いました。

岩田　なるほどね。でも髄膜炎にしては，ちょっと2週間って長くない？
2週間という長い経過で，実は髄膜炎ということはありますよ。そんなときは，どんな髄膜炎だと思う？

石川　わからないです。

岩田　クリプトコッカスのような真菌や，あるいは結核みたいな抗酸菌，あるいは癌性髄膜炎などの感染症以外の髄膜炎ね。それから，ベーチェット病とかSLE。
SLEは膜が炎症を起こす病気だからさ，髄膜炎を起こしたりする。こういうものが経過の長い髄膜炎だね。
典型的な細菌性の髄膜炎は肺炎球菌，髄膜炎菌，インフルエンザ菌などが原因で，もっと経過が短いことが多い。
さて，Jolt accentuation。もういきなり診察やる？

石川　ああ……あの，簡単にできるんで。

岩田　そうだね。やっても別に損はないよね。Jolt accentuationは感度の高い診察所見で，首をこんなふうに左右に振るのでした。1秒に2，3回くらい。これで首や肩に痛みが誘発されれば陽性です。
はい，この患者さんはJoltは陰性でした。よかったね。

石川　よかったです。

（一同笑い）

岩田　もっとなにかやりたい？

石川　あ，とりあえずこれぐらいで。

岩田　これぐらいで。いいでしょう。
　　　4班，どうですか。仮説生成をして質問，確認。

中山　ええと，ちょっと長すぎるかもしれないんですけど，インフルエンザが治っていないかもしれないので，ほかに頭痛などの症状がないか。

岩田　インフルエンザならだいたい1週間以内に治っちゃうか，どんどん悪くなっちゃうかだよね。2週間定常状態の感染症は普通じゃないよな。
　　　一般的に感染症はね，『Crescendo-Decrescendo』という法則があるんだ。Crescendo，ピアノをやってる人は知っているかもしれないけど，イタリア語だよね。どんどん強くなっていくか，どんどん弱くなっていくかのどちらか。

　　　感染症は，治療しないで放っておくとどんどん悪くなっていくし，きちっと治療すればどんどん良くなっていく。つまり平常状態，高血圧や糖尿病みたいに変わらずずっと同じ状態みたいなことは，一般的にはあんまりない。

　　　だからインフルエンザだったら，大人の場合はだいたい5日以内で治っちゃう。みなさんの中にもインフルエンザになったことがある人がいると思うけど，だいたい5日で治ったでしょう。子どもだと1週間ぐらい。もし合併症で肺炎になったら，転げ落ちていくようにどんどん悪くなってしまう。だから2週間ずーっと熱があって腰が痛い，みたいなインフルエンザは極めてまれです。

　　　もちろんすべてのことには例外はあり，定常状態の感染症もあることはあるんだけど，一般論としてはそうなんだよね。一般論をおさえて，それから例外事項を理解するのが臨床医学を勉強する常套手段だったよね。

　　　さて，この患者。特に頭は痛くありません。喉も痛くありません。体の節々が痛いってこともないし，インフルエンザ曝露もありません。ちなみに今は6月です。というわけで，インフルエンザっぽさは全然ありません。季節とか大事だよね。
　　　他にはなにを考えようか。

中山　ええと，腎炎とか。

> 83歳男性。発熱，腰痛

岩田　腎炎というのは腎盂腎炎のこと？ それとも糸球体腎炎のこと？ 腎臓っていってもいろいろあるからさ。ちょっとそこまでは詰めてない？
　鑑別に挙げるときにはね，ただばーっとリストを挙げるというのも，4年生のときはそれでもいいけどできればね，可能性が高いものから低いものへというリスト作りをしたら，もっといいですね。あとは，除外しないとすぐ死んじゃう病気もこれとは別にリストアップする。
　どうですか？ インフルエンザと腎炎で終わり？

中山　だいたい他は挙がってしまいました(笑)。

岩田　あ，もう挙がったの？ 今挙がったのは尿路感染，髄膜炎，インフルエンザの3つだけだよ。それだけ？

中山　結石とか。

岩田　あ，尿路結石ね。いいね。Urolithiasisですね。
　尿路結石も考えるよね？ で，尿路結石を考えたらなに訊く？

中山　排尿時痛。

岩田　排尿時痛があるというのは，どこで起きる病気？ 尿道とか膀胱に痛みの原因があるときでしょう。尿路結石ってどこが詰まるの，普通は。尿管でしょ？
　だから，解剖学的にいうと，排尿時痛はあまり……もちろんね，尿道に石が詰まれば別だけど，ほとんどの尿路結石はだいたい尿管に詰まっている。そうすると，むしろ訊くべきは？

中山　尿量とか？

岩田　尿量はいくらぐらいですか？ 知りませんって(笑)。昨日の尿量はいくらだった？ そんなの患者さんに訊いてもわからないよね，多分。
　もうちょっと気の利いた質問できないかな。たとえばね，いつもよりおしっこが濃くなっていますか，強い匂いがしますか，色が黒くなっていませんか。そういう訊き方をすれば，ある程度の尿量はわかる。それから，トイレに行く回数がやたら増えていませんか，減っていませんかとか。
「朝から夕方まで1回もトイレに行っていません」みたいだったら尿量は

減っているかもしれないでしょう。

患者さんにもわかる言葉に変えたいよね。「排尿時痛ありませんか？」って訊いても普通わかんないからね。「何ですか？ その排尿時痛って」って言われるよ。患者さん的には「ハイニョウジツー」って感じだからね（笑）。ぼくらはね，結構ぽろぽろ専門用語を患者さんの前で口にしているから，気をつけた方がいいよ。5年目ぐらいの医者が患者や家族に説明しているのを聞いていると，はたで見ていて，後ろから張り倒したくなるときがあるんだけど，専門用語ばっかり使ってんだよね。

あの（板書しながら），予後とか合併症とかさ。経過。みんな，患者さんから見ればこんな感じだよね（ヨゴ，ガッペイショー，ケイカ）。「予後がこうで合併症がこうで経過を観察するとどうのこうので，治療効果をみてみると……」とか。
高齢の患者さんには全然通じてないよね。だって日常用語で予後なんて使わないでしょ，そもそも。一般的な会話でさ。「最近予後悪いよなぁ，おれ」って。

（一同笑い）

岩田　尿路結石はね，もちろん背部痛はあるんだけど，かなり痛いんですよ，尿路結石。脂汗かくぐらい痛い，激烈に痛い，歯を食いしばるぐらい，七転八倒するぐらい痛い。痛みの程度はかなり強い。
それからね，よく血尿が出ます。ただし，これは絶対的じゃなくって，血尿が出ないときもある。
それと，83歳で最初の尿路結石というのはまずなくて，普通はこの年齢に至るまでに，再発を繰り返していた可能性が高い。だから，「前にも同じ症状が出ていませんか？」という質問はパワフルで効果が高い。「30代のころから何回も尿路結石やっていて，また痛いです，同じ痛みです」……みたいなエピソードなら，ほぼ決着だよね。
このように，繰り返しがないか。過去に同じようなエピソードがないか。痛みの程度，血尿，というのが尿路結石に関連性の高い質問だよね。こういったものを訊いていきます。

また，2週間は尿路結石としては長い。普通患者さんはそんなに我慢できないし。その前に勝手によくなるか，病院に駆け込んでいるかのどっちかだろうから。それに，熱の説明はできないよね。結石は石が詰まるだけで，普通は熱は起きないから。

というわけで，ちょっとこの患者さんでurolithiasis，uroは尿，泌尿器科学はurologyだよね。日本でも「ウロ」っていうでしょ。lithは石で，尿路結石なんだけど，合わない。一緒に英単語も覚えちゃうといいよね。というわけで，あんまり尿路結石っぽくないってことは主訴を聞いただけでわかる。

オッケー，いいでしょう，よくがんばりました。はい，11班。

杉山 ▶ 腎盂腎炎を考えて，CVAの叩打痛があるか。

岩田 ▶ はい，尿路感染の場合はCVAノックペインをみると。これいきなり診察しちゃうの？ 話もそこそこに？

杉山 ▶ いえ，まあ……まずは，いつから痛みますか，とか。

岩田 ▶ うん，2週間前から。

杉山 ▶ というのを訊いてから……。

岩田 ▶ もう診察しちゃう？ これでいい，病歴は？ あまりこの患者さんのことよくわかんないよね。この患者さん，どんな人？
「まあとりあえず背中叩きますからねー」って，あいさつもそこそこに（笑）。「いつからですかー」「2週間前からですかー」「じゃあ今から背中叩きますね〜」

（一同笑い）

岩田 ▶ CVAノックペインというのはcostovertebral angle，肋骨と椎体の間にある，つまり腎臓があると思われるところを叩く方法で，結構軽く叩くだけで十分です。腎盂腎炎の人ってめっちゃ痛がるので。コンコンって叩くだけで「痛っ！」ってなります。こういうときはあまり繰り返さないほうが良い。

ただし，逆もまた真なりで。高齢者の尿路感染のときは，あんまり痛がら

ない人が多いです。だから，CVAノックペインがなくても，尿路感染であることはしばしばあるので，陰性イコール尿路感染の否定ではありません。

ぼくが見た中で最悪の教授回診というのがあって，もちろんぼくじゃないよ。誰とは言わないけど。ちなみに，ここの泌尿器科とは何の関係もない話ですよ，マジで(笑)。
とある大学病院のとある教授が尿路感染の患者をみて，「これがCVAノックペインだよ。学生さん」とか言って，トントンってやって，患者さんが「痛っ！」ってなってるの。「じゃあやってごらん」とか言って学生全員にやらせているのよ。

(一同笑い)

岩田 あれは拷問だよなあ。はたで見ていていやだなあと思ったんだけど。1回こっきりやればいいかな，あまり何回も繰り返したらね。
ぼくも尿路感染の患者さんよくみるけど，研修医がやってCVAノックペインが陽性だったらそれで決着つくからさ。ぼくももう繰り返さないことにしている。だいたい研修医って診察下手だから，下手な研修医がやって，陽性ならもう間違いなく陽性なんだからさ。いちいち繰り返す必要ないんだよね。
それでこの患者さん，CVAノックペイン陰性です。さあ，どうする。ただしこれは感度が高くありません。

杉山 ええと，ほかに水腎症，腎腫瘍を考えて排尿障害があったり，血尿があったかどうかを訊いてみます。

岩田 はい。「排尿障害ありませんかー？」何ですかそれ？

杉山 おしっこしたときに痛みがありますかってことを訊く。

岩田 水腎症と排尿時痛は直接には関係ないよ。
Hydronephrosis，水腎症は，尿路が石や炎症，あるいは腫瘍で詰まって，後ろが腫れ上がる。腎臓が腫れて，腎盂がだんだん開いてくることをいうよね。それは腫瘍，感染，石，いろんな理由で起きるんだけど，要す

るに，CTで見たときの画像としての診断です。
排尿時痛は膀胱とか尿道，つまり男性だったらペニスや前立腺や膀胱の病気で起きるわけだから，ちょっとかみ合わないよね。もちろん，極度な前立腺肥大は水腎症を起こすけど，それはかなりなれの果てだから，ちょっと合わないかもしれない。
腎腫瘍の場合は……腎癌のときはなにを訊く？

杉 山 ▶ 血尿。

岩 田 ▶ そうですね，血尿を訊きますね。血尿，側腹部痛，発熱。こういったものが腎細胞癌，Renal cell carcinoma，RCCの3徴といわれていますね。発熱や腎臓のmass，痛み，側腹部痛がないか。腰が痛いって言っているし，熱もあるし，腎細胞癌にもマッチしますね。ただ，血尿はね，あんまりないことが多いんですね。半分以上の腎細胞癌に血尿はありません。この患者さんも血尿はない。ただ，腎細胞癌はこの時点で否定はできないですね。
はい。それから？

杉 山 ▶ 椎間板ヘルニア。

岩 田 ▶ 椎間板ヘルニア。うん。

杉 山 ▶ まあ熱が出るか，ちょっとわからないんですけど。

岩 田 ▶ 普通，出ません（笑）。
椎間板ヘルニアね。椎体と椎体の間の椎間板が，つぶれてピュッと飛び出して，それが脊髄，神経を圧迫する病気です。ピュッと飛び出して脊髄を圧迫する病気で，圧迫性病変で熱は出ない。
腰が痛いというのもあるし，診察上はね，straight leg raising，SLRっていって，膝を伸ばしたままで足を上げていくと，腰にビリビリビリビリと来る。これが典型的なSLRなんだけどね。こういうのが陽性になります。
確定診断はMRIなどの画像でつけますね。MRIは骨とか椎間板をみるときには便利ですね。もちろんレントゲンでわかることもあります。
この人はどうする？ 椎間板ヘルニア，追っかける？ 椎間板ヘルニアはもしかしたら持っているかもしれないけど，少なくとも今の病態は説明でき

ないよね。

杉山 じゃあ……脊椎硬膜外膿瘍。

岩田 おっ！ 脊椎硬膜外膿瘍！ いきなり大きいのが来ましたねえ。硬膜外に膿瘍ができたと。ほいほい。

杉山 体を動かしたり，あと触診してみて痛みがあるかというのをみる。

岩田 なるほど。体を動かすってどんな感じ？「ラジオ体操をやってみてください」とか？

杉山 そこはわからないです。

岩田 そこはわからないか。
体を動かすと痛いと言っています。寝返りをうったりするとちょっと痛みが増すと。それはなにを意味しているかというと，体性痛をより意味しています。放散痛や内臓痛は，あまり体を動かして痛みが増したりしないので，体性痛，Somatic painである可能性が高いということです。体を動かすと，ちょっと痛みが増します。

その前にさ，この患者さんはそもそも何者？ 日本人？ 人間？ 何かもういきなり診察に飛びついているけど，もうちょっと話聞きたくない？ あまり聞きたくない？ 患者さんの話。

原田 聞きたいです。

岩田 聞きたい？ よね。無理やり感はあるけど，聞きたいよね。

問診の仕方，病歴のとり方

岩田 じゃあなにを訊こうか。

原田 職業は何ですか？

岩田 あ，職業。職業はもう，やめてます，仕事は。

> 原田　趣味はありますか？

> 岩田　趣味？(笑)。「うーん，テレビで相撲を見ることぐらい。どっちかというと白鵬のファンです」。

（一同笑い）

> 原田　昔の職業は？

> 岩田　そうだね。昔の職業を訊きたいよね。
> 高齢者の方はね，今の職業ってたいていリタイアしているから，前になにをやっていたかですね。
> 「公務員をやっていました」。

> 原田　何の公務員でしたか？

> 岩田　そうそう。公務員だけじゃわかんないから，具体的になにをやっていたかを訊くんだったね。
> 「郵便局に勤めていました」。昔，郵便局員って公務員だったからさ。今は民営化されたけれど。郵便配達など，現場の仕事をしていました。
> 公務員ってだけだと，郵便局員というのはイメージできないよね。やっぱりちゃんと訊かないとわからないよね。「今の職業は？」って訊くと，当然辞めていますって言われるから，もう一歩進めて，「じゃあ以前はなにをやっていたんですか」ってね。
> 「引退したのはいつですか」「引退した後もなにかお仕事なさっていませんか」ということを訊いていく。これで話が膨らんでいくわけです。話をリッチにしていく。
> 患者さんをよりうまく理解するのが問診の目的なので，それをしないでただ「職業は何ですか」「趣味は何ですか」って一律に訊くんだったら紙一枚渡しておけばいいだけだ。それじゃダメだよね。はい，それで？

> 原田　ええと，以前も同じような腰の痛みがあったか。

> 岩田　うん，素晴らしいですねえ。再発ではないか。さっきの尿路結石でもそうだけど，もともとね，これぐらいの歳だったら腰痛とかあるかもしれないからね。

「いやこんなに痛いのは初めてです。生まれて初めてこんなに痛いです。2週間もずっと続いて，こんなの初めて経験しました」と言っています。

原田　ええと，2週間前から痛いという話なんですけれど，2週間前になにか腰の痛みが出るような，原因になりそうなことはなにかありましたか。

岩田　「なにか」って何ですか？ なにかと言われてもよくわからないよね。
ところで，この「なにかあったら……」なんだけど，これも一種の思考停止なんだよね。
「なにかあったらどうするんですか～」って言ってくる人いるでしょう。「なにかって何ですか」って訊くと，だいたい黙っちゃうんだよね。具体的なリスクが想定されておらず，ただ根拠のない不安に怯えているだけなんだよね。だから，「なにかあったら」っていう発想からものを判断しないほうがいい。なにかって何ですかって，答えられないと意味がないもの。

ぼくは研修医にプレゼンのときに禁じている言葉は，「なにかあったら大変だ」と「可能性は否定できない」というのと「万が一にも」。これはもうほとんど無意味な言葉なので言わない方がいい。
この前さ，ほら大飯原発を再稼働するとき，野田首相が言ってたじゃない。「万々が一にも停電で熱中症の患者さんが出たときにうんたらかんたら。社会生活が成り立たなくなって失業者が増えて，熱中症の死亡者が出るかもしれない」と。
でも「万が一にも」と言ったらさ，逆もまたしかりで，大飯原発の事故が万が一起きたら，やっぱり失業者は増えて，病人は増えて，死亡者も増えるわけじゃない。
だから，「**万が一**」**というのは両方向性に働く，要するにどっちもありのステートメントなんです**。ということは，こんなこと，言ってもしょうがないんだよね。

たとえば，風邪引いた患者さんにね，万が一この人が肺炎を合併して，それが重症化して死んじゃったらいけないからって，「とりあえず」抗生物質を出す医者はすごく多いわけですよ。でも逆もまたしかりだよね。「万が一にもこの抗生物質でアナフィラキシーを起こして，死んじゃったらどうすんだ」みたいな話も成り立つわけじゃん，同じ根拠でね。

このように,「万が一にも」というロジックそのものは,両方向性に働くから,言っても意味ないんだよね。この話はしたよね。だから「万が一にも」「可能性は否定できない」「なにかあったらどうするんだ」この発言はね,以後禁止にします(笑)。

医者としても学生としても科学者としても,ほとんど無意味だから。残念ながら病院でもそういうことを言う人いっぱいいるんだけど。ほとんど言うだけ無駄です。

……何の話していたっけ? この人,どうする? これから先。早くしないと,お昼食べられなくなっちゃうよ。

原田 ええと,今飲んでいる薬があるか。

岩田 おおお,素晴らしい。何でそれを訊きたいの?

原田 その薬剤性のなにかが。

岩田 そうだね,その薬剤性の……なにか(笑)。なにかって何?

(一同笑い)

岩田 「お薬は持っています。お医者さんにもらったお薬ですけど。よくわかりません」だそうです。

よくある話なんだよね。日本の高齢者は,自分の飲んでいる薬を把握していないことがほとんどだから。なにかよくわかんないけど,近所のお医者さんにもらったお薬を飲んでいます。

原田 それは何でもらったのか。

岩田 薬局でもらいました。

(一同笑い)

原田 何の治療のためにもらいましたか?

岩田 「ああ,腰痛くて病院に行ったんですよ。腰が痛くて熱が出たので,病院に行ったんです。それでお薬もらったんだけど,良くならないので先生のところに来ました」……ほら,話を聞くといろんな展開が出てくるよね。

これもよくある話なんですよ。自分がこの人にとっての最初の医者だと思ったら大間違いで，もうすでにほかの病院に行っていて，そこで良くならなかったら来た。というのはよくあるシナリオなんです。だからこれも訊かないと気がつかない。
さあ，どうする，どうする。

原田 その病院では，何て言われましたか？

岩田「その病院はねぇ，何かあんまり説明されませんでした。何かとりあえず薬飲めって言われてもらいましたけど……何か，うーん，何だっけなぁ。膀胱炎とか，腎臓がどうとか言っていたけど，あんまり説明してくれませんでした」。
またまたこれもよくある話です。あまり日本の医者って説明してくれないんですね。**ぼくが月曜日にした，あえて説明しないっていうのとはまた別の話だからね**，ちなみに。

原田 以上です。

岩田 以上。先生，もうこれで終わりですか？（笑）

（一同笑い）。

岩田 はい，えーと13班。どこだっけ？ はい，じゃあどうしよう。
患者さんもそろそろ何とかしてくださいって，イライラしてきたね。外来始めてもう20分ぐらい経っているよ。後ろで看護師さんがつついています「先生，あと15人待ってるんですけど。早くしてください」って。
現実世界ってそんな感じです。

金子 発熱は何℃ぐらいか訊きたい。

岩田 測ったとき38℃くらい。ちなみに，発熱が何℃あったか訊きたいのはどうして？

金子 それは職業とかを訊くのと一緒で，基本的情報として知りたいです。

岩田 なるほど。
何℃かだとなにかの役に立つの？ 実はね，あんまり役に立たないんです

よ。昔は熱型パターンとか大事にしました。弛張熱か，とか稽留熱かなどなど。でも，最近ではこのような熱型で病気が診断できることはあまりないといわれています。

まあ，雑駁には役に立つよ。微熱なのか，高熱なのか。ただし，いくつかの例外があって。その話はまたあとでしましょう。

この患者さんの場合「だいたい38℃ぐらい，毎日測っているわけじゃないですけど」そんな感じです。

金子 ▶ さっき，あんまり放散痛の可能性は高くないという話にはなったんですけれども，一応内臓の疾患をまだ疑って，たとえば肝臓や胆嚢とかの疾患の放散痛だと考えて。

もし胆嚢炎だったら吐き気がないですかとか。

岩田 ▶ なるほどね。みなさんまだsystem reviewやってないでしょ。ほかの症状，まだ主症状しか全然チェックしてないでしょ，そもそも。血尿と残尿感ぐらいでしょう。

それはダメなんだよ。ちゃんと訊かないとダメなんだよね。ほかの症状も。吐き気はありません。

金子 ▶ 肝臓がもし悪いとしたら，最近だるくないですかとか，食欲は落ちていませんかとか訊きたい。

岩田 ▶ ああ，なるほど……「だるいです。食欲も落ちました」。

でもね，だるいとか食欲落ちるというのは，これは実は非特異的で，だから肝臓の病気とはいえないよね。いろんな病気でだるくて，食欲落ちるよね。彼女に振られたって，だるくて食欲落ちるかもしれない。今週のこの授業そのものがだるくて食欲落ちる人もいるかもしれない（笑）。

いやに肝臓にこだわるね。肝臓で腰が痛くなるというのはあんまりないかなあ。放散痛っていっても，肝臓の放散痛は肩とかね。確かに背中でもちょっと，高い方の背中に行くかな。腰か……まあ，ないとはいわないかな。膵臓とかだったらね，腰痛いって言ってくるかな，どっちかというと。膵炎ね。これなら合うかもしれないね。

金子 ▶ あと，じゃあさっき腎炎の疑いが出ましたけれど，そこでいきなり診察，

CVAノックペインにいかずに，最近足がむくんで靴がきついとかそういうことはないですか？

岩田　ああ，いい質問しますね。「特にむくみはないです。むしろ最近ちょっとベルトが緩くなってきました」と。
　　　ベルトが緩くなったってことは，なにを意味してるの？

金子　体重減少です。

岩田　そう，体重減少なんだよね。そのように考えてください。
　　　腕時計が緩くなったとかね，ベルトが緩くなったとか。体重を量ってない人が多いからね。逆に体重減少がありませんかって訊いて，「ありませーん」って言われて，そこでああそうですか，で終わらずに「着てる洋服がちょっと緩くなっていませんか」など質問を変えて食らいついていくといいよ。
　　　あと視診でわかることもあるよね。ベルトにシワが付いて，線になっていることがあるでしょ。あれを見ると，昔より太っているとか痩せているとかがわかるよね。腕時計のベルトが金属のやつだとわかんないんだけど，革のベルトだったら，たとえばむくんでいたら，ふだんよりも短めになっているかもしれないし。
　　　さて，この人は体重減少はありそうです。

金子　そうしたら，飛躍しすぎかもしれないんですけど，体重減少と，さっきどっちかというと体性痛だったので，後腹膜が問題かもしれない。
　　　体重減少があるということは，悪性腫瘍かもしれないので，どこかの悪性腫瘍が後腹膜に転移した，と。

岩田　ああ，後腹膜転移。なるほどね。そういうの考えられるよね。どうする。「患者さん，ちょっと後腹膜に何か転移していませんか!?」って訊く(笑)。

金子　それで，なにを訊いたらいいかというのはちょっとわからないです。

岩田　はい，わかりました。
　　　腫瘍が後腹膜に転移するというのは，あんまりないんだけど，よくあるのは膿瘍性疾患ですね。膿。後腹膜膿瘍とかね。あとは後腹膜線維症。後腹

膜で線維化する，そういう病気があります。

たとえば最近では，IgG4関連疾患という比較的新しい概念の病気があるんだけど，これなんかは後腹膜に線維症が起きます。それから，後腹膜線維症が起きると，たとえばそれが尿管をつぶして，さっき出てきた水腎症の原因になったりもします。

後腹膜膿瘍，これはたとえば腎膿瘍，Gerota's fasciaってあったでしょ。腎臓の膿瘍がGerota筋膜を越えて後腹膜の筋肉に流れることもある。虫垂炎，アッペが後ろを向いて，そのアッペの炎症が後ろを貫いて後腹膜膿瘍を起こすこともある。あるいは，心内膜炎という心臓の感染症があって，そのばい菌が後腹膜に血管を通じて飛んでいくこともある。いろんな理由で後腹膜膿瘍を起こすんだね。

後腹膜膿瘍を疑ったときの，一番いいフィジカルサインは，Psoas signといいます。後腹膜には腸腰筋ってあるでしょう。その腸腰筋，Iliopsoas muscleの「腰」のところ，Psoas muscleというところがあって，それが骨盤の中を通っています。ここに炎症が起きると刺激が起きるので，その刺激を回避するために，患者さんは「かがむ姿勢」をとります。股関節を曲げる。で，これを無理に伸ばそうとするとイテテテテってなります。

よくあるのが側臥位にして，患者さんの足を後ろに引っ張ると「痛い痛い痛い」となる。これがPsoas sign陽性。これは後腹膜になにか炎症があることを示唆しています。こういうフィジカルをとることもできます[17]。そうしたら10班。はい，どうぞ。

井上：家族歴と既往歴を訊きたいので，最近大きい病気があると言われたことはありますか，という質問をしたいです。

岩田：はい。家族歴，既往歴を訊きたいね。家族歴は特にありません。奥さんはもう先に亡くなっちゃっていて，一人暮らしです。既往歴は生来健康です。大事なのは健康診断ね。つまり健康診断を1回も受けていない人が「既往

---

17) Psoas signもYouTubeで見ることができます。PはサイレントPなので，ソーアスサインって言ってますよね。
http://www.youtube.com/watch?v=n0a0PCwsVQ4

歴なし」というのは，実は病気を持っている（でも気づかれていない）可能性があるんだよね。たとえば糖尿病とか高血圧とか。だから健康診断でも異常を指摘されてない，というのを確認しないといけない。

この患者さんの場合，健康診断でも65歳で引退するまでは異常を指摘されてなくて，その後は特に健康診断を受けてない，つまり約20年間の空白があります。でも入院もしてないし，ふだんは病院にもかかってないし，ふだん飲んでいる薬はありません。今のお医者さんにもらった薬だけを飲んでいます。という感じです。

井上 リンパ節が腫れていないかとか。

岩田 「リンパ節腫れていませんかー？」何ですか，それ？

井上 触診してみて確認します。

岩田 もう触診する，いきなり（笑）。うんうん。何でリンパ節触るの，ちなみに？

井上 癌のリンパ節転移があると，リンパ節が腫れたりするのでそれをみるためです。

岩田 わかりました。はい，じゃあ，とりあえず話もそこそこで，診察しましょうって言って，この医者せわしないねえ。なにか病歴をとったり診察したり，病歴をとったり（笑）。落ち着きのない医者ですけど，まあとりあえず診察もしましょう。
習いましたね。顎下腺を見て前頸部を見て甲状腺を見て後頸部を見て，後頭部。うん，首，リンパ節全然腫れていません。腋窩もみます。てっぺんをみて，内側をみて，前側をみて，丁寧に触りましたけれどなにも触れません。鼠蹊部もみましたが，鼠蹊部のリンパ節も腫れていません。肘のリンパ節，これはたとえばサルコイドーシスとか，全身性の炎症性疾患でときどき腫れていることがありますけれど，肘のリンパ節は腫れていません。
あんまりリンパ節腫脹はないようです。

井上 こけたりしていないか。

岩田 ▶ それはなにを疑って？

井上 ▶ 骨折です。

岩田 ▶ そうですね．骨折も考えますね．ただ，熱は説明できないね，骨折では．というのも考えないといけないね．
ときどきあるのが，もともと熱のある病気があって，ふらふらしてこけて骨折とかね．そういう人はときどきいますね．つまり，熱と腰痛がまったく別の原因であること．そういうことも念頭に置く．
さて，この人はこけてません．

井上 ▶ あとは，運動したときとかに痛みが増強するかということと，安静にしているときに痛みが軽快するかどうか．

岩田 ▶ いいですね．さっきも言ったけど，動くと痛いです．安静にしていると楽です．そのことはなにを意味しているんだっけ？ そう，体性痛なんだよね．さっきから同じ話をずっとしているんだけど，話聞いてる(笑)？
与えられた情報を有効に活かそうね．体性痛って言っているにもかかわらず，肝臓に戻っていったりとか(笑)，腎臓に戻っていったりとか，いろんなところに行っちゃっているけど．

よし！ もうお昼近いけど，ここで話の腰を折るのもなんだから，ちょっと午前中がんばってくれる？ 午後は少し短めにするからさ．今から10分，与えられた情報をもとにもう1回話し合って，そしてこの人に何の可能性があって，これからどうしたらいいのか．まだ，問診とかも全然訊けてないし，それから断片的な情報しか得られてない．ストーリーとして成り立ってないよね．

(以下，シェフィールド大学学生のダニエルと，英語での会話を翻訳)

ダニエル ▶ 排尿困難感とかありませんか．

岩田 ▶ 歳相応にはあるけどね……頻尿とか残尿感は何年か前からはあるようです．ただ，最近ひどくはなっていない．なにを考えた質問かな？

ダニエル ▶ 例えば前立腺の疾患とか，がんでメタとか．

岩田 そうだね。骨メタなら背部痛は説明できるし，この年齢ならがんは考えるよね。高齢男性で，骨メタを起こすものといえば，前立腺を考えるよね。熱も腫瘍熱で説明できる。

ダニエル あと，胃の調子が悪くないかとか，いろいろ訊いてみたいです。

岩田 そうだね，ここでシステムレビューをやろう。
全身倦怠感，体重減少，食欲低下があります。睡眠はしっかりととれていて，休んでいるときは背中も痛くありません。動くと背中が痛いんだよね。抑うつ症状もなく，視力，聴力，嗅覚，味覚異常なんかもありません。耳鳴りもありません。歯も痛くなく，顎も痛くなく，頭痛もありません。首も痛くなく，咳，鼻水，鼻づまり，咽頭痛など気道感染症を疑わせる症状もありません。呼吸困難感はないし，深呼吸をしても痛くないし，肩も痛くありません。皮疹もありません。あと，朝のこわばりとか，関節痛もありません。排尿障害なんかもないし，腹痛，悪心嘔吐，下痢，便秘もありません。

ダニエル 痛みを悪くする因子は何でしょうか。

岩田 動くときだけ。体を捻ったり，立ち上がったり……。

ダニエル 痛みを緩和する因子は？

岩田 じっとしてること。そうすると痛みは良くなります。

ダニエル とくにこの姿勢だと……というのはありますか。

岩田 うーん，特にないなあ。副鼻腔炎の時みたいに，前かがみになると痛みが増すとかね。覚えているかな。膵炎のときなんかは，前かがみになっていると逆に楽になるよね。

（日本語に戻して）というわけで，これぐらいは情報を得られたので，さあ，じゃあみなさん話し合ってみてください。システムレビューって大事だよね。これでだいぶ除外ができたと思うよ。

話し合い

岩田 はい，じゃあここで止めてみてください．9班．なにか思いついたことある？

川合 この特定の疾患ってわけではないですけど……でも一応，脊髄腫瘍とか膿瘍の可能性もあるかなと．

岩田 脊髄腫瘍と脊椎腫瘍どっち？ ……脊髄腫瘍ね，オッケー．はい．脊髄は神経，脊椎は骨だからね．

川合 なので，これが特定されたわけではないんですけど，まず，どういうふうに痛いのか．つまり，神経が圧迫されるようにズキズキした痛みなのか，それともギックリ腰みたいに，普通に筋肉痛みたいに痛いのかというのを訊くことが大事かなと思います．

岩田 神経を圧迫した時の痛みというのは，放散痛を伴うことが多いよね．足にびーんと来るような痛み．あるいはさっき言ったみたいに脚を屈曲させたときにね，そのときにビリビリビリと脚に刺激が走る．この患者さんではそういうのはありません．「ずーっと重たい感じで，ズキズキかズーンかって言われると，ちょっとなんとも言えないです」と．
痛みの性状をを高齢者に，いや，高齢じゃなくてもそうだけど，訊いてもだいたいうまく答えてくれないことも多いです．ビミョー，みたいな感じになる．
はい，どうぞ．

川合 あとは，体重減少ってことなんですけど……食欲がないから体重減少なのか，それとも体重減少はその病気によって起こったのか，ちょっとわからないので．食欲がないって言っているけれど，実際食べているのか，食べていないのか．

岩田 「まあ一応食べるんだけど，おいしくないし，あまり食べたくもないし，食べられません．それに自分で料理作るのがめんどくさいし，どっちかというとちょっと横になっていることが多いです」とのことでした．

原田 ▶ なるほど。それ以外あんまりちょっとわからなかったです。

岩田 ▶ はーい，わかりました。その横の10班。もう1回出てもらおうか。
もう今までの病歴で結構ヒントが隠されているからね。よく活かしてね。

井上 ええと，太ももとかお尻のしびれがあるかを訊きたいです。

岩田 ▶ それはなぜ訊きたいの？

井上 ▶ 坐骨神経痛があるかどうか。

岩田 ▶ うん，さっき言ったけど，ピリピリしびれたりとか，放散痛とかないから。ちゃんと人の話聞いてる（笑）？

井上 ▶ ええと，なにをきっかけに痛くなったか。突然痛くなったりとか。

岩田 ▶ オンセットってこと？ 特にこれというきっかけはないです。
2週間ぐらい前から，多分，気がつくとなんか……だんだん痛くなってきてって感じ。突然ってことはなかったです。

井上 ▶ 2週間前にかぜをひいたりというのとかもない？

岩田 ▶ それはなにを意図した質問？

井上 ▶ なにか感染した結果，脊髄に炎症とか及んでいるのではないかなと。

岩田 ▶ ほう，なるほど。かぜとかはひいていません。

井上 ▶ おしっこのことなんですけど，さっき夜間，夜にちょっと尿意があるとかという話があったんですけど，尿失禁があったかというのも。

岩田 ▶ 尿失禁はさすがにないみたいです。さすがにというのも何だけど。ないです。と本人は言っています。なかなか言えないかもしれないね。尿失禁があるとなにを考える？

井上 ▶ 尿失禁があると，排尿に関係する神経に影響が出ているかもしれないので，その神経系に炎症が及んでいるのではないかと思いました。

岩田 ▶ なるほど。このね，排尿が多くなったり，残尿感があるというのは何年も

前からの話なんで，ちょっと今の2週間ぐらい前からの熱と関係あるかどうかとちょっと微妙だよね．多分ないんじゃないかな．ちょっと時間的に合わないし．

やっぱり時間ってすごく大事だよ．何年も前から起きていることと，この2週間に起きていることが同じ原因かというと，多分違う可能性の方が高いよね．

オッケー，じゃあ10班の前の班，13班．ちょっと意見訊こうか．本当は昼飯までに診断つけてあげたかったんだけど，つかないねえ（苦笑）．ノーコメント？

金子　さっき，後腹膜に炎症があるかどうかみるサインがあるという話を……．

岩田　Psoas signね．

金子　それは陽性なんでしょうか．

岩田　Psoas signはPを読まなくて「ソーアスサイン」というんだけど，サイレントPなんだよね．Psoas signは陰性でした．バタバタやってもらったけど，全然痛みは誘発されませんでした．
オッケー，じゃあ2班にもう1回意見を訊こうかな．

山田　薬を前の病院でもらっているという話だったので，その薬を見せてもらう．

岩田　はい，そうですね．見せてもらえますかって言って．
わかりましたって言って……普通患者さんってお薬手帳ってだいたい持ってるからね．薬局でもらっているんで出してもらいました．

薬剤歴から導く診断

岩田　はい，3種類薬が出されていました．ロキソニン®と，ムコスタ®と，それからジェニナック®って薬が出されていました．ロキソニン®というのはロキソプロフェンという，NSAIDs，非ステロイド性の抗炎症薬，いわゆる痛み止め，解熱薬ですね．ムコスタ®というのはロキソニン®と一緒

に出されることが多い胃の粘膜保護剤ですね。そしてジェニナック®というのは，ガレノキサシンというニューキノロン系の抗生物質でした。これが3日前の日付で処方されていました。

このページをペラッとめくってみると，実は7日前に別の薬局から別の薬が処方されていました。カロナール®という薬と，それからクラビット®という薬でした。カロナール®とはアセトアミノフェンという解熱鎮痛薬。そしてクラビット®というのはレボフロキサシンというやはり別のフルオロキノロン系の抗菌薬でした。

さらに，10日前に，別の薬局からまた別の薬が出されていて，そこでは1種類の薬が出されていました。それはシプロキサン®，シプロフロキサシンという，やはりフルオロキノロン系の抗菌薬でした。
つまりこの患者さん，10日前にシプロが出されて，7日前，3日後に別の薬局からクラビット®，カロナール®，アセトアミノフェンとレボフロキサシンが出されていて，さらにその後にガレノキサシンとロキソプロフェンとムコスタ®という3種類の薬が出されていたという事実が判明しました。お薬手帳は偉大です。

みんなこれ，実際にあった患者さんの症例をプライバシーを守るためにちょっとデフォルメしているんだけど，要するに，現実世界というのはこういうところなんですよ。みなさんが患者さんを診断するのは，現実世界以外のなにものでもなくて，だいたいこういうところでやるんです。リアルなシミュレーションだと思ってください。はい，それで？

山田 そのもらっている薬を，今もきちんと服用しているのかを確認します。

岩田 最初にお医者さんでもらった薬は全然効かないのでやめちゃって。その後でもらったクラビット®も全然効かないのでやめちゃって，最後にもらったジェニナック®は今でも飲んでいますけど。薬飲むと熱はちょっと下がったような気もするんだけど，下がりきらずにまた出てくるんですっておっしゃっています。
薬飲んだ直後はちょっと熱も下がるし，あとはロキソニン®とか，カロナール®みたいに解熱鎮痛薬も飲むと痛みはちょっとましになるし，熱も

下がるんだけど，また何時間か経つとまた熱が出てきます。抗生物質は効いているんだか効いていないんだか微妙みたいな感じです。解熱鎮痛薬は効いている。だけど，また元に戻る。

……さて。普通，外来をやっているときに昼飯に行くというのは許されてないんだけど，まあいいか。じゃあ昼飯にしようか。どうする？
これ，決着つくまでやってから午後のセッションをするのがいいか，昼飯食ってからこの続きをやるのか，どっちがいい？ 一般外来だと，「ちょっとここで昼飯食いに行くんで待っててくださいね」ってわけにはいかないんだけど(笑)，どっちでもいいよ，みなさんで決めて。

じゃあ，多数決で決めようか。今，昼飯食いたい人。……あれっ，いない。じゃあ，この問題にケリをつけてからの昼飯でいいという人。おっ！ みなさん偉いねえ！ ちょっと感動しちゃったよ(笑)。

(一同笑い)

岩田 というわけで，俄然やる気が出てきましたね(笑)。
いつ昼飯が食えるかはみなさん次第だということで。がんばってください。オッケー，じゃあもう1回話し合ってごらん。今の与えられた情報で，どういうことを考えるか。

話し合い

岩田 ちょっとそこの班。発言してごらん。

青木 さっきキノロン系の薬をたくさん処方していて，ひとつひとつの薬を長く飲んでいなかったですけれど，キノロン系の薬をずっと飲んでいたので，キノロンで叩ける菌の可能性は低いと考えました。なので，もうちょっと違う菌を考えて……。
結核性の菌の話がまだ出てなかったと思うんで，結核性の脊椎炎を考えました。

岩田 結核性の脊椎炎を何て言うか知ってる？

青木 ▶ 脊椎カリエス。

岩田 ▶ そうだね。脊椎カリエスだね。あるいはPott病ともいうよね。ありがとう。正岡子規という歌人がなってたやつがそうだよね。
　キノロン系の抗菌薬で，なにが殺せてなにが殺せないかというのは結構重要な問題です。
　キノロンは実は，ある程度結核にも効くんですよ。だけど，そんなにべらぼうに効くわけではないので，治せるとは限らないですね。けど結核って，普通は何カ月とか長い治療を必要としますね。

　ぼくはね……あっ，ぼくはって言っちゃダメだね，この症例の主治医はね(笑)，これ現実にはないフィクションだからね，あくまで。この最初にみたドクターに電話したんですよ。結構ねちっこい医者なので，「これ，どういう意図でやったのか」って訊いたら，最初のシプロフロキサシンを出した医者は，「なんか腰が痛くて熱が出てるんで，まあ尿路感染じゃないかなと思って，とりあえずシプロ出しました」と。
　「尿の検査しましたか」って訊きました。尿路感染だったら尿の検査するよね。白血球尿とか細菌尿とか出てきそうなものですが。「いや，別に検査なんてしませんでした，腰が痛くて熱があったら，尿路感染でしょ」。それで，シプロを出したと。
　次の医者，クラビット®を出した医者にどうでしたかって訊いたら「多分尿路感染で，シプロも効かないんでとりあえずクラビット®でも出しておこうかなと。尿路感染って普通はキノロンでしょ」みたいな感じでした。

　次の医者は「なんかよくわからないけど，熱も続いているし，血液検査を出したら白血球とCRPが高いということがわかりました。まあ，何か炎症があるので，前の医者がシプロとクラビット®出して，治らないので，シプロとクラビット®を出しても効かないんだったらジェニナック®だと製薬メーカーのMRさんに教わって」。

(一同笑い)

　「それでガレノキサシンを出しました」という驚くべき見解というか，面白い事態がわかってきたんですね。

岩田 前の医者がなにをやったかって訊くのは重要だね。もうすでに検査している可能性もあるしね，いろんな情報を手に入れることができますね。
はい，訊いてみよう。そこ何班だったっけ？ 3 班，はい。どう思う。昼飯食うためにがんばろう。

吉川 前の班と同じように結核の話があってそれを考えたのと，あと末梢動脈疾患もあるのではないかと考えました。

岩田 なぜ末梢動脈疾患を考えたの？

吉川 教科書の知識になるんですけれど，運動したときに痛みが出るということで。

岩田 うん，どこに？

吉川 下肢です。

岩田 下肢ってどこ？ 脚のことだよね。上肢って腕で，下肢って脚だよね。運動して痛くなるのは脚だよね。
たしかに，Buerger 病みたいに，末梢の動脈の閉塞。あるいは動脈硬化とかだと，歩いていると血流が足りなくなって相対的に詰まる。脚が痛くなって，しゃがみこまないと血流が保てないと。それでつらくてしゃがみこんで，しばらく経つとまた立ち上がって歩くと，またしばらく経つと，しゃがみこむと。
脚が痛くなるんだよね。これを間欠性跛行，Claudication といいます。でも，この患者さんにはこんな症状まったくありませんね。
この患者さん，腰が痛いって言っているし。しかも熱あるし。動脈硬化って熱は出ないでしょう。それは違う。
あと，どうして結核って思ったの？

今なにをやっているかというと，みなさんの説明の根拠を検討しているんですね。これ，「当てもの」じゃないので，別に当たる，はずれるはどうでもいいんですよ。みなさんがなにを根拠に A という病気を考え，なにを根拠に B という病気を考えていないのかを検証しているんです。

間違った根拠でものを考えるクセがつくと，いつまで経っても診断が上手

にならないんです。正しい根拠で検討して，結果的に間違えるということはあっても，間違った根拠でたまたま偶然当たっている，ではダメなんです。それは，要するに1回2回はうまくいったかもしれないけれど，10年20年のプラクティスには耐えないからさ。
というわけで，なんで結核だって思ったの？

吉川 さっきの話ではニューキノロン系の薬を処方されていたので，何で処方したのかはわからなかったんですけれど，おそらくそれは結核とかを疑って出したんではないかと考えて。
その患者さん自体も薬が効かないということで途中でやめてしまったというのもあったんで，完治していなかった可能性があるので，結核ではないかなと思いました。

岩田 なるほど。わかりました，いいでしょう。その後ろの班。8班。はい。どう思う？ 今までの説明に付け加えてもいいし，自分たちだけでのアイデアでもいいよ。

木村 うちのところでも，結核性の脊椎炎を考えたんですけれども，ただ○○堂の医学大辞典で調べると，「肺結核の既往がある人に生じる」と書いてあったんですけれど。

岩田 ほんま？ ちょっと，見せて。

……ああ，これはね，この辞典が間違ってます。これはね，医学知識がないのか，日本語の知識がないのか，あるいはその両方なのか知らないけど，間違いです。
読んでみるよ。○○堂医学大辞典。「肺結核からの二次感染として生ずる脊椎の結核，脊椎結核であり……云々」これは間違いです。
間違いというと，少し言いすぎかな。ま，解釈としてはそう取れなくもないとは思うけど，いずれにしてもこれ，日本語おかしい。書いた人が悪い。誰が書いたか知らないけれど。
肺結核の既往がなければ，脊椎カリエスが除外できるということはありません。そうじゃない人の方がむしろ多いぐらいだよ。

確かにね，要するに肺結核には一次感染と二次感染があって，吸い込んだ

ときにたとえば肺門部のリンパ節とかに結核が入り込むわけね。それで，ちょっとインフルエンザみたいな症状が出てから，何十年も経って空洞ができて肺結核が出るということはありますよ。その一次結核から，血流を通って，たとえば腎臓の結核ができたり，脊椎カリエスになったり，あるいは頭に波及して結核性髄膜炎があると[18]。

でも一次感染のことを「普通は」肺結核って言わないから。まあ，肺にあったとしてもね。普通，肺結核というと二次感染，二次結核のことだからね。文脈的にいうと，これは科学的にうそをついているとは言えないかもしれないけど，きわめて紛らわしい，要するに日本語がヘタだということになります。○○堂の医学事典は買うなということですね（笑）。持ってなくてよかったよ。

頻度と程度の重みづけ

肺結核のある人で脊椎カリエスになる人はいますよ。だけど，肺結核になった人じゃないと脊椎カリエスにならないというのは，意味が違うでしょう。このね，論理学の十分条件，必要条件。Alwaysなのか Not alwaysなのか，Oftenなのか。Frequentlyなのか，Sometimesなのか Rarelyなのか。このへんの違いは極めて重要です。

多くの臨床医はこのような副詞の使い方を無視しているか，間違っているから失敗するんですよ。これはね，すっごい重要なことなのでよく覚えておいてください。

いい？ ある事象が，必ずあるのか，たまにあるのか，そういうこともあるのか，しばしばなのか。肺結核を合併していないと絶対に脊椎カリエスが起きないのか，それとも肺結核を合併している人にしばしば脊椎カリエスが起きるのか。肺結核を合併している人でときどき脊椎カリエスが起きるのか。これらは全然意味が違うし，そもそも次のアクションをとるときの決め手でしょ，これが。

---

18) Schaaf HS and Zumla A. Tuberculosis A Comprehensive Clinical Rerefence (Saunders Elsevier 2009) によると，筋骨格系の結核における肺結核の合併は 29-50％とある（494ページ）。

そして，こういう「頻度の情報」をきちっと書いていない教科書はダメ。昨日も似たようなことを言ったけど，そこがきちっと書けていない教科書，あるいは間違った記載がある教科書はむしろ，読むに値しない。

残念ながらこのような教科書はたくさんあります。「頻度の情報」に対する無頓着さがそうさせているんです。でも，**「頻度の情報」って臨床医学的にはとっても大事なんです**。

よく医者のカルテを読んでると，「ナントカ病除外」って書いてあるんですよ。心筋梗塞除外，大動脈解離除外，食道炎除外，食道破裂除外。これは一番ダメなカルテの書き方。

「ナントカ病除外」には，「程度の重みづけ」を加味した言葉が入ってないでしょう。これじゃ，ダメなんだ。

「おそらく」心筋梗塞。だけど，大動脈解離も「ありえなくはない」。食道炎は「おそらくない」だろうが，一応念のため除外しよう。食道破裂は「まずありません」。

こんなふうに重みづけをつけて鑑別疾患を挙げないと，ただ鑑別疾患羅列して「ナントカ病除外」，「ナントカ病除外」，rule outなんとか，rule outなんとかって書いてある。

こういうカルテを見たら，ぼくだいたい研修医にやり直し出しますよ。なにも考えてないってことですからね。

必ず自分の立てた仮説の重みづけを立てることが重要。同じように，肺結核に続発して脊椎カリエスは起きるのか。肺結核に続発して脊椎カリエスを起こす『**こと**も』あるのか。

この「言葉の重み」というのは，別に重箱の隅をつついているのでも何でもなくて，極めて臨床医学の本質的なところです。この本質に気がつかないと，臨床医学では失敗の連続です。

だって，なんとか除外，なんとか除外，なんとか除外って並べるだけだと全部検査しないといけないでしょう。じゃあ心筋梗塞除外のために心エコーをやって心カテやって，大動脈解離除外のために造影CTやって，食道炎のために内視鏡やって，みたいな。検査の乱れ打ちになりますよ。一番ダメな医者の行動パターンですよ。

こういうのを避けるために，重みづけがすごく大事になる。

なんか，ずっと文句ばかりで申し訳ないんだけどさ，これはあなたの持っている辞書が悪いんであって，別にあなたの責任でも何でもないので，自信を持って辞書を投げ捨てる。

（一同笑い）

岩田　後輩にあげるのでも何でもいいんだけど（笑）。
でも後輩にあげるというのは，後輩のためを思ってないよなあ……間違った情報はそこで廃棄するのが一番だよね。こういう，医学辞書のくだらない文章を見るのが一番良くないよね。これ，辞書というのは言葉に対して，一番厳密な人たちが書くものであるからさ。
……ってそんなの，愚痴いってもしょうがないよね。疲れたね，みなさん。

はい，わかりました。なんとなく，結核，脊椎カリエス，結核性椎体炎の可能性が高いんじゃないかというのがだんだん浮かび上がってきましたね。
じゃあどうするかという話をこれから検討してもらいます。今から午後の課題を出します。（午後）3時20分から開始します。もっと時間ほしい？いいね。3時20分に集合してください。今から課題を出すので，それに取り組んでもらいます。

> 1〜3班の課題
> 脊椎カリエスのpathogenesis，発症機序と疫学，臨床症状。
> ここまでをまとめてきてください。

> 4〜6班の課題
> 結核性椎体炎の診断についてまとめてください。

岩田　前回やったように，こんなテストがあります，こんな検査があります。というのはダメ。何のためにこの検査をして，この検査はどれぐらいなにがわかるか。感度は何％で特異度が何％で，鑑別疾患はなにでピットフォールはなにか，こういったところをきちんと吟味してくださいね。
ただ，検査はこんなのがあります，あんなのがありますって並べるだけではダメです。

> 7班～9班の課題
> 結核性椎体炎の治療戦略についてまとめてください。

> 10～13班の課題
> 腰が痛くて，熱が出ているという症例で，結核性椎体炎じゃないとしたら，どのようなdifferential diagnosis，つまりどのような除外しなければならない疾患があるかのリストを作ってください。さらに可能なら，それを除外する方法についても検討してください。

いいね。ではまた午後に会いましょう。

6月20日(水) 3日目 第3講

休 憩

岩田　はい。では発表してもらおうかな。3班。
じゃあ，どうぞ。……なにが突っ込まれる気がするって？（笑）突っ込まれるポイントを意識しながら発表するから面白いんだよ。

結核性椎体炎の発生機序

佐々木　発症機序は……結核菌が血行感染によって軟骨終板部に初発病巣を作って，椎体の骨稜下に進展して，骨を破壊したり，吸収したりして，膿瘍を形成します。
さらに椎間板へ侵入して，どんどん隣の椎体へ侵入していって，最後は破壊されたり，壊死したり，場合によっては脊髄圧迫を起こして麻痺したり，脊柱変形をきたしたりします。

岩田　ふーん。では，1班の意見も訊こう。

田中　結核の飛沫核が人体の中に入ると，正常な状態だったら粘膜などで排出されます。しかし，小胞に行ってしまうと，肺胞のマクロファージが非活性の状態で菌を貪食します。
結核菌が貪食されたときに，マクロファージの中で取り込まれると，食胞というものができ，食胞とライソゾームという酵素が入っている袋と融合することで，殺菌が起こります。その融合を起こすときに，食胞に発現してくる分子があって，菌がその発現を阻害します。それによって，菌体が入った食胞と酵素が融合できなくなるので，菌がマクロファージの中で生き残ります。
それから，マクロファージの中で菌がどんどん増殖し，そのうちマクロファージが破れ，その内容をばらまくと，ほかの感染していないマクロファージも感染を起こして，どんどん菌が増殖します。

感染当初は，特になにも症状はないんですけれど，だんだん人の中で細胞性免疫が働きはじめ，感染の2～4週後に人体の機能は結核菌の増殖を阻害するために，2つの反応を起こします。1つはマクロファージの活性化で，2つめが遅延。この組織破壊は遅延過敏反応の結果によるものです。
ちょっと長くなるんですが，ふたつを説明していきますと，マクロファージ……。

岩田　ちょっと端折ってね。時間が押していて，いろんな大人の事情もあるので。

田中　はい。マクロファージが活性化されると，サイトカインがいろいろ出て，発熱や体重減少が起こります。
ふたつめの遅延過敏反応が起こると，肺組織がバンバン壊され，浸潤していき，それによって，菌体を体外に呼吸や咳で排出します。
血行性にどうやって感染するかというと，初期感染のときに，マクロファージによって，局所リンパ節に運ばれて，中心静脈に入ります。そこから血行性に体中にばらまかれて，佐々木君が言っていたようなことが起こる……という感じです。

岩田　ん？　ええと，どこに飛んでいるの？　その菌体が血行性にって。

田中　それは，ちょっと，そこまではやってなかったんですけれど。
多分担当した人によると，ハリソンを読んだんですけど……。

岩田　あんまり実はハリソンには書いてないね，今読んだけど。

田中　血行性病変の再燃や傍椎体リンパ節まで拡がってくる，としか書いていなくて。あとは，ネットも調べてみたんですけど，あまり書いてなくて。

岩田　そうだよね。ぼくも今調べてみたんだけど，細かく書いてあるのは少ないかもしれないね。うん，わかった。
よくいわれているのはね，最初に初期病変を作って，そこから飛んでいくとあるんだけど。いつかというのはわからないんだけどね。

みなさんは知らなくてもいいんだけど，感染症の教科書によく書いてある結構マニアックな知識だと（……板書しながら）椎体の前下方にぴたっとくっつくと，前の方からワサワサワサと壊れていく。こいつがぐじゃっと

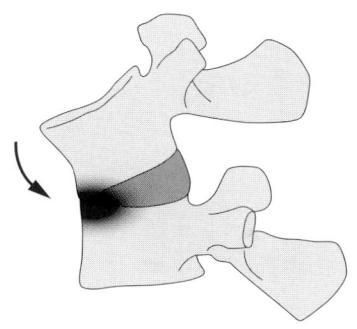

●結核性椎体炎の進展

前方につぶれる。これが進むと，脊椎カリエスの患者さんって全体的に後ろに突出しているような形の背中になっていきます。
これをgibbous formationというのだけど（gibbousには「せむし」などの意味がある）。
じゃあ，ついでだから，そのまま臨床症状とかも教えてくれる？

田中　臨床症状は，69％の患者にLeg weakness，下腿の脆弱性，それから46％の患者さんにgibbous兆候，突背脊椎変形がみられます。
それから，21％の患者さんに痛みがみられ，10％の患者さんにpalpable mass，塊の触知がみられます。これは調べたんですけど，なにを触知しているのかよくわからなかったです。

ここからは，人数がすごく減りますが，5％の患者さんにnumbness，痺れがみられ，2％の患者さんにincontinence，失禁。1.6％の患者さんにfever，熱。1.4％の患者さんにfistula，瘻孔。それから0.1％の患者さんにsleepiness。0.1％の患者さんにdysphagia，嚥下障害がみられます。それから下肢が弱くなるのと麻痺の合併が，50％以下ぐらいでみられます。

岩田　はい。あとは気がついたことなにかある？

鈴木　日本での好発年齢は，だいたい中高年齢者で，発展途上国では，大きめの子どもや若い大人で多いらしいです。
そしてアメリカでは，肺以外の結核の約10％を占めていて，その内40％

が脊椎，それからお尻が13％ぐらいで，膝が10％ぐらいで起こります。

岩田 それは……結核性の骨髄炎の話だよね。
椎体炎というのは，どの場所に起きると思う？ 椎体には頸椎と胸椎と腰椎があるけど。

鈴木 ええと，胸椎と腰椎が多くて，子どもは上部胸椎が好発部位で，大人では下部胸椎と上部腰椎が好発部位です。

岩田 そうですね。わかりました。

2班，3班の人で，ほかになにか言いたいことのある人いる？ 言い逃したこととか。大丈夫？ はい，いいでしょう。
それでは6班の発表を訊きましょう。

結核性椎体炎の診断

はい。診断については，肺結核のようにツベルクリン反応をするという記載もありましたが，主に生検やMRIで診断すると書いてありました。
画像診断については，いくつか論文があって，中でも特に化膿性の脊椎炎と鑑別ができるという論文がありました。「American Journal of Roentgenology」2004年のNa-Young Jungさんたちによるものです[19]。
ざっというと特徴所見はいくつかあって，さっきの椎間板の内板が崩壊していたりとか，傍脊椎の組成結合組織……とだけしか書いてなかったんですけど，これもわりと感度，特異度とともに高いらしいですけど，これはなにを示すのかわかりませんでした。あと……。

岩田 なにがわからないのか，わからないんだけど。

小林 私もよくわかってないです。

（一同笑い）

---

[19] Jung N-Y, Jee W-H, Ha K-Y et al : Discrimination of Tuberculous Spondylitis from Pyogenic Spondylitis on MRI. AJR 182(6) : 1405-1410, 2004

小林 ▶ いえ，いろいろな画像所見で，この所見は特異度が何％，感度が何％という羅列されていて，そのうちの項目のひとつに，パラボラチャーソウフテシュー……？と書かれていて．

岩田 ▶ Paravertebral soft tissuesね．椎体の横にある軟部組織ね．
Paraというのは横という意味だから．Vertebralは，椎体の周りにある筋肉とか腱とか靱帯とかという……．

小林 ▶ そう！ で，その軟部組織がどうなっているかってことが書いてなかったんです！ 単に軟部組織が感度何％，特異度何％っていうふうに書いてあったんで．

岩田 ▶ ぼくに凄まれても．まいったな（苦笑）．

小林 ▶ ああ，ごめんなさい．わからなかったんです．
そこに椎間板そのものでも，T2で高信号が出るという所見が，感度と特異度はともに高いよと．

そのほか，感度が高いけど特異度はそれほどでもないとか，特異度は高い，という所見はいろいろあって，わりと有用であるらしいです．でも，『レジデントのための感染症診療マニュアル』[20]では，骨関節結核のところだと「画像所見が有用であったことは少ない」と書かれているので，人によるのかなと思います．
あとは，生検なんですけど．生検で結核特異的なラングハンス巨細胞が出たりとか，ほかには慢性の炎症所見で診断することが多いです．
そのほかの，メタアナリシスでわざわざPCRをしたという研究もあるみたいですけど，それはわりと使えないというか，感度が高いという報告もあれば，そうでもないという報告もあって．

岩田 ▶ 何のPCR？

小林 ▶ 何の……．何の？

岩田 ▶ 質問に質問で返す？

20）青木　眞：レジデントのための感染症診療マニュアル 第2版，医学書院，2008

(一同笑い)

岩田　やっぱり論文を読むときに，吟味するというのはなかなか難しいみたいだね。この『American Journal of Roentgenology』の論文ね，さっきも言ったみたいに「Methods」をしっかり読む必要があるよね。

論文を書いている人たちは，「MRIというのは区別するのにすごく有用だ！」と言うわけですよ。でも，だいたい論文書いている人というのは「おれたちのやっていることには意味があるんだ！」って主張しがちです。よく考えると，ほんまにそうか？　ってしばしば突っ込みを入れたくなることもあります。

だからみなさんの仕事は，著者たちがどう主張しているかをそのまま読むんじゃなくて，自分たちはそのデータをみて，どう思うかってのを吟味しないといけない。著者たちは，MRIは使えるよと言っていても，本当にそうなの？　それはなかなかわかんないよね。

だってこれは，20名と20名という非常に少ない数で比較しているし，しかもどちらかの区別といっても，8割対4割とか，6割対4割とか，9割対6割とか，オーバーラップが結構多いでしょう。だからこれを見て区別できるという結論にはならないと思うんだよね。

この論文だと，患者さんを20名ずつ集めて，たとえば，さっきのpara-vertebral，脊柱のまわりにある軟部組織に異常なシグナルがある場合は，結核性脊椎炎は20人中19人で，細菌性・化膿性の脊椎炎では20人中5人でした。統計的な差はあるんだけど，区別はできないよね。

ということで，**要するに「有意差がある」ということと「区別ができる」というのは，分けて考えないといけないわけですね**。だから，画像だけではなかなか確定診断はできない。生検も当たればだいたいわかるんだけど，必ずしも病変がきちっと当たるとは限らない。

PCRも感度が低いことがわかっています。PCRというと，何だか遺伝子をつかまえるのだから，ハイテクの検査で，これなら診断がつくだろうと思うかもしれないけど，実は結核菌のPCRの感度は低いんですよ。だから，感度が低いということはなにを意味しているかというと，PCRが陰性でも結核を否定してはいけないということですね。

検査が陰性だと，「もう結核ないわ」と早合点してしまう人が結構多いんだけど，それはできないということは知っておく必要がある。なかなか難しいね。

MRIや生検や培養は使うんだけど，実際にはそれらではよくわからないことも多い。それに途上国では生検もできないし，MRIもないという国も多いので，そういうところは「とりあえず結核治療してから考えるわ」みたいな感じになるケースも少なくありません。

この患者さんの場合，実は残念なことにキノロン製剤が入っていました。抗菌薬が入っていると，PCRや培養，あるいは塗抹検査といった検査の偽陰性というのが問題になってくるわけですね。

そういった前の医者の困った診療……あ，そんなこと言っちゃいけないね。前の医者の何て言うんだろう，政治的に正しく言うなら……前の医者の好ましくない（笑）医療行為。

……これで許してもらえるかな。どのくらいの表現だったらいいんですかね。本にするときって。

（一同笑い）

岩田 「必ずしも医学的に妥当とは言い難いかもしれない」……にしとこうか……そこまで直す必要ないか（笑）。

そういう行為によって，検査自身の信憑性が下がっていくこともありますね。現場ではなかなか難しいです。

MRIでだいたい当たりをつけて，生検してみてわかればそれでいいし。みたいな感じなんだけど，本当にわからないときは，治療してみて，その治療効果をみるということもままありますね。非常に難しいですね。

この患者さんも椎体を生検したんですよ。だけど生検でもMRIを見てもどっちともいえない感じ。

MRIで，この人はL3/L4でしたけど，High intensity，炎症があって，椎間板も腫れてて，そのかわり膿はできてなくて，特に脊髄をかんだりはしていない。

椎体炎はあるんだけど，結局，細菌性か結核性かは，はっきりわからない。それでCTガイド下で穿刺してバイオプシーとったんだけど，そのバ

イオプシーでもはっきりしない，培養も生えない．結局よくわからないという感じでした．

この人はどうしたと思う？ それはね……．治療の発表の後に言おうか．さっきの発表以外で，なにか診断でやったところでほかに付け加えたい人いる？「実はこういうデータもありますよ」みたいな．こんなところかな．じゃあ9班．発表して．

結核性椎体炎の治療戦略

原田　まず『European Spine Journal』という雑誌で発表された論文によると，Spinal tuberculosisには肺のtuberculosisと同じ薬が効くということだったので，まずは薬理の授業で習ったリファンピシン，イソニアジド，エタンブトールなどが効くとのことでした[21]．
それで，どうして肺結核の治療と同じでいいのかということに関しては……何だっけ？

川合　えっと，Tuberculosisの原因になる菌は好気性で，肺のような酸素の多いところで育ちしやすいということだったので，そのような場所で効くような薬はもちろん，そのほかの椎体などでも効くというような理由で，肺の結核と同じ治療でいいという理由でした．

岩田　ん？ 今，よくわかんなかった．なになに？ 空気が？

川合　空気が多い場所……というか酸素が多い場所で成長しやすい．

岩田　結核菌が？ それで？

川合　肺は酸素が多くて成長しやすい，増殖しやすいんですけど，そのような場所で効く薬だったら……．

岩田　そこがよくわからない．何か，話がつながってないような気がするんだけ

---

21) Rajasekaran S, Khandelwal G：Drug therapy in spinal tuberculosis. European Spine Journal [Internet], 2012, May 12 [cited 2012 Sep 19]；Available from：http://www.springerlink.com/content/0j064633802450x4/fulltext.html

ど。結核菌が増殖しやすい場所と，治療薬の効きやすさっていうのは，どうつながるの？

川合 そのように論文に書いてあったから……。

(一同笑い)

岩田 ちょっとその論文見せて。
なになに……肺結核の治療の知識を応用して，椎体の結核も治療しますよ，と。骨の中には血管があって，一応，血流があって酸素も来るから，肺ほどではないけれどまあまあ増殖するよと。
……つまり「肺結核では多くの研究がされていて，肺には結核菌がたくさんいるけど，治療によって肺結核は治せる。骨では肺結核よりも結核菌の数が少ない。ばい菌の多い肺で治療できるということは，当然，骨でも治療できるだろう」と，この論文は書いてあるわけです。今ので納得いった？　そういうことが言いたいんだそうです(笑)。

では，お続けください。ちなみに今さ，自分で読んでいてよくわかんなかったでしょう，なにが言いたいか。しゃべっている人がわかんなかったら，聞いている方はもっとわかんないからさ。
だから，英語の翻訳大会をやっちゃダメだってば。必ず自分で読んでみて，納得がいくように。「肺の酸素は多いから，骨でも同じ治療を」って言っても，全然理解できないでしょう。
自分で納得いくまで読んで，どうしてもわからないものはブランクにして，無理に読んだりしない方がいいんですよって話をしたやろ。そういうことですよ。
もうちょっと頑張る？　もう頑張れない？「頑張る」って隣向いて(笑)。こいつが頑張るって？　じゃああなたが頑張れ。だそうです。

(一同笑い)

岩田 いいなあ，友達って(笑)。

原田 外科手術が必要かどうかについて調べました。
基本的に小児の場合は，成長が早く，進行も早いので，椎体の変形が起こ

りやすいのですが，大人では治療の後でもあまり変形が起こりやすくないので，もし変形があれば外科手術は必要ですが，今回は83歳の男性ということで，外科手術は必要ないかなと判断をしました。

岩田 はい。化膿性椎体炎の場合は，膿を作ることが多いんですね。
ばい菌の膿というのは，穿刺ドレナージしてあげないと，抗菌薬だけでは治らないことが多いです。どうしてかというと，膿の中は血流がなくて，血流のないところには抗菌薬が届かないので，なかなか治らないということが言われているんですよね，理屈ではね。

ただ結核の場合は，経験的にはあまりドレナージしなくても，内服だけで治っちゃうことが多いですね。だから，一般論としては外科手術はあまり必要ではありません。あと，結核の感染の場合は，ぼろぼろになって傷が治りにくいんだよね。手術すると，なかなか傷が閉じなかったりして，外科の先生は困ることが多いんですね。

ほかに言いたいことある？ 今，聞いている人さ，結局この人どうやって治療するのって思わない？
「リファンピシンとかでイソニアジドとかー」っていってるけど，それで具体的にはどうすればいいの？
じゃあ8班。もうちょっとこう「結核性椎体炎，脊椎カリエスはこうやって治療すんじゃい。ボケッ！」っていうようなさ。まあ，ボケって言う必要はないけど。

木村 一応，保存療法なんで，最初は安静で，あとは一応動けるんですけど。

岩田 やたら「一応」が出てくるねえ。

木村 はい，すみません（笑）。口癖なんで。
……それでベッドで，一応。

（一同笑い）

岩田 今のは期待してたからね（笑）。

木村 安静にしつつ，リファンピシンとイソニアジドを軸とした，4剤以上の併

用で，ピラジナミドとストレプトマイシンかエタンブトール，一応やっていく予定なんですけど．

このときに感受性がまだ確かめられてないので，そちらを一応，観察しながらやることですかね．

あとは，副作用が結構強いので，腎機能とか肝機能に異常がないかというのは一応，今まで健康だったっていうのはわかるんですけど，そちらの方も検査が必要かなと思います．

岩田　まあ，一応そうなのかもしれないね．

（一同笑い）

木村　そのあとは，コルセットなどでリハビリテーションすることによって……先ほど椎体の変形が指摘されていたんですけど，そちらの方を回復に向かわせるということが一応，書いてあったんですけど，文献が弱いです……．

岩田　どれぐらい治療をするの？

木村　一応最低6カ月なんですけど，これは状況次第なんで，一応ショートコース，ピラジナミドを使うと，6カ月ぐらいで治療できるかなと思いますが，18カ月のときもあるので……．

あ，でもこれ主に肺結核の治療の話なので，あんまり脊椎カリエスには自信ないです……．

岩田　はい，ありがとう．

結核はいろんな場所に感染を起こします．結核菌，*Mycobacterium tuberculosis*．肺結核であっても肺外結核，つまり肺の外にある結核であっても，治療の原則はほとんど一緒で，特に治療法が変わりません．皆さんはまず原則を覚えることが大事です．

治療においては，複数の抗結核薬を同時に使うのが大事です．これは耐性菌の勃発を防ぐためです．多くの場合はまず4剤を使い，治療します．

リファンピシンとイソニアジドとピラジナミドとエタンブトールという4つ．これを『RIPE』と略すこともあるけれど，この4剤で治療して，これを2カ月．

ついで，培養で感受性に問題なければ，リファンピシンとイソニアジドと

いう，この2つがキードラックなんだけど，この2剤に減らして4カ月と。**4を2カ月，2を4カ月，あわせて6カ月というのが，基本です。**
もうひとつイソニアジドは，末梢性ニューロパチーという副作用を起こすことがあって，それを防ぐためにビタミンB_6，ピリドキシンを併用します。だから本当のことをいうと5剤かな。

バリエーションはいろいろあって，さっきのストレプトマイシンを使ったり，3剤に減らしたりというのはあるんだけど，4年生のときはね，バリエーションのことはあまり気にしなくていいから，まずは基本的な原則を知っておくほうが大事。
これを毎日飲みます。内服薬で6カ月間治療ということでいきます。

結核の場合は耐性菌を作らないということが大事になってくるので，Directly observed therapy short course，DOTSと呼ばれる戦略を使います。Directly observed，つまり患者さんが薬を飲んでいるのを医療従事者がずっと見ている。そういう観察下の元で，飲み逃しがないようにするという戦略が世界的にとられています。
日本でもそのバリエーションが使われています。
また日本では感染症法2類に結核は属しているため，報告義務がありますから，報告して治療するということになります。それで6カ月の治療を完遂するわけですね。

結核の薬は，結構古い薬が多いです。結核は世界の3分の1，60何億人いる中の3分の1ぐらいが結核菌に感染しているので，発症する人はすごく多いんですけど，どっちかというと途上国に多いんだよね。
日本では，毎年人口10万人あたりだいたい15～20人ぐらいが発症します。これはだいたいくも膜下出血と同じくらいかな。だからそんなにしょっちゅう毎日ぽろぽろ来るわけじゃないけど，そんなに珍しいわけではない。そんなまれな病気ではない。多分，みなさんも生涯何度かみるでしょう。

というわけで，皆さんの中で，感染症のプロにならない人のほうが多いと思うんだけど，少なくとも結核を診断できるということが大事です。
なぜならば，結核菌は体中のどこにでもいきますので，頭に行けば髄膜

炎，肺に行けば肺結核，骨に行けば椎体炎，もしくは脊椎カリエス，腎臓に行けば腎結核。前立腺に行けば前立腺結核，それから，心臓に行けば心外膜炎といろいろな臓器にいくからですね。

今ちょうど，結核性心外膜炎のおばあちゃんが入院しているけれど，このようにいろんな臓器にいくわけで，みなさんがどの専門家になっても，結核の患者さんを診る可能性があります。

したがって，結核をきちっと疑って診断できるというところまでは最低やらないといけない。

治療は専門家に任せておけばいい。別にみなさん，プロになるんじゃないのなら，そんなに詳しく知っておく必要ないんですけどね。少なくとも結核を見逃して，シプロキサン®とかクラビット®とかジェニナック®みたいな抗菌薬をだらだらだらだら外来で転がしとくということは，しちゃダメなんですね。

結核の治療薬に古い薬が多いのは，結核が途上国に多く，新薬は先進国に多い病気で開発されやすいからです。

一番新しいのはリファンピシンだったかな？ 1957年に発見されました[22]。だいたい40年代，50年代ぐらいの古い薬ばっかりで，それがゆえに副作用が多いです。この抗結核薬の副作用はわりと医師国家試験で出るので，皆さんも機会があったら勉強しておいてください。肝臓を悪くしたり，皮疹が起きたり，関節炎が出たり，いろんなことがあります。

じゃあ12班。

発熱と腰痛の鑑別疾患

渡辺：発熱と腰痛が起きたときに，脊髄カリエス以外の……。

岩田：脊髄じゃなくて「脊椎」だからね。脊髄というのはspinal cord，神経のことだけど，脊椎はspine，骨のことだから全然違うからね。

渡辺：脊椎カリエス以外の考えられる病気には，まず重篤で緊急なものとして，

---

22) Grayson, M. Lindsay : Kucers' The Use of Antibiotics, 6th Edition, Hodder Arnold, 2010

骨髄炎と頸椎症性椎間板炎と髄膜炎と硬膜外膿瘍がありました。

今挙げたのは急性の病気で，今回は病気の進行が亜急性だったので，違うかなと思います。

重篤だけれども緊急ではない病気として，硬直性脊椎炎，炎症性腸疾患関連関節炎，Reiter症候群というのが挙げられます。

硬直性脊椎炎は筋肉が硬くなって，脊椎の可動性が落ちる病気なんですが，好発年齢が40歳以下ということで，今回の場合はこれも違うのかなあと思いました。

それから炎症性腸疾患関連関節炎ですが，これもクローン病や潰瘍性大腸炎に付随して起きる関節炎ですが，症例では年齢的にクローン病，潰瘍性大腸炎の好発年齢とは違っています。

岩田 クローン病の好発年齢っていくつ？

渡辺 青年から壮年……？　青壮年男性だと思います。

岩田 うーん，そうだね。二峰性があってね。20代ぐらいの若者のときにポーンとなって，50代ぐらいのおっさんになってからポーンとまたなるという，ふつう二峰性があるというよね[23]。

渡辺 Reiter症候群では，主な症状として下痢や尿道炎，結膜炎を伴うということで，今回は伴ってないので，これも違うかなと思いました。

岩田 はい，そうですね。Reiter症候群は関節炎，尿道炎，結膜炎，これを伴う症候群として有名ですね。

Reiterさんというのはね，アメリカでは今，言わないようにしようとしているけどね。Reiterって，昔ナチス・ドイツに協力していた研究者だったらしくて，けしからんということで，アメリカ人はそういうの神経質だから，やめようと。

今はseronegative spondyloarthropathyなんて名前を変えたのだけど。なんかへんだよね。そんなもの別に研究成果と関係ないじゃん。

---

23) この二峰性という疫学については異論もあるようです。
　　Sands BE and Siegel CA : Crohn's Disease. In. Sleisenger and Fordtran's Gastrointestinal and Liver Disease, 9th ed, 2010, p1941.

その人がどういう信条を持って，どういう悪いことをしたのかなんてさ。

そんなこと言っていたら，哲学者のマルティン・ハイデガーとか作曲家のワーグナーだとか，みんなナチス・ドイツに協力していたわけで。
ワーグナーの音楽は何に変えればいいのかね。『セロネガティブナントカ音楽』とか（笑）。こういう政治的に正しく（politically correct）するために，ぐちゃぐちゃ名前を変えるのってぼくはあんまり好きじゃないなあ……ま，それは置いておいて。

渡辺　あとはそこまで緊急性がないと判断した疾患としては，前立腺癌，腸腰筋膿瘍，原発性骨腫瘍，腎細胞癌，転移性の腫瘍で骨転移したもの，腎盂腎炎，あとインフルエンザを考えました。
ちょっと時間がなくて調べきれてないんですけれど，前立腺癌に関しては，主訴として腰痛よりも残尿感の方を先に訴えてくるんじゃないかなと思いまして，違うんじゃないかなと思いました。

岩田　そうとは限らないよ。骨メタが先に症状を起こすことはあるなあ。

渡辺　この患者さんは，残尿感は訴えていましたけど，そこまで排尿障害が強くなさそう，排尿時痛がないということだったので。前立腺癌が進行していったら，排尿時痛が出てくるので。

岩田　ほんまか？（笑）診断するときにそういう「危うい前提」はやめといた方がいいよ。
前立腺肥大と前立腺癌はそもそも違う病気だし，前立腺の癌と，いわゆる尿道を閉塞させる，排尿障害を起こさせる前立腺肥大は必ずしも同義では扱えないからね。

もし，排尿時痛が起きてないので，前立腺癌が否定的というのだったら，前立腺癌の症候をちゃんと調べて，本当に前立腺癌がアドバンスになると100％排尿時痛が起きるということを文献上ちゃんと示さないといけないね[24]。

---

24) 教科書的には排尿時痛の記載はない。
　　Clinical Manifestation of Prostate Cancer, Goldman's Cecil Medicine, 24th ed, 2011

そうしないと誤診の原因になるからさ。

そういう思い込み的な発想は危険だから。むしろわからなかったら，そこはカッコに入れておくということが大事になります。

医者でも誤診する人は多いんだけど，誤診の最大の原因は思い込みなんですよ。

わからないときは『エポケー』

フッサールという哲学者がいるんだけどね。フッサールって現象学の創始者だよね[25]。

現象学にはいろいろなポイントがあるんだけど，『エポケー』という概念があります。エポケーというのは『カッコに入れる』ってことだよね。

ちょっとここではフッサールとは使い方が違うんだけどね。世の中でぼくらがはっきりしないことってあるじゃん。さっきも前立腺癌ではどういう臨床症状が出るかみたいな話があったよね。そういうわかんないときにはね，憶測で「多分出るんじゃないの」みたいに話を進めると，誤診の原因になります。

そういうときはわかんないなあ，ってカッコ「　」に入れておいて，あとで調べようということにしておくと，健全な医者になれるんですよ。

それを憶測や思い付きとかで，「多分こうなるんちゃうの」としてしまうと，誤診します。これはよく見ます。しばしば見ます。

「この病気でこの症状，出ないんじゃないですか〜」とかね。「この症状がみられなかったのでナントカ病は否定的で〜す」とかね。見てきたように言う人が多くて，これは危険だなあってすごく思います。

繰り返すけど，知らないことは恥じゃない。知らないことに自覚的でないことが恥ずかしいんだよ。

いい？ もう，無知の知の話ばっかりしてるけど，なんで何回も話するかというと，これで間違いをする人が非常に多いからなんだよ。

---

[25] フッサール〔人名〕(1859〜1938)：ドイツの哲学者。超越論的主観性に立脚した構成的現象学を大成した。

もう1回言うよ。**知らないことが恥ずかしいんじゃなくて，知らないことに自覚的になれないことが恥ずかしい。**わからなくたっていいんだよ。

渡辺　そうですね。前立腺癌は時間がなくて，あまり調べられなかったんですけど。あと腎細胞癌に関しては血尿が出る……。

岩田　ほんま!?

渡辺　ここからは時間がなくてちょっと……。

岩田　気をつけようね，そういう発言。
　　　あのさ，くどいようだけど，こういうのは別に重箱の隅つついているわけじゃないんだよ。
　　　だって臨床医学において，「腎細胞癌で血尿が出る」というと，「血尿がなければ腎細胞癌はない」となるじゃない。でも，癌があるというのと，癌がないというのは，患者にとって由々しき問題でしょう。

　　　さっきHIV感染があるというのと，HIV感染がないというのは全然違うという話をしたでしょう。患者にとって「ある」と「ない」とではえらい違いなんだよ。だから軽々しく「あっ，血尿ありませんか？　じゃあ癌はないですね」みたいに判断すると，それはもう誤診の原因だよね。
　　　だから，なにかが「ある」，「ない」ということについては，もっと神経質になった方がいい。

　　　また教科書の話に戻るけど，良くない教科書は，そのへんをちゃんと書いてないんです。ダメな教科書は「腎細胞癌では血尿がみられる」って書いてある。
　　　まともな教科書には「腎細胞癌では，血尿が何％にみられる」と書いてあります。現場的には両者の違いはものすごく大きい。
　　　「腎細胞癌では血尿が何％みられる」は役に立つ情報だけど，もし「腎細胞癌では血尿がみられる」って言い切ってしまうと，露骨に誤診の原因になります。

　　　よし。せっかくだから調べてみようか。ハリソン内科学で，ぱぱっと調べてみましょう。

……うん。ハリソンではそこまで厳密な数字は出していないけど……fever, abdominalpain, hematuria, この3徴が腎細胞癌のtryout。3徴ですよといわれているんだけど，それがみられるのが10～20％だということですね。専門の教科書だともっと詳しく書いてあるかもね[26]。

別に間違ってもいいんだよ。責めてるわけじゃないからね。「そこで首吊ってこい」とか（笑），そんなこと言ってないから。

4年生は臨床症候なんて知らなくたって全然恥ずかしいことじゃない。これから勉強すればいいんだから。いいんだよ。

あとなにか言いたいことある？ 言いたいことない？ わかりました。ありがとうございます。

この鑑別疾患が結構大事ですね。どうしてもこういうチュートリアル形式になると，検査で絞り込んだ病気一本背負いで，ほかの病気のことはすっからかんになっちゃうんだけど。

そうではなくて，100％正しい診断や100％間違っている診断はほとんどなくて，どれも1～99％のどこかって感じなんだよね。

だから必ず誤診のリスクを勘案して，ほかの可能性のある疾患も検討して，そして除外する。ライプニッツが『モナドロジー』でいったように，「必ずAがAであるというからには，BでもCでもDでもEでもない」ということをいっておかないといけない。Aの話ばかりしていると，間違えますよってことです。

結局この患者さん，83歳の男性ね。キノロン系抗菌薬をもらい続けていたんで，MRIを撮ると椎体炎があるってわかる。L2/L3の椎間板に炎症が起きていることがわかった。でも，細菌性の椎体炎かそうでないかはわからない。

ちなみにぼく，そもそも初診で診察したんだけど，そのときにはもう椎体炎のことを考えていた。

「腰が痛い」というとあまりに漠然としてるじゃん。だから本当はね，丁寧に診察しなきゃいけないんだよね。腰といっても日本語で『腰』ってい

---

[26] 以下のテキストによると，血尿は5％以下にしか認められない。
Clinical and Laboratory Features of Renal Cell Carcinoma, In. Brenner and Rector's The Kidney, 9th ed, 2011

ろんなところを意味してるじゃない。それは椎体，つまり背骨のことかもしれないし，脇腹の後ろの方かもしれないし。
サザンオールスターズが歌で『胸騒ぎの腰つき』っていうじゃん[27]。『胸騒ぎの腰つき』っていうとき，多分椎体のことじゃないと思うんだよね。椎体見て胸騒ぎする人って，ただの変態だからね。

(一同笑い)

岩田　あれは多分，ウエストからヒップのラインのどこかなんじゃないですかね？　よくわかんないけど。
だから『腰』といっても，骨盤のあたりも多分『腰』に入るわけでしょう。お尻の方も『腰』に入るかもしれないよね。そうすると「腰って何のこと」というAnatomyを明確にする必要があります。
だから，患者さんの言葉を医学的に意味のある，専門語でいうとsemantic qualifier，要するに意味のある言葉に変えてやる必要がある。そのために，丁寧に診察してやるわけね。

ぼくらはすでに問診で，体を動かしたときに痛みが増す，体性痛であるということは予期しているので，ほかの内臓的な腰が痛くなる，たとえば急性膵炎，慢性膵炎とか大動脈瘤。大動脈瘤でも腰が痛くなるからね。そういった類のものはどうもアウトらしいってことはわかっていますね。
それから丁寧に診察する。CVAノックペインは陰性だったでしょう。
今度はその間の椎体を触るわけ。そうすると棘突起ね，自分のを触ってごらん。自分の棘突起を触れるでしょ。小錦みたいな人は触れないかもしれないけど，だいたい触れるよね。
この，飛び出ているのが棘突起だよ。それでね，髄液検査をするときは，このJacoby lineという腰骨の間のちょっと下のところの棘突起と棘突起の間に針を刺して，そして髄液を採るわけです。棘突起のところに特化して圧痛があれば，それは骨の痛みだから，「これは確実に骨の病気だ」っていえるわけよ。

それでこのおじいさんも，L2とL3のところの棘突起を触ると「痛い痛い

---

27) 勝手にシンドバッド，サザンオールスターズ，1978より

痛い」と訴えていた。周りのところは痛くない。
　たいていの腰痛の人は，棘突起には痛みはなくて，その周辺の筋肉を痛がるんですよ。よく「腰が痛い～」って言っているでしょう？
　みなさんの中でも，たとえばぎっくり腰になったときってのは，この筋肉とかが痛いわけよ。paraspinal musclesですね。解剖のときにたくさんあって，取り除くのが大変な部分ですよ。
　痛みが棘突起に特化していて，周りが痛くないってときは，これは骨の病気だから，MRIを撮ろうという話になる。つまりこれは椎体の病気だ。しかも熱が出ているから多分，椎体炎だろうと。
　ま，まれに悪性疾患も考えるけど，2週間という比較的短い経過を考えると，炎症性疾患の可能性のほうが高い。

　椎体炎の場合，感染症であればほとんどが化膿性椎体炎，ばい菌によるものか，結核性椎体炎，脊椎カリエスです。
　除外しなきゃいけないのは，骨の痛みを起こすものとして，そして熱も時々起こす癌のメタ。多くの場合は前立腺癌とか，肺癌とか，そういったものも当然除外しましょうねということでMRIを撮りましょうと。
　MRIで，癌のメタと椎体炎はだいたい区別できるんだけど，残念ながら完全には結核性の椎体炎と細菌性の椎体炎は区別できません。で，針を刺してCTガイド下で生検をとりました，ということになります。

　もちろん血液検査もしますけど，血液検査は治療のときに合併症を起こさないためのもので，たとえば肝機能とか腎機能に異常がないか，それで肝機能に異常を起こしやすいリファンピシンやイソニアジド，腎機能に異常を起こしやすいストレプトマイシン，こういったものがちゃんと使えるかというために測りますね。
　炎症反応は当然高くなって，白血球は高いしCRPは高いし，赤沈も高いんだけど，それは細菌性の椎体炎と結核性の椎体炎のどっちでも高くなるので，はっきりとは診断の役に立ちません。したがってこの人の血液検査は診断には（意外にも！）寄与しません。

　さっきツ反って言っていたけど，ツ反って役に立つと思う？
　……うーん。ツ反については4年生にはちょっと難しいかな。それは

ちょっと後回しにしよう。
（初期研修医に）明日も出るよね？ じゃあさ，初期研修医の3人に課題出しておくよ。ツベルクリン反応というものがあるんだよね。それからツベルクリン反応の新しいバージョンで，QFT（QuantiFERON）っていうのがあるのも知ってる？
「Pott病，脊椎カリエスを疑った患者に，ツ反もしくはQFT検査をやるべきか否か」明日の朝，この学生の前でプレゼンしてみて。
研修医と学生の違いを見せつけてやるのだ。「ザクとは違うのだよ」って感じで。

（一同笑い）

岩田 ▶ それでね，今回はもう抗菌薬曝露がされていて，ジェニナック®とかクラビット®とかシプロキサン®，ガレノキサシン，レボフロキサシン，シプロフロキサシンというキノロン製剤は結核菌にも一般的な細菌にも効果があるから，結局のところそれが干渉したために，生検は役に立たなかった。
培養も出なかったし，PCRも生えなかった。つまり，最終的にこの人の診断名はわかんなかったんですよ。こういうとき，どうする？
ここから先は知恵を使わないといけないんだけど。むしろ4年生の方が自由な発想で正しい答えが出てくるかもしれない。

化膿性の椎体炎の場合は，だいたいセファゾリンといわれている抗菌薬を点滴で6週間ぐらい使います。結核の治療はさっき言ったように4剤を2カ月，2剤を4カ月で，全部で6カ月が標準です。ここから先は，応用問題で多分医者でも9割ぐらいの人は正しい答えを出せないと思うんだけど。

臨床医学のゲーム理論

岩田 結局，ぼくはセファゾリンで治療しました，この人。それでよくなりました。
なぜセファゾリンで治療したか。なぜよくなったかというのは，結果的に

細菌性の椎体炎だったからなんだね。セファゾリンは結核菌には効果がないからこの人は結核性椎体炎ではなかった。細菌性椎体炎だったんです。

では，なぜぼくはセファゾリンを使ったか。これは『ゲーム理論』なんですね。
ゲーム理論というのは，ジョン・ナッシュという人が開発したセオリーですよね。「ですよね」って言っても知らないと思うけど(笑)。
ジョン・ナッシュってあれだよ。数学者でさ，映画『ビューティフル・マインド』[28]のモデルになった，ラッセル・クロウと……ジェニファー・コネリーだっけ？ まあ誰でもいいや，とにかく女優さんが出ていてさ。
統合失調症を持っている数学者が最終的にノーベル賞を取るという，そういう話なんです。かなり感動するから興味のある人は見てくれたらいいと思う。特に精神科医になりたい人は，統合失調症の勉強にはなるんで，すごくいいですよ。
それはともかく。……ナッシュという人はそのゲーム理論を開発したんだけど。医学的に簡単にいうと，まあ，こういうことよ。
「今，目の前に患者さんがいる。Aという病気を持っている可能性もあるし，Bという病気を持っている可能性もあるけど，どっちかわからない。いろいろな検査をやったけど，Aという病気かBという病気か，どっちかを分断することができない状況にある」。
これは，現実によくある話なんだよね。臨床医学って，そんな竹を割ったように診断がパチッっていかないことも多いので。

で，考えるべきは，①ここで結核とみなして結核の治療をやるのか。②細菌性の椎体炎とみなして細菌の治療，つまりセファゾリンの点滴治療でいくのか。もしくは③どっちの可能性もカバーするために両方治療するのか。④「もう，知らんわっ！」って言って，逆ギレして治療を放棄するのか。4択問題にしようか(笑)。

ぼくはセファゾリンだけを選んだ。
どうしてかというと，この人は2週間の経過でやってきたんだけど，骨の病気というのは要するに10分や15分で人を殺す，そういう急転直下の超

---

28) ビューティフル・マインド〔映画〕：ロン・ハワード監督，2001

急性疾患ではないんですね。

それは，言葉を変えれば「待てる病気」なんです。1分1秒を争って診断して治療しないと，この患者さんは死んじゃうわけではなくて，3週間とか4週間ぐらい経過をみて，そして確実に診断して，治療しても大丈夫な病気なんですよ。

ということは，この人は結核と細菌性の椎体炎，両方同時に治療するってことは可能だけど，両方同時に治療して患者さんがよくなったら，どっちの病気を持っていたかわからなくなっちゃうじゃない。うやむやになっちゃうでしょう。それは困るわけです。

じゃあというので，どっちか片方の治療をまずするわけです。まず結核を先に治療して，治療効果があれば，「結核だったのか」とそのまま治療続行する。

もしくはセファゾリンで治療して，椎体炎が良くなれば，「細菌性の椎体炎でいこうか」と治療する。治療でよくならなければ，逆の方向に方針転換をする。そういうことができるわけですよ。

これは，急転直下の感染症はできません。たとえば髄膜炎とか肺炎，こういったいわゆるCrescendo-Decrescendo型，ほっとくとどんどん悪くなる感染症ではそういうことはできない。だから，疑わしいものは全部罰するように，2剤の抗菌薬をドーンと一緒に使う。そういうこともします。もっともこのあたりになると比較的，高等テクニックなので，あまり医者になったばかりの人はマネしない方がいいんだけどね。

結核の治療は6カ月ですね。しかも4剤使うので，副作用のリスクも高い。だから，とりあえず結核の治療をして，後から考えるってパターンには落とし込みにくい。

逆にセファゾリンであれば1剤だけで，副作用のリスクも比較的低いし，これで治療して良くなればオッケーだし，ダメならひっくり返すこともできる。

しかも治療期間は6週間だから，結核の治療に比べるとかなり短い。要するに治療効果としては，こっちの方がリスクが少ないわけです。患者さんのリスクはできるだけ少なくするというのが臨床医学の原則なので，より

リスクの少ない方からトライする。ということで，この人にはセファゾリンから治療を始めたんです。
そしてこの人はセファゾリンで良くなった。普通のばい菌による，化膿性脊椎炎だったんだ。それはなぜか。たぶん，それはぼくの仁徳ですよ。

（一同笑い）

岩田　まあ，運がよかったんですね。たまたま偶然です（笑）。もしうまくいってなければ，そのときは結核の薬に変えればよかったんです。

こういうのを『ゲーム理論』といいます。つまり，ゲーム理論というのはＡという選択肢とＢという選択肢があって，どっちが正しいかわからない状況で，なにかをするとき，ＡであってもＢであってもそれなりに妥当な答えが出せて，しかもその効果を最大値にするというものです。
こういうのは現実の人生でもあるよね。女の子を口説くのでも，結婚でもなんでもいいけど，いろんなところで使えます。
……まあ，そういうのでゲーム理論を使っても，案外うまくいかないんだけどさ。経験上。

この症例をもう１回まとめておくと，いくつかのポイントがあります。

まず，やっぱり病気の長さが大事だということ。２週間という長さがいろんな病気を除外してくれます。かなり鑑別を絞ることができる。

次に「腰が痛い」というあいまいなタームを，わかりやすいターム，腰のどこが痛いのかを明確にしておく必要があります。そのために問診で動くと痛みが増すのか，ほかにも尿路の徴候があるのか，フィジカルでどこが痛いのかということをきちんと落とし込む必要があります。
それを確認するためのものが検査ということになります。検査をしてもどうしてもわからないときというのは，ゲーム理論などを活用して，一番患者さんに最適な回答を与えるという，そういうこともできます。

もうひとつ，診断がついていないときに「とりあえず」抗生物質を出すと，ろくなことにならないということもこの症例は教えてくれています。「熱があって炎症所見があるので，とりあえず抗生物質を飲んどいてね」

とやると，こうやって袋小路に陥る。患者さんが困った状態になるんですね。この失敗はわりと多い，というかしょっちゅうあるので，絶対この誤謬に陥らないように気をつけてくださいね。

なにかほかに質問ありますか？ 明日も症例やるんだけどね。明日から英語で症例をプレゼンテーションします。できるよね？ それぐらい。

森 ぼくらも英語で発表するんですか？

岩田 うーん……。どっちでもいいや。こっちで理解できる言葉なら，何語を使っても構わない。スペイン語だろうがフランス語だろうがスワヒリ語だろうが，好きなように使って。英語で発表したい人は英語で発表してくれていいんだよ。

何で症例を英語でやるかというと，アメリカで皆さんと似たような医学生や研修医がやっているケーススタディを，みなさんにも試してもらって，ちゃんと神戸大学の医学生も世界に通用するということを追体験してもらいたいからなんですよ。「通用しなかった」という追体験かもしれないけど(笑)。

それはやってみないとわからないけど，まあやってみましょう。じゃあ今日はおわり。

4th
June 21.
Thursday

The Live Problem-Solving Lecture for 5 Days

6月21日(木) 4日目 第1講

岩田 じゃあ，今から出席をとります。
……とかやると，皆が困りそうなんで，やめとこうかな。

(一同笑い)

岩田 昨日いくつか指摘を受けたので，ちょっと皆さんと共有しておきますね。質問は2つあるんだけど，1つめは，昨日パラシュートの例を出したよね。スカイダイビングをするとき，パラシュートが命を救うのに有効かどうかは，別に何百人も集めて試験をする必要はなくて，たとえば，3人とか少ない人数であってもパラシュートが有効だということは，火を見るより明らかだという話をしましたよね。

その一方で，20人対20人で集めたMRIでの結核性椎体炎と細菌性の化膿性椎体炎の区別は，数が足りないという話をしました。両者は矛盾しているんじゃないか，そういう質問が出たんです。質問というかツッコミだよね。

ポパーの反証主義

岩田 一見すると，たしかにそういう感じはしますね。だけどこれはそうではないんです。

なぜパラシュートが，少ない数でも大丈夫かというと，それはめちゃくちゃ「露骨な問題」だからです。

露骨な問題というのは，パラシュートもつけずに空から飛び降りるとか，いきなりJRの電車に突っ込むとか，車で180km/hで走って，湾岸道路にバーンと飛び出していくとか，そういうことをやれば死にますよ。というただそれだけの話です。

そんなもんいちいち何百例という症例を積み重ねなくたって火を見るより明らかだよね。

「火を見るよりも明らかでない問題」に関しては，ある程度の数の積み上げというものが必要になります。

どうしてかというと，たとえば，ある所見，たとえば軟部組織のintensityが上がったとかでも良いですよ。そのMRI所見があって結核性椎体炎を見つけましたと。2例目でもそれがありました。3例目でもそれがありました。ということで，この3例をもって結核性椎体炎では，必ずMRIの所見で軟部組織のintensityの増強がありますよと結論をつけられると思う？

青木　……微妙です。

岩田　微妙というか，つけられないよね。だって，4例目ではそれがみえないかもしれないじゃん。つまり，1，2，3とそれがあった，あった，あったと続いても，たとえば，月曜日は岩田は出席とらなかった，火曜日もとらなかった，水曜もとらないということをもって，「木曜日もとらない」という結論を導き出せないのと一緒です。

前例が1，2，3とあるから，次の4つ目で同じことが起きるという保証はどこにもないはずです。

これを最初に看破したのはカール・ポパーという人です[1]。
『ポパーの反証主義』というんですよね。要するに，ポパーは**過去の積み上げをもって未来を予測することはできない**といったわけです。

過去に1，1，1とあったので，次も1が来るかといえば，そうとは限らないわけですよね。

よくある遊びがあるじゃない。「♪赤あげて……」ってやつ。「♪赤あげて，白あげて，赤あげないで，白さげない」みたいなあれだよね。

あれは，人間は反復に弱いことを示す遊びなんだけど，同じことが繰り返されていると，次も同じものが来るだろうと人間は予測するわけですよ。それはルーレットだろうがブラックジャックでも何でもいい，競馬でもいいよ。だけど，根拠はないよね。習慣的に人間はそう思い込むだけで。

---

1) カール・ポパー〔人名〕(1902〜1994)：イギリスの哲学者。自然科学の要件を反証可能性に求める反証主義を提唱した。

したがって，MRIで結核性椎体炎の所見がありました，ありました，ありました，ありました……でも，次にない可能性はあるわけです。

ポパーは原理的に過去の積み上げをいくらやっても，未来の予測はできないというふうに言ったんですよ。それが反証主義です。

つまり1例でも反証があれば，MRIでその所見がみられない結核性椎体炎があるかもしれない。あれば，そのロジックは否定されてしまう。それが未来永劫現われないという保証はない。だから証明できない。

でもね，ポパーのいうことを鵜呑みにしてしまうと，ぼくらの研究は意味がなくなっちゃうよね。

臨床研究で，何千人集めてきてrandomized controlled trialやらせましたといっても，たとえば「血圧の下がる薬効きました！」とスタディ出すじゃん。だけど，目の前のおばあちゃんにそれが効くっていう保証はどこにもないよね，ポパー的にいうならば。

それはこの1,000人の人たちがたまたま薬の効く人であって，目の前のおばあちゃんには効かないかもしれない。そういう反証が成り立つわけね。

ポパーのいちゃもんですが，これは，実はその通りなんですよ。過去のデータは未来を保証はできないんですよ。

『経験主義』というものがありますね。経験主義というのは，要するに「おれの経験によるとこうだ」というやつですね。

経験を積み上げて未来に活かす。つまり，過去を未来にアプライさせるというのが経験主義です。でも，過去が本当に未来にアプライできるかというと，そんな保証はどこにもないわけです。保証の限りではないってところがポイントなんだよね。

たとえば，口を出して「ヒィヒィ」息をしていた人が肺炎だった，という経験を持った人は，この「口をヒィヒィ出している人をみたら，肺炎と診断する」という経験論的な結論を導き出せる。でも，それは肺炎以外の病気にもみられるかもしれないし，また肺炎でもそういう所見を出さない人もいるかもしれない。

そうすると，過去の経験を積み上げても本当に未来に活かせるかは，確実にはわからないよね。少なくともそれは保証にはならない。

ぼくが初期研修医になったばかりの頃に，都市伝説みたいなものがあってね。

これはぼくが言ったんじゃないからね。別のドクターが言ったものだから，あとでハラスメント委員会とかにチクッたりしないでほしいんだけど。

PIDという病気があります。PID, Pelvic inflammatory disease。これは女性の性感染症です。セックスで感染したクラミジアや淋菌などが，腟から子宮に炎症が及んで，骨盤内に炎症が波及し，さらに卵巣，卵管に炎症が拡がって，熱が出てお腹が痛くなる。

若い女性が下っ腹が痛くなったというときに必ず鑑別に挙げる病気ですよ。

ぼくが救急で先輩から教わったのは，次のようなクリニカル・パールでした。

「患者さんがお腹が痛いと言っていて，紫色のパンツを履いていたら，それはPIDである」

これどう思う？

……どう思うって言われても，どうとも思わないよな（苦笑）。これは，当たらずといえども遠からず……言わんとするところはわかるんだけど，未来への保証には全然ならないよね。

もしかしたら相関関係はあるかもしれないけどね。スタディをやってさ，たとえばPIDの患者さん100人を集めてきて，皆のパンツの色をチェックすれば，統計的有意差は出せるわけよ。

もちろん，統計的に相関関係があっても，それは因果関係にはならないよね。パンツの色は別に病気の原因にはならないからね。

因果，関連，反証主義というものは結構哲学的な命題ですけど，全然観念的なものではない。臨床医学ではとても役に立つ，意味のある問題です。

Nの数は大事か？

さて，ポパーは過去のデータは未来を保証しないと主張しました。でも，本当だろうか。

確かに100％の保証はないかもしれない。でも，「ある程度の」信憑性は得られるよね。たとえば，1,000人に投与してやっぱり効いた薬は，1,001人目にも効くんじゃないかと思うのが人の情じゃない。

数が増えていけば，その信憑の度合いはだんだん上がっていくよね。過去のデータの積み重ねにより，絶対的な証明ではないが，相対的な信憑性は増していく。

医学の世界には，よくよく考えてみると「科学的に証明されている」とか「科学的に正しい」ということは，ほとんどないんですよ。厳密な意味で目の前の患者さんに「この薬が効きます」という保証はどこにもなくて，効く可能性が高い，低い，そういう言い方しかできない。確率論になっちゃうんですよ。

ポパーは確率論という考え方を導入しなかったために，なんだか「未来のことは全くわかりませーん」って逆ギレしたおじさんみたいになっちゃったんだけど，そこまで不可知論，ニヒリスティックになる必要はない。過去の経験の積み上げで，ある程度はわかるわけですね。

とはいえ，3例ではやっぱり足りないでしょう。20例でもやっぱり21例目は違うかもしれないでしょう。まあ100人くらいいて，それがみられたらまあまあやっぱり信憑性は高まるんじゃないかという，そういう感じで症例の積み上げは必要なわけですよ。

それで，「数が大事」って話になるのね。

だけど，「数が大事」というのはあくまでも微妙な問題に対することであって，あまりに露骨なものについては，そんな数の積み上げは必要ないわけよ。

飛行機からパラシュートなしで飛び降りるなんて，そんな何百例も積み上げる必要はないことは常識的にわかるでしょう。だから，数を扱うときによく科学者が「この論文はNが少なくて……」みたいなことが批判の対象になるんだけど，そのNが本当に少ないのかどうかは，実は一意的には決められなくて，**対象とする研究の命題が，微妙な問題なのか露骨な問題なのかによって，それに必要なNは変わってくる**んですよ。

結構ね，医者の中にも，「Nが何百ないからおかしい」っていうふうに思

い込みで言っている人がわりと多いです。それは根源的に考えてないからなんですよね。

つまり経験的に「今までおれが読んだ論文ではNが何百くらいあったから，Nは何百なきゃいけないんだ」「上の先生はNが多くなきゃ，と言っていた」という，要するにしきたりに従っているだけです。

こういう，しきたりに従った考え方は，困りものです。どうしてかというと，しきたりに従っちゃっていると，新しいことをやろうとする人に抵抗するからなんだよね。

本当は，科学はinnovativeでなきゃならないから，過去にやったことの真似ばかりしていては駄目で，過去にやっていないことこそやらなきゃいけないわけじゃない。

だけど，「過去の論文はこうなっていました」というのを根拠にして，論文を正しいとか間違っていると判定していたら，新しいものなんか生まれっこないわけだから，明らかに形容矛盾だよね。でも，わりとそういう感じの人が多いです。ぼくがこんなこと言ってもしょうがないんだけど。

シミュレーショントレーニングの方法

岩田：そしたらつぎに，もう1つの質問ね。
昨日の症例をやる際に，実地診療で患者さんをたくさんみていないと，なかなか肺炎はうまく診断できるようにならないという話をしましたね。それは，ぼくみたいにAKB48を見たことがない人と，毎日ビデオで必ずAKB48を観ないと眠れないという人では，確定の度合いが全然違っているのと一緒ですよ。

では，その経験値の積み上げがない皆さん。まだベッドサイドで実習行っていない皆さんは，じゃあどうやって勉強するんだろう「勉強の仕方がわかりません」という質問を昨日受けました。

勉強の仕方はたくさんあります。ベッドサイドに行かなくてもシミュレーションできるんですよ。ていうか，今やっていることがまさにシミュレーションですよね。

でもこれは1週間ポッキリで，本当は5例やるつもりだったんだけど，トラブルがあったから実際には4例しかできない。だから4例の積み上げですよね。

4例じゃもちろん足りないよね。じゃあ，どうやって症例を積み上げるかというと，今はいろんな良いツールがあるんです。

たとえば，ケーススタディを教科書にしたものがたくさんあるんだけど，ちょっと代表的な教科書を紹介するね。

「一発診断」という何かすごいタイトルの本があって，ちょっと回覧しとくよ[2]。これはもう写真をみて「あぁ，これなんだ」みたいな，そういう診断をしていく本です。

あとこれはかなりレベルが高い本なんだけど，京都の洛和会音羽病院で毎月「GIMカンファレンス」というのをやっているんですよね。
毎週第1金曜日の午後4時からやっているんですけど，多分これが日本で一番レベルの高い診療カンファレンスですよ。毎月3題。
すっごく難しいCaseのプレゼンテーションがあって，最初に主訴があって，現病歴があって，既病歴があって，ということを少しずつ情報を出していく。つまり，ぼくがここでやっていることと大体同じことをする。
それで「これはどうですか，あれはどうですか」ってオーディエンスから質問が来て，検査をやって診断に至る。学生でも参加している人結構いるよ，京大とか神戸大でもときどきいる。これはめっちゃくちゃ勉強になります。
それを本にまとめたのがこれです[3]。こういう勉強の仕方もあります。ちょっと回して。

それから「The New England Journal of Medicine」という医学雑誌があって，これは多分臨床医学で一番レベルの高い雑誌だといわれています。Massachusetts General Hospitalというボストンの病院でやっている

---

[2] 宮田靖志，中川紘明：プライマリ・ケアの現場で役立つ一発診断100——一目で見ぬく診断の手がかり，文光堂，2011
[3] 松村　理司，酒見　英太編：診断力強化トレーニング—What's your diagnosis?，医学書院，2008

ケースカンファレンスです。うちの科では毎週これをプレゼンテーションして，少しずつ情報を出して，十分推敲，議論して診断に近づくというトレーニングをしています。

同じようにこないだ出ていた「JAMA」という雑誌。JAMAは，毎週こういうきれいな絵が扉に描いてあって，これを見ているだけでもわりと楽しいですけど，これに「臨床クイズ」があって，その知識を磨くことができます。

さっきの「The New England～」のcaseを集めた，臨床推論の本も出ています。これ「Learning Clinical Reasoning」。

ひとつひとつcaseが出てきて，それを少しずつ議論して診断に近づくということをやっています。この本が初めて臨床情報を小出しにするという方法を確立させました。今まではアメリカでも日本でも，やっぱり臨床情報を全部出してから，議論する方法でやっていたんですね。「検査はこうで，MRIはこうで，CTはこうで，生検とったらこんなのが見えました，さぁこれは何でしょう？」

情報を全部出してからだと，検査をする方向性そのものが疾患を示唆してしまうので，Prospectiveにものが考えられなくなる。それでは実際に患者さんには応用できないという欠点が指摘されてきました。

そこで，それそのものを排除するというやり方を確立したのはこの本で，それを翻訳したのが，この日本語版です[4]。これぼくが訳したんだけど。せめてこれだけでも読んでくれると，個人的には嬉しいです(笑)。

このように患者さんを直接診なくても，診断学を勉強する，シミュレーションする方法は今の日本ではものすごくたくさんあります。

昔のカンボジアみたいに，医学の勉強をしていたら，ドーンってポルポト派にピストルで撃たれるとか，そういう極端な環境下ならばまだしも，皆さんのように超恵まれた環境下であれば，勉強する余裕なんてたくさんあるわけです。

これだけ豊かな環境にあるんで，勉強できないなんて言わせないぞ。そう

---

4) 岩田健太郎訳：クリニカル・リーズニング・ラーニング，メディカルサイエンスインターナショナル，2011

いう悩みだけは存在しないと思いますね。これが昨日受けた質問ね。

ツ反，QFTの検証

岩田 それでは，昨日研修医に出した課題。昨日の患者さんに，ツベルクリン反応やQFTをやるべきかどうかについて発表してもらいましょうか。格の違いを見せつけてあげて。

松本 えーと……はい。

岩田 ちゃんと自己紹介して。

松本 ……はい（笑）。ええと，研修医2年目の松本です。
まず，3人で話し合った結論から言いますと，この患者さんに対してツベルクリン反応とクォンティフェロンの検査をする有用性は，あまりないと結論づけました。
いろいろ調べたんですけれども，まず，結核のゴールドスタンダードな診断法は確立されてないので，各検査に対する感度と特異度を明確にする文献がないということが問題です。
それと，文献を探した結果も肺結核についてじゃなく，肺外結核ではどうか，という文献もあるにはあるんですが，まぁ少なくとも椎体に関する文献はほとんどなく，ある限りで調べた結論ということになります。

今回，2つの論文を基に調べて来ているんですが，それについては，日本の論文の方が特にこのcaseの患者さんの場合は，日本における結核の有病率であるとか，ツベルクリン反応の偽陽性率に相関関係があるかなと思って2つ選んでいます。
この文献についてまず説明していきたいと思います。

研修医 研修医2年目の中島です。
1個目の論文について簡単に説明しますと，最初の論文は「Internal Medicine」という雑誌の2012年，今年の1月17日に出たものです（実際に

は受理された日）[5]。

私たちは，肺外結核に対するクォンティフェロンとツ反の有用性を調べる前に，まず肺結核に対してツベルクリンテストとインターフェロンγの信頼性について調べている論文を，ということで1つ選んでいます。

PECOでいうと，Patient，対象は22人の結核と診断された患者さんです。この診断に関しては，喀痰培養で診断されたり，肺胞洗浄液，気管支鏡でのバイオプシーで確定診断が得られた患者さんです。

Exposureは，これらの患者さんに対してツベルクリン反応テストとinterferon gamma release assayとあわせていくというテストをしています。このinterferon gamma release assayというのは，この研究では3つのタイプを区別してあらわしていまして，それはQuantiFERON 2G, QuantiFERON 3G, とT-SPOTというものです。

クォンティフェロンの2Gと3Gがどう違うのかというと，2Gでは用いる抗原がESAT-6とCFP-10……。

岩田 みんな途方に暮れてると思うから，もうちょっと上手に説明してあげた方がいいよ。

中島 すみません。えーと，じゃあ，その……。

岩田 自分が調べてきたことをそのまま喋るだけだと説明にはならないの。聴いている学生が理解できるようにね。

中島 はい。Exposureについては簡単に説明します。

クォンティフェロンは3タイプのクォンティフェロンを使ったということ，それだけをちょっとお伝えします。

比較としては，22人の結核患者に対して，44人の非結核患者を比較として用いています。

Outcomeとしては，このinterferon gamma release assayとツ反の感度をみています。

この論文の結論からいいますと，この著者はこのinterferon gamma re-

---

5) Kobashi Y, Abe M, Mouri K et al：Usefulness of tuberculin skin test and three interferon-gamma release assays for the differential diagnosis of pulmonary tuberculosis. Intern Med 51(10)：1199-1205, 2012

lease assayはツ反に対してより感度が高いと示しています。その感度は約80％以上だったということです[6]。

しかしながら，この研究にはウィークポイントがいくつかありまして，インターフェロンγテストは偽陰性がありまして，アルブミンが低下している患者さんでは偽陰性が出てしまうということ，また*Mycobacterium kansasii*という違うタイプの*Mycobacterium*では同じ抗原が出てしまうので，偽陽性が出てしまうということです。

またこの研究のリミットとして，日本で行われていて，患者数がとても少ないということが挙げられます。また結核のリスクが高い患者さんを抽出してしまっているため，一般化されていないという問題があります。

それらを踏まえたうえで私たちは，この論文からだけでは，クォンティフェロンが診断に有用かどうかはよくわからなかったというのが今の段階です。

ですので，もう1つの論文を読んでみました。

研修医2年目の大谷です。よろしくお願いします。

2つ目の論文は，昨日の肺外結核で，特に椎体の結核に対する論文を探したんですが，椎体に特有の論文が見つからなかったので，肺外結核というものに特化した論文を見つけてきました[7]。

英語で発表しようと思うんですけど，簡単に最初にいうと，肺外の結核の患者さんを集めてきて，その人たちにツベルクリンテスト……TSTとこれから呼びますけど，TSTとクォンティフェロンという検査，2つの検査をしました。

そのときにその検査，結核と診断されている患者さんのうち，その感度・特異度はどのくらいかということ，また結核と診断されていない人でも，それぞれどれぐらい陽性になるのかがこの論文で書かれていました。

ちょっとわかりにくいかもしれないんですけど，英語で発表させてもらいます（以下英語を翻訳）。

---

6) 本当はPECOは治療に使うものですが，ここでは矛盾しなかったので，まあよいと思います。
7) Kobashi Y, Mouri K, Yagi S : Clinical utility of a T cell-based assay in the diagnosis of extrapulmonary tuberculosis. Respirology 14(2) : 276-281, 2009

肺外結核の診断について。培養やPCRで確定診断された肺外結核35例，「おそらくは」結核という患者30例について，QFT（正確にはQFT-2G）と，ツ反（tuberculin skin test；TST）を比較しました。

対象として肺外結核のない患者45名（最初に結核と疑われたが，あとで違うとわかった患者）を用いました。3群には患者特徴に大きな違いはありませんでした。最初の2群では，QFTの陽性率はとても高く，対照群では低かったのです[8]。

大谷 （日本語に戻して）つまり，最初に診断された時点で，結核じゃない病気だよと診断された人でも，クォンティフェロンをしたら9％の人が実際は陽性になりましたという，偽陽性のことを今言っています。

ツベルクリン反応した時には結核がないよといわれていたグループの人は，結核がないといわれていたけど，ツベルクリンでは49％陽性でした。

岩田 49％？ 他の群ではどうだったの？

大谷 TSTは確定例で57％陽性，「おそらく結核」では60％でした。

このスタディは日本でされているスタディなので，もともと皆さんはBCGを打たれていると思うんですけど，そのBCGを打っていることによる影響が出ているのかなと思います。

岩田 ありがとう。なにか他に言いたいことある？

この論文では，「QFTはよかった」って書いてあるんだよね。それは統計的な有意差をもって，結核のない人が9％しか陽性にならなかったのに，86％でQFT陽性になったでしょう。だからこの論文ではQFTは役に立つっていうふうな結論をしているわけよ。

それはどういう意味かというと，この論文を書いた人は統計学や論文の書き方は勉強しているんだけど，臨床医学的な勉強が十分足りないことを意味しています。したがって，データは扱っていて，処理しているんだけど，解釈の仕方を間違えているんだよね。だから皆さんはこれを使えない

---

8) この研究では，肺外結核確定例ではQFT陽性率は86％，「おそらく結核」例では80％，除外例では9％であった。つまり，結核があってもQFT陰性の患者は14％，結核がなくてもQFT陽性例が9％あったのである。

と判断したわけでしょう。
その通りなんですよ。統計的有意差があることとそれが臨床現場で使えることを一緒にしちゃダメなんだよ。

じゃあ，今の3人の発表で納得いった人。……わかった？ QFTとTST。クォンティフェロンとツ反。使い方がわかったっていう人。全然わかんなかったっていう人。

……全然わかんなかったって人，1人いるよ。じゃあ，ちょっと訊いてみようか。なにがわかんなかった？ わかんないっていうのは，結構大事だよね。

山田 これを実際にやってみるわけなんですよね。
それって，でも偽陽性が9%出るということは，10人いたら1人は必ず……？？？

岩田 なにがわかっていないか，よくわかってないって感じになってきましたよ。いいよ，ありがとう。他の人，どう？

……じゃあちょっと質問かえてみようか。
このクォンティフェロンとツ反が使えると思う人，どれぐらいいる？ 肺外結核の診断で。多分，皆さんの使っている教科書でも，「ちゃんとしていない本」だと，結核を疑ったら，とりあえずツベルクリン反応かQFTやるって書いてありますよ。
でも「なぜ」というところ，whyについて何にも書いてないんですよ。ちゃんとした教科書だったら，書いてあるんだけどね。
じゃあ，これ使えないって思う人どれぐらいいる？ あるいはなぜ使えないと思う？

井上 子どもの時にもうワクチンを打っているので，基本的にみんな陽性と出てしまうんじゃないかと。

岩田 うん，BCGを打っているから陽性と出ちゃうんじゃないかってことだよね。
オッケー。わかった。じゃあちょっと説明するね。

ツ反とQFTとはなにか？

ツベルクリン反応とはなにか。これは結核菌の菌体成分の一部を皮内（皮膚の中，皮下じゃないよ）に注射して，だいたいこういうところ（前腕）に注射するんだけど……肩じゃないよ，それはBCGだよね。BCGは結核のワクチンだよね，子どものときに打つやつね。ツ反は結核の検査ね。だからこの2つは分けようね。

アレルギーには4タイプあったよね。昔習ったね。CoombsのⅠ型・Ⅱ型・Ⅲ型・Ⅳ型。皮膚に結核の成分を注射すると，そのうちⅣ型，すなわち遅延型の過敏反応があるわけよ。それは，Delayed hypersensitivity とも呼ぶよね。

Ⅰ型アレルギーはIgEが出てきて，肥満細胞にくっついて，ヒスタミンをバァーンと出して，息が苦しくなって血圧がボーンと下がってみたいな，いわゆるアナフィラキシーショック。スズメバチに刺された時とかに起きるやつね。

これに対してⅣ型は2，3日くらい経ってから，じわーっとT細胞によって炎症がもたらされる，そういうやつです。

もし，自分の体の中に結核菌をもっていると，T細胞の中の結核菌に対するメモリー細胞，記憶をもっている細胞がいるわけですよ。そいつらは，普段は寝ているんだけど，ツベルクリン，つまり結核の菌体成分の一部を注射すると「おっ！ おれ覚えてるぜ，コイツ」って起き出すわけ。それでむくむくむくっと炎症を起こすと。

それが「ツ反陽性」です。ツ反接種部位が真っ赤に腫れるわけね。

もし自分が結核菌の曝露を受けてなければ，記憶をもっているT細胞がいないわけだから，ツベルクリンを注射されても，T細胞は「えっ，こんなの聞いたことないわ」といってそのまま寝てしまうわけですね。それで炎症は起きない。

そういう原理で行われているのがツベルクリン反応です。わかりますね？

BCGはなにかというと，これは結核菌に対する生ワクチンです。したがって，結核菌に似た違う抗酸菌を打つ。ただし，これでは病気にはなら

ないです（原則）。
これでT細胞はごまかされて，ほんとはBCGを打っているんだけど「おっ！　これは結核菌に似てるな」とT細胞が記憶するわけです。それで本当に結核菌が来た時に「あっ！　こいつ覚えてる！」とBCGと勘違いしてきた結果，菌をT細胞が攻撃する。これがワクチンだよね。
いい？　ワクチンと検査ってごちゃごちゃになりやすいからね，よく理解しようね。

ところが，記憶というのは皆さんの記憶もそうだけど，永続するものではありません。したがって，子どもの時に打ったBCGというのは，実は未来永劫ずっと続くわけじゃなくて，だんだん忘却の彼方に消え去られてしまいます。
一説によると20歳くらいになると，もうだいたいBCGの記憶は薄れてしまって，ツベルクリンを打っても「なんだっけ？　こいつ。聞いたことねぇや」と反応しなくなるといわれています。したがって，BCGを打っても必ずしもツ反が陽性になるとは限りません。
ただ，なかには記憶力のいいやつもいて「あー。これ昔どっかで見たことあるわ」と反応する人もいます。

さて，結核とはなにか。結核とは病気ですよ。結核菌は菌ですよ。
もう1回月曜日にやったことをおさらいしようね。病気とはなにか？　病気とは現象です。結核菌がもたらす現象です。たとえば，熱であったり腰が痛かったり咳が出たりといった現象です。肺結核であれば，咳が出て痰が出て，あるいは喀血して……という感じになります。

喀血っていってもね，よくテレビドラマで新撰組の沖田総司が，真っ赤な血をバァァって出して……みたいなのあるじゃない。
池田屋襲撃に行ったときに血を出してみたいな。結核はそんなイメージがあるでしょう。あれはドラマ的な演出で，ほとんどの結核患者さんは，あまり喀血はしないんだよね。むしろ青緑色の汚ない痰をペシーッと出す。
でも沖田総司が池田屋にいて，ゲホゲホッって緑色の痰を出していたら，なんかドラマ的にちょっと嫌じゃん。沖田総司はだいたいハンサムな人がやるって決まっているんだからさ。演出としてああいう真っ赤な「血」み

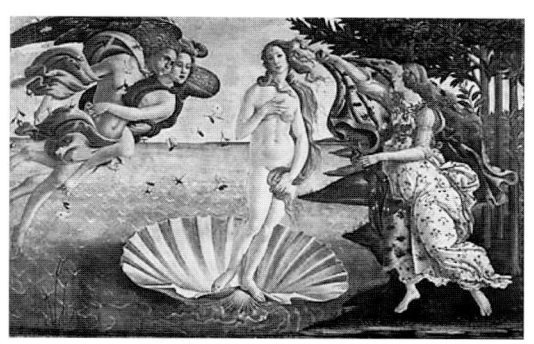

●「ヴィーナスの誕生」ボッティチェリ
(Wikipedia より転載)

たいな感じになっているんだよね(笑)。

ちょっと話が脱線したけど，まあみんなまだ眠いだろうから，脱線ついでにちょっと余計な話しようか。

結核ってそもそもきれいな病気だというイメージがあるんですよ。『ヴィーナスの誕生』という絵が，フィレンツェのどこかの美術館にあるでしょう[9]。

ヴィーナスの誕生って，髪の長い裸の女の人がホタテ貝の上乗っている，あれ。レプリカは観たことあるでしょ。

あの「ヴィーナスの誕生」って，ボッティチェリって人が描いたんだけど，モデルの人はシモネッタさんっていうんですよ。冗談みたいな名前だけど，本当の名前らしいんだよね。

それで，シモネッタさんはですね……あの別に，下ネタとは何の関係もない話をするんだけど。あの人，結核だったんですね。

結核は昔からなんとなく「良い」イメージがあって，それはどうしてかというとね，きれいなものに関連しているからですね。

見た目きれいなんですよ。結核になるとどうなるかというとさ，まず体重減少が起きるでしょう。スマートになるわけね。すらりとした体型になる

---

9) ウフィツィ美術館。

わけよ。それから熱が出るからさ，ぽーっとね，ほっぺたが赤くなって，なんだか紅をさしたようになる。
だけど，栄養は失われてどんどん衰えているから，貧血で顔は青白ーくて，透き通るような白い肌になるわけ。痩せてだんだん目が飛び出てきて，瞳が大きくなってきて，パッチリした目になってくる。だけど，熱で頭がぼーっとしてるから，焦点定まらずにうるるっとした目になるわけですよ。だいたい男の人って，うるるっとした目の女の人に弱いじゃないですか。……ぼくだけですかね。

（一同笑い）

岩田　それで，だる気な感じで，こう潤んだ目で上目遣いに見られると……「ああきれいな人やなあ」みたいな感じになるんじゃないでしょうか。
日本では，結核は高齢者の病気だからね（笑）。あんまりそういうイメージをもたないんだけどさ。昔は若い人もよくなっていたんですよ。ヨーロッパでもアメリカでも日本でも。

だからというか，結核はずーっと長い間，隔離の対象になっていなかったんですね。最初に説明したように結核菌は，空気感染しますから，結核の患者さんを外に放っておくと，菌を撒き散らして感染がどんどん拡がっていくんですよ。
だから結核患者は，個室に隔離して，なおかつ陰圧をかけて空気を外に出さないようにする。薬で菌が出てこなくなるまでは，そういう隔離を続けなきゃいけないんだけど，人間というのは見た目のイメージに騙されやすいわけですよ。

トーマス・マンというノーベル賞とった小説家が，『魔の山』という小説を書いたんですけど[10]，「魔の山」というのは，昔結核は寒いところで栄養をたくさん摂っていたら治る病気だといわれていて，山のサナトリウムで貴族的な優雅さで結核になった人たちが住んでいる。
皆，朝からおいしいご飯食べて，ビール飲んで，踊ってみたいな，そうい

---

10) トーマス・マン〔人名〕(1875〜1955年)：ドイツの小説家。1929年にノーベル文学賞を受賞した。

う（一見）華麗な物語ですよね．

日本でも結核小説というとさ，新撰組もそうだけど，どっちかというと，「良いイメージ」で描写されていますよ．

昔からドラマとか映画でも，かわいそうにヒーローとかヒロインが死ぬときは，結核で死ぬんだよね．あまり梅毒とかでは死なないんですよ．そういうイメージ的なものがあったわけですね．

だけど本当は結核というのは，そのイメージとは似ても似つかぬぐらい，人に感染するから，ちゃんと隔離しなきゃいけなかったんだけど，人間はそういうふうに見た目で判断しちゃう，イメージで判断しちゃう，雰囲気で判断しちゃう，そういう脆いところがある．

逆に結核みたいに空気感染なんて絶対しないし，接触感染も実際よっぽどの濃厚な接触をしないと感染しないし，飛沫感染もほとんどしないにもかかわらず，すごく厳密な隔離をされて，もう住んでいるところからも追い出されて，閉じ込められちゃうという病気がありましたね．

なんでしたっけ？

高橋 ハンセン病？

岩田 そうですね，ハンセン病．あれは結核と同じ抗酸菌の *Mycobacterium leprae* という菌が起こす病気です．

ハンセン病はハンセン氏病とか，らい病とか呼ばれますが，結核菌に比べれば感染力なんてほとんどないんですよ．

一緒に住んでいても感染する人はほとんどいないといわれています．よっぽどの濃厚接触がないと感染しない．だから隔離する必要は全然ない．

らい菌は皮膚など温度の低いところに感染します．皮膚や神経，リンパ節そういうところに波及して，皮膚にダメージを与えるから，顔がもげてきたり鼻が変形したり，見た目が「醜く」なる．

それでヨーロッパの人もアメリカの人も日本も，隔離所を作って，どんどん隔離していった．今でもありますよ日本に．岡山とか，東京の東村山とかね[11]．

---

11) 厚生労働省によると13カ所の療養所がある．
http://www1.mhlw.go.jp/link/link_hosp_12/hosplist/nc.html

らい予防法という法律そのものはなくなったんだけど，今でもハンセン病の患者さんはそういうところにいるわけですね。
でもそれは，科学的にはまったく意味のないことやっているわけですよ。確かにハンセン病は感染症だから，感染の危険はゼロではない。そういう根拠で，あの人たちはずっと閉じ込められていたんだよ。
一方，ハンセン病よりずっと感染力が強い結核は，近年に至るまでほったらかしにされていたんだよね。

「可能性は否定できない」って言葉を使っちゃうと何でもありになっちゃう。そういう非人道的な隔離を正当化する根拠にもなっちゃうわけですよ。まったく意味ないんだよね。そしてそれは昔の話じゃないかって思うかもしれないけど，今でも同じことやってんのよ，ぼくらってアホやから。

たとえばレバ刺しの禁止がそうだよね。
三宮でさ，おいしい焼肉屋があるじゃん。レバ刺しのおいしいところ。あそこも禁止になるんだよね（このTBL当時はまだ禁止されていなかった）。「なにかあったらどうする」「可能性は否定できない」という考えで禁止にしちゃったんですよね。そういうほとんどリスクの少ないものでも「可能性はゼロではない」っていってしまうと，何でもありになっちゃう。

「ゼロではない」っていったら，何でもゼロではないんだよ。だってそうでしょう。時速20kmで走っている車で，人を轢くことだってあれば，その事故で人を殺すこともある。でも，それを根拠に制限速度を20km/hにするべきだと思う？
「可能性がゼロではない」って言い方をして，そこに基準値を合わせるというのはそういうことをいうわけですよ。
だから，ハンセン病の隔離なんてまったく愚かしい行為なんだけど，それは昔の人間がアホだったからってわけじゃなくて，今の人間も同じようにアホなんですよね。
まあ，昔も今も人間の知性なんてそう大きく変わってはいない。

……何の話をしてたんだっけ？　そうそう，QFTの話してたんだ。
ツ反は，結核菌の菌体成分を注射することによって記憶しているメモリーT cell，T細胞が「あっ，こいつ覚えてる！」と反応することをいいます。

じゃあ，QuantiFERON，QFTはなにかというと，実はまったく同じことをやっています。

QFTはハイテクな検査で，採血をするんですね。血を採ってきて，そこに結核菌の菌体成分をばらまきます。
今は3Gとか2Gとか携帯電話みたいな名前のものが出てきていたけど，基本は同じです。タンパク質の出し方やテストのチューブが替わっただけ。
結核菌の菌体成分をふりまくと，血液中の結核菌を記憶しているT細胞が「あっ，おれこれ覚えてるわ」とインターフェロンγをバァァッと出すんですね。そのインターフェロンγを検知して，この中には結核菌を覚えているメモリーT細胞があるんだな，とわかる。
これがQuantiFERON assayの原理です。ということは，根本的にはやっていることは一緒なんだよね。
ツベルクリン反応は皮膚に菌体成分注射して炎症をみて，メモリーT細胞がいるんだなということがわかるし，クオンティフェロンは血を採ってきて，菌体成分ふりかけてインターフェロンγを見つけることによって，メモリーT細胞がいるんだなぁということがわかります。
両者にはローテクとハイテクの違いはあるけど，原理としては同じことをやっている。ここまで理解できるかな？ これ多分，世界で一番わかりやすいツベルクリン反応の説明のはずなんだけど(笑)。

なにを言いたいかというと，TSTにしてもQFTにしても，ぼくらがみているのは，結核菌そのものじゃなくて，T細胞の記憶を検査しているんです。そして，記憶が記憶である限りいくつかの問題点が挙がります。

1つめは記憶違いです。これがいわゆるBCGの問題ですね。
要するに，BCGを打つとツ反が陽性になりやすいのは，BCGという「結核菌ではないものの記憶」を結核菌と勘違いして反応が出ちゃう。つまり記憶違いですよ。
そこらへんの女の子をつかまえてきて「あー，これがAKB48の大島ちゃうか」というのは，記憶違いですね。この可能性はツベルクリン反応でより高いといわれています。

QFTにおいては，BCGによる交叉反応は非常に起きにくいといわれています。それが，QFTとTSTの根本的な違いですね。

じゃあ，ハイテクなQFTがあるから，問題なしかといえば，そうではありません。
2つめの問題は，そもそもQFTにしてもTSTにしても，「結核菌を私はみたことがある」というT細胞の記憶を拠りどころにしているんですよ。そして，何十回でも繰り返すけど，結核というのは今，目の前に起きている現象であって，それは熱とか痛みとかそういった現象ですよ。それそのものは結核菌ではないんです。
もし昔結核菌に曝露している人がいて，そういう人は結構日本の高齢者には多いですが……その人が今，たとえば，別の病気，肺炎あるいは化膿性脊椎炎とか，昨日出たReiter症候群とかなんでもいいですよ。そういう病気になって，QFTやTSTをやった時にも，やっぱり「あっ，この記憶ある」という，そのT細胞の記憶がある限りはQFTやTSTは陽性になるんですよね。
つまり，TSTやQFTでは，今起きている熱や痛みの現象そのものの検査はできないんです。
昔，結核菌に曝露された人は，陽性になっちゃう可能性だって十分ある。だから，今起きている現象の診断には役に立たない。これも理解できるよね。

さらに問題があります。それは「記憶の忘却」です。
さっきもいったように，記憶というのは（我々がそうであるように）忘却していきます。そして，この免疫の記憶というものは，T細胞に依存していますから，T細胞の能力が落ちていくと，TSTもQFTもその検出能力が落ちていきます。反応しなくなってくるんですね。

さて，メモリーT細胞の能力が落ちるとどうなるか？ 細胞性免疫能が低下します。
では肺結核とか肺外結核は誰に発症するの？ これは免疫の弱った人に発症するんですよ。AIDSの患者，高齢者，免疫抑制剤を飲んでいる人。免疫抑制が起きる人ほど結核が発症しやすい。

つまり，結核を発症した患者さんのT細胞はへろへろになっている可能性が高いので，いくらTSTとQFTをやっても反応できないかもしれない。つまり偽陰性ですね。

これは本質的な問題です。**結核を発症しやすい人ほどTSTやQFTは出にくい**というジレンマです。

わかりますね？ それをデータ化したのがさっきの論文ですよ。つまり，結核を発症していても，1～2割の人はT細胞がもうへろへろになっていて反応できないし，それから昔結核菌に曝露されている人は，今結核を発症していなくてもQFTやTSTは陽性になるわけですよ。

TSTとQFTではその程度の違いはあるけど，原理的には同じことで，偽陽性と偽陰性は本質的に起きる。だからたとえQFTが陽性になっても，それが今の結核なのか昔の結核なのかは絶対に区別できないんです。それは記憶をみているだけだから。

ぼくは時間が大事だと何十回も言っています。

「今」の病気をみているのか「昔」の病気をみているのかはすごく大事なんだけど，QFTはそれを峻別できないんです。絶対にできない。原理的にできない。だからQFTが陽性になっても，それが今の熱の原因かは説明できない。わからない。

ということで，さらに生検しましょう，MRIとりましょうということになります。

そして，たとえQFTが陰性であっても，もしかしたらT細胞がへろへろになって単に忘れちゃっているだけかもしれない。目の前の患者さんに結核がないとは言い切れない。だから，やっぱりMRIとりましょう，生検しましょうということになる。

検査とは，その検査の結果如何で，目の前の患者さんに対する次のアクションに変化を及ぼさなければ意味がないと，月曜日に言いましたね。

QFTもTSTも陽性になっても陰性になっても，結局は生検しましょう，MRIとりましょうということになるなら，どっちにしてもやることは同じなんですよ。

だから，「感度が8割ぐらいあるから良いでしょう」とか「結核をもって

いない人よりも感度が高い．統計的有意差があるから大丈夫じゃないの」というのは，それは観念的な机の上で考えている人の意見であって，実地診療をやっている，目の前に患者さんがいる現場の医者の観念からいうと，陽性になっても陰性になっても判断が変わらないのだから，結局はQFTやTSTをやってもやらなくても同じだということになるんですよね．今，目の前に結核かもしれない患者さんがいる人にとっては，TSTやQFTをしても意味がないというのはそのためなんですよ．

こういう考え方が大事なんです．**統計的に有意差がある，イコール現場で使えるとは限らない**．今の説明わかる？　いいですね．

QFTの使いどころ

じゃあQFTは何の役にも立たないのかというと，そんなことはありません．役に立つときはあるんです．

じゃあ，どういう時にQFTが役に立つかというと，一番典型的なのは皆さんみたいな医学生や看護師さんたちみたいな医療従事者が，結核菌に曝露されたときですよ．

ある患者さんがゴホゴホ咳をしているから，とりあえず入院して精査しましょうといって，2週間後に「おぉっと！　この人結核でした」とわかったとしましょう．

そのときには，皆さんは実習でずっとその患者さんをみていたかもしれない．もしかしたらその間に皆さんは結核菌に曝露されているかもしれない．でも曝露されていないかもしれない．

もし曝露されているとしたら，予防的にイソニアジドという薬を9カ月飲めば結核菌を殺すことができます．

しかし，イソニアジドは肝機能障害を起こすかもしれないし，神経障害を起こすかもしれないから，何の理由もなくただ飲むのは嫌なわけですよ．そういうときにQFTをやるわけです．皆さんの免疫能力はまだへろへろになっていなくて，記憶もまだしっかりしているから，結核菌に曝露されていれば，QFTは陽性になる可能性は高いし，結核菌に曝露されてなけ

れば，QFTは陰性になる可能性が高いわけですよ。

QFTではBCGによる交叉反応はほとんど起こしませんから，おそらくは皆さんがたとえBCGを打っていたとしても，QFTは陰性になるでしょう。したがって，こうした医療機関での曝露のとき，つまり健康な人の結核菌曝露，そして予防内服を必要とするかどうかを判定するときなんかにはQFTは非常に役に立つわけです。

検査の価値判断

検査というものは，すべて価値中立的なもので，ある検査が良いとか悪いとかよくいうけれど，それはまったく意味のない意見なんですね。検査は使われ方次第なんですよ。

たとえば，MRIが良いか悪いかなんて言ってもしょうがないんですよ。それはどうMRIを使うかによるんです。

脊椎カリエスをワークアップする時には，MRIはすごく役に立ちます。そこに椎体炎があるかどうかわかるからね。だけど，急性副鼻腔炎をワークアップするときにMRIなんてほとんど役に立ちません。だってMRIなんかやらなくても，臨床診断でだいたい急性副鼻腔炎はわかるし，それに副鼻腔炎がない人では，MRIはあまりに鋭敏すぎて副鼻腔の水の貯留を見つけちゃうかもしれません。

つまり鋭敏な検査であれば良いかというとそうではなくて，鋭敏さが仇になることもあるんです。要は使われ方次第なのです。

生検にしても画像にしても血液検査にしてもQFTにしてもツ反にしても全部，検査は使われ方次第なので，検査そのものを独立して良い，悪いという価値判断は絶対できないんです。だから皆さんはそれぞれの検査の意味を必ず吟味してください。そこに検査があるから検査する，という古典的な誤謬を犯してはなりません。

ついでに言っておくと，BCGは去年うちの娘は打たなかったんだけど，あまり結核の予防の役に立ちません。アメリカではすでに廃止しています。

肺結核はほぼ予防しないといわれていて，髄膜炎とか粟粒結核みたいな極まれな結核だけ予防するかなあみたいな，データが今出ているんですね。まあ，予防接種も価値中立的で，一概に「良い」とか「悪い」とかいえません。

これも，その予防接種が「誰に」行われて，それが「なにを」もたらすのか，きちんと吟味することが大事です。

はい，ここまでのところで質問や意見のある人はいますか？

言わんとするところはだいたいわかりましたかね。検査ひとつとっても解釈するのは難しいよね。だから昨日のケースみたいにね，肺外結核，肺の外にある結核を疑うときにどうするかは，さっきみたいに「しょぼい」教科書だとツベルクリン反応やりましょう，QFTやりましょうとさらっと書いてあるんですよ。

それは，目の前に結核の検査があるから検査をするというトートロジーに陥っているからなんですよね。

（初期研修医に）ぼくの説明の方がうまいでしょ？（笑）うそうそ，ようがんばったで。おつかれさん。じゃあちょっと休憩にします。15分休憩しましょうね。

6月21日(木) 4日目 第2講

休 憩

岩田：それじゃあ，そろそろやりましょうか。
最初にも言ったけど食ったり，飲んだりしながらやってもいいからね。ご自由にどうぞ。

いよいよ英語で症例

岩田：さあ今日と明日の2日で，今までやってきたことの総復習をして，皆さんがどれだけその能力を培ってきたかを確かめるとともに，さらにその能力を高めるということをやっていきましょう。
目的は5年生の実習のときにベッドサイドに行って，まったく機能できないということがないように，現場で使える能力をここで養うというのが，チュートリアルの目標です。
……そうだよね，たぶん。今までやってみてどう？ レベルが高すぎてとてもじゃないけど，ついていけねぇって感じ？ それともレベルが低すぎて，こんなんやってられるかって感じ？

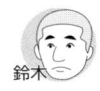

鈴木：きついです……。

岩田：きつい。体力的にきつい？ この3日寝てないとかいう人いる？ どうなのかな。課題，きつすぎ？

金子：ちょっときついです。

岩田：ちょっときつい？ なにがきつい？

金子：時間が足りない。……けどそのぐらいやってもいいかなあ。

岩田：本当？ 最後に食事をしたのが48時間前とか，そういう人いる？
体力的にきつすぎるのも困るんだよな。もうちょっと楽したい？

岩田　……うんうんってうなづいているやつがそこにいるね。

(一同笑い)

岩田　なにがきつい？ 拘束時間が長すぎるって？ もうちょっと楽したいの？
そう言われるとね，「してやるもんか」って思ってしまう邪悪な自分がいるんだよね。

(一同笑い)

岩田　しんどくなったら部屋から出て，休憩しても全然構わないよ。自由にやってください。でも時間的には，別にそんな夜中の1時までやっているとか，そんなことしているわけじゃないからね。甘ったれんじゃないよ……とか言って(笑)。それじゃだめか。
……まぁいいや。とりあえず，きつかったら適宜休憩してください。
では，ケースいきます。メモした方がいいと思うよ，今日は英語でいくから。

> A 69-year-old woman was admitted to our institution with progressive dyspnea and cough productive of white sputum.

dyspneaは呼吸困難。coughは咳なのはわかるよね。white sputum,「白い痰」，膿性痰じゃないってことだね。productiveは痰が出るってことだよね。湿性咳嗽といいます。

今ぐらいのスピードで大丈夫？ もっと遅くしゃべってしてほしいって人いる？ かなりゆっくりしゃべってるから，もっと早くてもいいって人がいるかもしれないけど，それはちょっと我慢してほしいな。いいかな。

> Three months earlier, the patient was hospitalized elsewhere for evaluation of fever, headache, and fatigue. Results of a right temporal artery biopsy were consistent with giant cell arteritis (GCA).

giant cell arteritis，巨細胞動脈炎，いわゆる側頭動脈炎のことですね。

> She was treated with prednisone (50 mg/day) and initially improved, but after 6 weeks of therapy, she again experienced feelings of malaise.

malaiseは気分が悪いってことね。

> Her erythrocyte sedimentation rate (ESR) remained elevated at 75 mm/h.

ESRって赤沈ね，seventy-five, 75。75というと結構高いよね。
赤沈は，細い棒に赤血球，血液を入れて，それでヒューッて沈んでいく速さをみるんだけど，正常時だとだいたい10 mm/h以下だけど，それが75 mm/hということは結構速いよね。炎症の存在を示唆します。

> The patient's rheumatologist, rheumatologistはリウマチ内科医, then, added methotrexate (MTX) to her treatment regimen. One week after starting MTX, the patient developed a vesicular rash on the left side of her chest that resolved without intervention, and she did not seek medical attention.

did not seek medical attention，別に医者には行かなかったと。

> Three weeks later, 時間は大事だから，気をつけてね……Three weeks later, she was admitted to her local facility with complaints of chest pain, dyspnea, fever, and cough productive of white sputum.

chest pain, 胸痛。dyspnea，このdyspneaのpも読まないんだよね。
昨日Psoas signというのが出てきたんだけど，あれもサイレントpですね。
feverは熱。and cough productive of white sputum, 湿性咳嗽で白い痰が出ると。

> An adenosine stress test yielded negative results.

adenosine stress testは，アデノシン，冠動脈の刺激試験，いわゆる心

筋梗塞などのワークアップに使う検査ですね。心電図とか心エコーなどで，アデノシン投与後の心臓の変化を吟味します。

> A ventilation-perfusion lung scan revealed low probability for pulmonary embolism.

pulmonary embolismは肺塞栓。ventilation-perfusion lung scanは，放射性同位体のついた薬を吸い込んで，肺にどれぐらい行き渡るかをみて，今度はそれを注射して，肺の血流がどれぐらい行き渡るかをみる。
肺塞栓ではそのミスマッチが起きるんですね。つまり，普通だったら空気を吸うと肺全体に行き渡るし，それから血液に同位体を投与しても肺血流全体にそれが染まるんだけど，肺塞栓つまり血管が詰まっちゃうと，空気を吸えば全部行き渡るんだけど，血流の方はバコッと途切れちゃうわけね。
そのミスマッチが起きるから肺塞栓だっていうふうに診断できると。日本ではあんまりやらない検査だよね。日本って核医学的な検査を嫌う傾向にあるから。

> Chest radiography findings were normal.

胸のレントゲン写真は正常でした。

> In addition to deep venous thrombosis (DVT) prophylaxis with heparin, she was treated with intravenous levofloxacin, vancomycin hydrochloride, and ceftazidime. No sputum studies were obtained. After 3 days of antimicrobial therapy, the patient was transferred to our facility because of continued fever and dyspnea.

……まぁ，こういうのを読んでいるとアメリカの病院も大したことねぇなぁって思っちゃうよね。ムダな抗菌薬使いすぎだよな。

はい。ここまで。だいたいわかった？ わかったって人どれぐらいいる？ 全然わかんねぇって人どれぐらいいる？
……全然わかんないって人もいるね。もう1回読むね，同じところ。

A 69-year-old woman……womanが女ってのはわかるよね。

（一同笑い）

気楽にやろうね（笑）。学生だからさ，いいんだよ別に。
was admitted to our institution with progressive……progressive，進行性の，dyspnea and cough productive of white sputum……69歳女性が，progressive dyspnea，どんどん進行する呼吸困難と白い痰を出す湿性咳嗽で入院しましたと。

Three months earlier, 3カ月前に，the patient was hospitalized elsewhere for evaluation of fever, headache, and fatigue, 3カ月前に別のところで入院したと。熱と頭痛と全身倦怠感がありました。

Results of a right temporal artery biopsy were consistent with giant cell arteritis (GCA). She was treated with prednisone (50mg/day) and initially improved, 側頭動脈炎だと診断を受けて，ステロイドを50mg/dayは結構な量ですけど，それを受けて良くなったと。

but after 6 weeks of therapy, she again experienced feelings of malaise. 6週間後にまた気分が悪くなってきた。

Her erythrocyte sedimentation rate (ESR) remained elevated at 75mm/h. The patient's rheumatologist then added methotrexate to her treatment regimen. One week after starting MTX, methotrexateは免疫抑制剤です。1週間後に，the patient developed a vesicular rash, vesicular rash，水泡性の皮疹，on the left side of her chest that resolved without intervention, and she did not seek medical attention, 皮疹が出たんだけど勝手に良くなって，特に医者には行かなかったと。

Three weeks later, 3週間後に，she was admitted to her local facility with complaints of chest pain, dyspnea, fever, and cough productive of white sputum. An adenosine stress test yielded negative results. A ventilation-perfusion lung scan revealed low probability

for pulmonary embolism. Chest radiography findings were normal. In addition to deep venous thrombosis prophylaxis with heparin, she was treated with intravenous levofloxacin，これは昨日出てきたクラビットってやつね。ニューキノロン系の抗菌薬。
vancomycin hydrochloride, and ceftazidime.
ceftazidime は，3世代セファロスポリンですね。「なんかよくわかんないけど抗菌薬使っとけ」という昨日の医者と同じことをやったわけですよ。アメリカも大したことない。

No sputum studies were obtained. After 3days of antimicrobial therapy……抗菌薬を使って3日経って……the patient was transferred to our facility because of continued fever and dyspnea.
この our facility がどこかというのは後で教えます。

はい，ここまで。質問のある人います？ ……ぼくの英語が下手で，こんなのわからんって人いる？ それはそうかもしれないけど。
はい，質問していいよ。

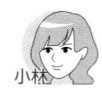

小松　メトトレキサートを処方した前後の流れがよくわからなかったので，もう一度お願いします。

岩田　はい。ステロイドで6週間治療して，最初良くなったんだけど，また気分が悪くなって，血液検査したら赤沈が高くて，6週間経った時点でメトトレキサートを加えた，ということですね。
あと何か質問ある？ 時間経過は大事だからね，自分で把握してね。一番いいのはね，タイムラインを書くことですね。
左から何日前にこういうことがあって，何日前にこういうことがあって，何日前にこういうことがあって，というタイムラインを自分で作るのが一番いいと思いますよ。
タイムラインってあるじゃん，Facebook とかでね（以下翻訳）。

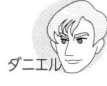

ダニエル　服薬歴を教えて下さい。

岩田　既往歴については，あとで出てくるね。それともステロイドとメトトレキサートのこと？

ダニエル　いや，発症前の……。

岩田　あ，それは既往歴でやるからさ。とりあえずは現病歴に集中しよう。

ダニエル　はい。

岩田　（日本語に戻して）ほかになにかある？　どうぞ。

早川　DVTのところが，ちょっと聞き取れなかったです。

岩田　DVTのところが聞き取れなかった？

DVT，Deep venous thrombosis。これは深部静脈血栓っていうんですけど，アメリカではめっちゃ太った患者さんが多くて，入院患者さんで寝ているときに血が詰まっちゃう人が多いんですよ。

特に整形外科の患者さんとかで血栓を作りやすいので，予防的にヘパリンなどを投与します。ただ，内科の患者さんではあんまりそういうことはしても意味ないといわれている。アメリカではそういう予防投与をよくやっているんで，ヘパリンを予防的に投与しました，ってことです。

この人が，DVTがあるってわけじゃなくて，そういうことがあってはいけないので，予防的ヘパリンが投与されたってことです。この本題にはあまり関係ないです。

ほかはなにかある？　最初だからあんまりよくわかんないかもしんないけど。何事にも最初というのはあるからさ。スキーやるときとか，自転車乗るときとか，女の子ナンパするときとか，なんでも最初は大変なんだよ。たぶん。

……いいかな？　よければ，じゃあこの時点でグループで話し合って，この患者さんに一体なにが起きているのかを考えてみてください。ちなみに舞台はアメリカです。

話し合い

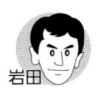

岩田　じゃあ，訊いてみよう。7班。はい，どう思う？

竹内｜まだ話し合いの途中なんですが，側頭動脈炎でプレドニゾロンを飲んだことで免疫が抑制されていて，そのときになにか感染が起こったのかなという話にはなっています。

岩田｜なるほど。

竹内｜それと，白い痰が出ているので，細菌性ではなくウイルスに感染しているのかな，と思います。

岩田｜なんでウイルスだと思った？

竹内｜細菌だったら，痰の色が白じゃなくて，黄色とかになるんじゃないかと。

岩田｜なるほどね。オッケー。

竹内｜それと，抗菌薬も効いていないので，ますますウイルスっぽい。

岩田｜そう，抗菌薬が効いていないってのはポイントだよね。
バンコマイシン，これはMRSAなどに効く薬だし，レボフロキサシンとセフタジジムは多くのグラム陰性菌に効果がある。
そういったいわゆるブロードスペクトラムの抗菌薬が全然効いてないのはすっごい大事なポイントだよね。
よくできてるじゃん。素晴らしい，素晴らしい。じゃあつぎは4班。

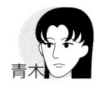

青木｜さっきの7班と同じような話しか出ていなくて，やっぱりステロイドで免疫が抑制されていて，新しい感染に移ったのかな，っていう話ぐらいしか出てないです。

岩田｜はい。この人プレドニゾロンが50mg/dayと結構な量ですね。それに加えてメトトレキサートが入っている。かなり免疫抑制がひどい，だから感染は起きやすいんだろうということですね。
ということは，側頭動脈炎は治療されているんだけど，それと別のことが起きているので気分が悪くなったり，熱が出たり，炎症が起きていると。でも抗生物質は効かないということなんですね。
はい，いいでしょう。じゃあもう1個訊こうかな。12班どうぞー。

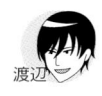

渡辺｜今まで出たのと同じ結論しか出ていないですね。

いよいよ英語で症例　285

岩田▶ オッケー。今，何か他に話を聞いていて思いついたことある？
他にこんなアイデアあるんじゃないかとか……あ，どうぞ。なに？

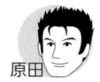

原田▶ 基本的には同じなんですが……。

岩田▶ 基本的には……うん。

原田▶ はい。免疫抑制状態で，帯状疱疹ウイルスが……。

岩田▶ 帯状疱疹。なるほど。皮疹を持っていたしね。もっとも皮疹は勝手に消えちゃったんだよね。Varicella Zoster virus ね。
はい，そうですね。帯状疱疹ウイルスも，まれに肺炎を起こすことがありますね。特に免疫が弱った人で大人に多い。
水痘，水疱瘡は子どもがなる病気だけど，わりと自然に治っちゃう病気ですよね。大人になると重症化しやすい病気ですね。特に肺炎を合併すると入院が必要だといわれます。そういうのも考えるよね。

あとね，原因が結果の後にくるってことはないよね。
この患者さんはステロイドをもらってちょっと良くなったんだけど，その後悪くなって，それでメトトレキサートをもらったんだから，その悪くなった原因がメトトレキサートを与えたことによる，ということは有り得ないよね。
メトトレキサートも肺線維症のような合併症を起こすことがあるんだけど，原因は結果のあとに来ないから，これは考えにくい。
こういうのは医学知識がなくても考えるとわかるよね。

じゃあ続きをお話ししましょう。既往歴からです。

> The patient's history included hypertension and gastroesophageal reflux disease. Her current medications were aspirin, amlodipine, prednisone, MTX, and omeprazole.

hypertension，高血圧とgastroesophageal reflux disease，これは胃食道逆流。
胃酸が食道に上がって胸やけする病気ね。GERDなんてよくいわれる。

gastroesophageal, gastroは胃だよね。esophageal, esophagusは食道。refluxは逆流。Her current medications, 薬は, aspirinアスピリンと, amlodipineこれはカルシウムチャンネルブロッカー, 血圧の薬ね。prednisone, ステロイド。MTX, メトトレキサート。and omeprazole, omeprazoleはPPI, Proton pump inhibitorです。これも胃食道逆流の治療薬です。胃酸を抑える薬だね。

> She lived with her husband in Alabama, had never worked outside her home, and had never smoked.

her husband, 夫と一緒にアラバマに住んでいて, 家事をしているんですね。

had never worked outside her home, and had never smoked, 喫煙歴はありません。喫煙歴がない69歳の女性だね。閉経後だからね, たしかに心筋梗塞のリスクはあるっちゃあるんだけどね。

> She denied chest pain but did complain of worsening dyspnea, cough productive of white sputum, and fatigue.

Fatigueは全身倦怠感ですね。だいたいわかった？ もう1回読んでほしい人？ いますね, 結構いますね。じゃあもう1回読むね。

> The patient's history included hypertension and gastroesophageal reflux disease. Her current medications were aspirin, amlodipine, prednisone, MTX, and omeprazole. She lived with her husband in Alabama, had never worked outside her home, and had never smoked. She denied chest pain but did complain of worsening dyspnea, cough productive of white sputum, and fatigue.

じゃあ身体所見にいきます。

> On examination, the patient was thin, 痩せていて, and appeared chronically ill

何か体調悪そうという感じね。

> She was afebrile and had a blood pressure of 127/64mmHg,

血圧はミリマーキュリー，水銀で読みますね。mmHgのHgは水銀のことだからね。

> heart rate of 92 beats/min, respiratory rate of 24 breaths/min, and oxygen saturation rate of 93% by pulse oximetry while breathing room air.

room air，普通の室内気で93％。数字は慣れてないとなかなかついていけないよね。
blood pressure，血圧が「127/64」。上が127。下が64ね。この斜め棒はoverと読むんだけど，『ワントゥエンティセブン　オーバー　シックスティフォー　ミリマーキュリー』と読みますね。

バイタルサインと意識状態の見方

岩田　ちょっとここでミニ質問。今言ったバイタルサインで，異常なものはどれでしょう？　ちょっとだけ話してみて。正常なもの，異常なものはどれでしょう？

少しだけ話し合い

岩田　はい，いいかな？　正常か異常か訊くだけだからさ。11班。
はい，今いったバイタルサインでどれが異常ですか？

杉山　呼吸数の24回が多い。

岩田　そうですね。正常な呼吸数は1分間に16〜18回ぐらいですね。それで？　それだけ？

杉山　はい。

岩田　あとね，Oxygen saturation……酸素飽和度が93％というのも低いです

ね。
特に24回，つまり呼吸はたくさんしているんだけど，酸素が足りないってことだから。呼吸数と酸素飽和度，いわゆるoxygen saturationは連動してみるからね。
つまり93%でも，呼吸数が16回で93%なのか，24回で93%なのか，40回で93%なのかによって意味が違ってくるよね。ここでは24回，いつもよりたくさん息をしているんだけど，それでも酸素が手に入らない，酸素飽和度が93%。正常値は98〜100%なんだけどね。だからこの人はよっぽど酸素が足りていないことがわかります。

患者さんをみるときに一番大事なのは意識状態とバイタルサインです。これをしっかりみないと，患者さんをまったく診断できないので，必ず意識状態とバイタルサインは確認してください。
では，意識状態はどうみるか。
チェックしてほしいのはまずalertness。Alertnessは目がしっかりぱきっと開いているか，ぼーっとしているかってことですね。
それからorientation。Orientationは見当識ですね。一般には人，時間，場所で測りますね，その3つ。だからorientation to time, person and placeといいますけど，私は誰でしょう，ここはどこでしょう，今日は何月何日でしょう。これが見当識だよね。これで特に急性の意識障害で確認することが多いです。

あと，とくに慢性的な患者さんの場合は，これに情動，Moodも加えます。落ち込んでいるとか，ハッピーだとか，めっちゃエキサイトしているとか，めっちゃ怒っているとか，むかついているとかいろいろあるよね。
急性疾患の場合はalertnessとorientationだけでみることも多いです。alertnessは，alertの場合もあるし，それからsomnolence，傾眠傾向ね。ふらふら，ねむーいって感じ。それからstupor，もうとんとんと叩いて，やっと目が覚めるみたいな感じ。それからcoma，もう完全に昏睡状態。これをもうちょっとしっかり測ろうと思うと，いわゆるJapan coma scaleとかglasgow coma scaleという，痛み刺激とか目を開くかとか，そういった反応をみます。どっちも大事なんだよね。

だからさ「あなた誰ですか？」といって（ぼんやりしながら）「私はなんとかです～」って答えられるのは，見当識はしっかりしているけどalertnessはおかしい状態だよね。

だから午前中の皆さんみたいな感じですよ。

目はシャキッとしているんだけど言っていることがデタラメというのは，alertnessははっきりしているんだけどorientationはおかしい，うちの初期研修医はだいたいそんな感じなんだけど。

（一同笑い）

岩田　バイタルサインは，血圧，脈拍数，呼吸数，それから体温です。

実は体温が一番生命にはあまり関係ない事項です。みんな結構，特に感染症は，体温ばかり気にするんだけど，実は血圧とか脈拍数，呼吸数の方がよっぽど生命維持には重要で，体温が39℃でも40℃でもそんな簡単には死にません。

異常か正常かは肌で覚えられるようにしといてくださいね。脈が「150です」っていったら「はやっ！」とかね。脈が「20です」っていったら「おそっ！」とかね。瞬間的にだいたい納得できるように。

プレゼンテーションを聞くときでも，これは異常なのか正常なのかを常に考えながらね。

この人は明らかに呼吸に異常がありますよね。呼吸数が速くて，なおかつsaturationが低い。

Saturation（酸素飽和度）は第5のバイタルなんていうよね。日本の看護師や若いドクターで特に失敗しやすいのはこのoxygen saturationばかりみて，呼吸数をみないという人が結構います。これは大きな間違いですね。

さっきも言ったように，呼吸数が40回でsaturationが93％なのか，呼吸数が15回でsaturationが93％なのかによって，持っている意味が全然違いますから。あくまでも相対値ですよね。だから必ず呼吸数をみると。その上でsaturationをみる。ピッピピッピッと機械に出ている数値ばっかりみるのは良くないですね。ということです。

フィジカルを続けますよ。フィジカルをやるときは，まず必ずこうした意

識とバイタルをみる。それから，General appearance，ここではたとえば痩せていて，ちょっと病気っぽい感じがするとかいう，First impressionです。それをgeneral appearanceといいます。この人はtha patient was thin痩せていて，appeared chronically ill慢性的に病気っぽい印象があるなどなど。

こないだ，ある日本の医学雑誌に症例報告を提出したんだけど，この「general appearance」理解してもらえなかったな，査読者に。
「もっと具体的に細かく書きなさい」なんて意見されて。細かく書いたら「general appearance」じゃなくなっちゃうんだけどね(笑)。日本の医学雑誌の査読者は（とくに感染症領域は）基礎医学系の人が多いから，臨床の常識が通用しないことは，わりと多いんだよ。こんなこと，みんなに言っても仕方ないけどね。
はい，続けます。

> White plaques were evident on her oral mucosa.

White plaques，白斑というんですけどね。ポチポチしたものが，were evident，明らかにあった。どこにかというと，on her oral mucosa，口腔粘膜。口の粘膜に白いものがポチポチついている。

> The patient did not have jugular venous distention.

jugular venous distention，jugular veinは頸静脈でしたね。jugular vein。
distentionは怒張しているってことですね。頸静脈怒張，つまり右心不全の徴候ですね。心臓に負荷がかかっていて，右の心臓に血液を戻せないからここの静脈が張るわけですけど，それがなかったということです。
つまりこの人は右心不全はなさそうということですね。

> Cardiac examination revealed normal first and second heart sounds without murmurs, gallops, or rubs.

Cardiac examination，心臓の診察をすると，revealed normal first and second heart sounds，Ⅰ音Ⅱ音は正常で，without murmurs, gallops, or rubs, murmurs, 雑音や, gallopsはドコドッドコドッドコドッという馬の駆け足のような心音で, 心不全に特徴的です.

それからrubs, これは心外膜炎とかでみられるズズッズズッズズという, こするような音, そういうものは全然なかったと. 呼吸苦のある患者では心不全を示唆する所見がないかどうか, 丁寧に聴診するのです.

> On lung examination, 肺を診察すると, bibasilar crackles were noted with good air excursion.

bibasilar, basilarは両側の肺底部ですね. 肺尖部, 肺底部. 肺の下の方. biは, bicycleのbiですね. 『両方の』という意味ですね. Basilarはbase……「底」にある, という意味です.

そこにcrackles, ラ音が聴こえたっていうんですね. ラ音は肺胞が開く音でボトボトボトという, そういう不連続音です.

> Abdominal examination revealed normal bowel sounds and no tenderness, masses, or organomegaly.

Abdominal examination, お腹を診察すると, revealed normal bowel sounds, お腹の音は正常で, and no tenderness, 圧痛はなく, masses, 腫瘍もなく, or organomegaly, 肝脾腫, 肝臓とか脾臓が肥大したりとかはなかった.

> The patient had to clubbing, cyanosis, peripheral edema.

clubbing, ばち指ね. 肺気腫の人とかに出てくるやつね[12]. cyanosisはチアノーゼ. チアノーゼは英語ではcyanosisといいます. peripheral

---

[12] このコメントは口が滑りました. 実際には間違いです.
確かに, 慢性低酸素血症 (肝硬変のようなシャントを起こす疾患を含む) でばち指になるとベイツにはあるが, 慢性閉塞性肺疾患 (chronic obstructive pulmonary disease ; COPD) だけでばち指を起こすことはまれ, とSapiraやTierneyは述べている.
その場合は, 肺がんの合併を疑えと.
- ティアニー L：ティアニー先生の診断入門 第2版, 医学書院, 2011
- 福井次矢, 井部俊子：ベイツ診察法, メディカルサイエンスインターナショナル, 2008
- Orient JM：Sapira's Art and Science of Bedside Diagnosis 4th ed, Lippincott Williams & Wilkins, 2009

edemaは浮腫。

> lymphadenopathy, or rash.

リンパ節の腫脹や，発疹もなかった。
はい。ここまでが身体診察です。もう1回復習しておくね。

> On examination, the patient was thin and appeared chronically ill. She was afebrile and had a blood pressure of 127/64mmHg, heart rate of 92 beats/min, respiratory rate of 24 breaths/min, and oxygen saturation rate of 93% by pulse oximetry while breathing room air. White plaques were evident on her oral mucosa. The patient did not have jugular venous distention. Cardiac examination revealed normal first and second heart sounds without murmurs, gallops, or rubs. On lung examination, bibasilar crackles were noted with good air excursion. Abdominal examination revealed normal bowel sounds and no tenderness, masses, or organomegaly. The patient had to clubbing, cyanosis, peripheral edema, lymphadenopathy, or rash.

さあ，じゃあここからこの病院でやった検査の説明をします。検査は書いてあげよう。

A complete blood cell count, complete blood cell count, いわゆるCBCです。血算って呼ばれているものですね。

> revealed the following : hemoglobin, 11.2g/dL ; white blood cell count, 9800, neutrophils, 74%, lymphocytes, 4%, monocytes, 0.8%, eosinophils, 5%, creatinine 0.4mg/dL, lactate dehydrogenase (LDH) 398 (normal was 122-222), N-terminal pro-brain natriuretic peptide……いわゆるBNPね。443 (normal is less than 89), troponin T negative, ESR……赤沈……136, and C-reactive protein, 160.

> Influenza swab test was negative.

> Electrocardiography, 心電図ね……showed normal sinus rhythm without T-wave changes.

> Chest X-ray was normal.

検査は端折っているとこもあるんだけど。
CBC，血算ではヘモグロビンは11.2。ちょい低めだよね。white blood cell，9800，これちょい高め。Neutrophilsが74％で，リンパ球が4％で……Creatinineは0.4。これ正常ですね。Lactate dehydrogenase，LDHは398。ちょい高め。BNP，N-terminal pro-brain natriuretic peptideはちょっと高い。Troponinは陰性で，赤沈は136。CRPは160で，心電図はnormal sinus rhythm，洞性の脈，正常脈で，Chest X-ray，胸のレントゲン写真は正常でした。ということです。

はい。ここまでで，この人はいったいどういう病気を持っているか，一番可能性の高いものの仮説を立ててください。

話し合い

岩田 実は，この病院でやった検査はものすごく稚拙です。たとえば，この人はずっと長い間状態が悪くて，この病院に来たんだけど，インフルエンザの検査なんかしても意味ないからね。アメリカでも一番有名な病院のひとつなんだけどねえ。
はい。じゃあ，ここでちょっと止めてください。5班。意見を訊かせてください。

野村 今までの経過から，心原性はほぼ否定できて，呼吸器系の原因だろうという話で……。

岩田 はい，いいですね。呼吸苦。……ごめんね，話の腰折って。
呼吸苦があるときに，なぜ呼吸苦があるかが大事なんだよね。大きく分けると，「心原性」か「呼吸器」か「その他」になります。

心原性はもちろん心不全，そういったものが原因になるし，場合によっては心タンポナーデといった類のもの，広義でいえば心不全だよね。

呼吸器でいえば，もちろん肺炎や肺塞栓，肺高血圧とかそういったものだよね。

「その他」は一酸化炭素血症とか極度の貧血とか，そういったものが原因になるでしょう。だからこの経過からいくと，この人はもともと心臓の病気になる理由はそもそもないし，心音も特に心不全徴候はないよね。心不全を示すような胸のレントゲンのバタフライシャドウやカーリーBライン，そうしたものもないし，右心不全を示すような頸静脈怒張もなかった。

BNPが高い，つまり心不全のマーカーである検査値は異常なんだけれども，他のデータが全然噛み合ってないので，むしろ心原性ではないんじゃないかという判断が成り立つんですね。

検査は異常だけど，心臓に飛びつかないのは，非常に素晴らしいと思います。この人がいきなり一酸化炭素中毒になる理由もないので，肺が原因と考えるのはわりと妥当だよね。はい，どうぞ，ごめんね。

野村 鑑別診断は呼吸器性ということで，COPD，喘息，あと肺塞栓とか，肺炎や間質性の疾患があると思うんですけど。ただ，この人のヒストリーから考えると，COPDや喘息は否定できて。

岩田 そうだよね。
COPD，煙草を吸ったことない人の肺気腫は，まぁα1アンチトリプシン欠損症という先天疾患で起きることはあるけど，ちょっとまれだし，なんかあんまり文脈が合わないんだよね。

喘息だったらもうちょっと早く発症しそうなので，69歳発症の喘息ってちょっと合わない。普通は子どものときとか，もっと若くに発症します。オンセットが合わない。

野村 それから浮腫もないということなので肺塞栓も考えづらいかな，と。
あとクラックルが，びまん性は肺底部に局在していたので，間質性の疾患は考えづらいということで，おそらくは肺炎だろうという考えになりました。

岩田 なるほど。浮腫はね，肺塞栓で起きないことはわりと多いですけど，でも

深部静脈血栓みたいな片側の浮腫はないということだよね。
あと，もう前の病院でVQスキャン，Ventilation/perfusion scanをやっていて，肺塞栓の可能性は低いというのが出てますよね。
そもそもこの人がなんで肺塞栓になるんだってこと。基礎疾患やリスク因子もない。
はい，それで？

野村 ▶ 肺炎だろうという話になり，じゃあその原因がなんだろうかということで，話し合いしていました。
特徴的なのは白斑で，口腔粘膜に白斑をきたすようなものとしては，カンジダが第1仮説として出てくると思います。

岩田 ▶ なるほど。口腔粘膜に白いものがベタベタ付いているんで，それはカンジダじゃないかというわけですね。

野村 ▶ カンジダかどうかは，とりあえずその白斑を，擦過してとれるかどうかで鑑別できると思うので，それが有用かなと思いました。

岩田 ▶ なるほど。いいですね。じゃあなに？ 診断はカンジダ肺炎？

野村 ▶ 原因はカンジダだと思います。

岩田 ▶ わかりました。はい，いいでしょう。6班，意見訊かせてください。

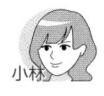

はい。6班でも口腔に白斑があるので，カンジダがかなり確率は高いだろうと。
だけど，カンジダもあるけれど，その前の所見からウイルス性の肺炎も考えました。カンジダだからといって，ウイルス性でないということにはならないので。なにか他のウイルス性も。

岩田 ▶ 口の中にカンジダがついているけど，肺には別なことが起きているんじゃないかってこと？

小林 ▶ はい。そう考えました。

岩田 ▶ はい。そうかもしれないね。で，ウイルスってなに？

小林 さっき最初に帯状疱疹ウイルスという話が出たので，わりとそれに引きずられてしまっていて……。

岩田 なるほど。

小林 はい。

岩田 引きずられるとだいたい誤診するよね。

小林 うーん……。

岩田 （笑）。

小林 最初の皮疹の説明をどうやってつけよう，ということぐらいです。

岩田 いやでも，なかなかよく考えているよ。
やっぱり患者さん全体からね，最初にいったように，まずは患者に起きている現象をみて，時間経過をみて，患者さんの背景をみて，それから検査をみて，どうだろうというふうに考えているんだよね。非常にいいよ。

今までのチュートリアルだとさ，たぶん異常値に全部マルしてさ，それをみんなで順番に調べて，可能性ある病気を並べて……って感じでやってなかった？ それやると大失敗するんですよ。異常値にも必ず偽陽性のリスクがあるからね。さっきQuantiFERONとかツ反のとこでもやったよね。**「異常値が出る」ということと，それが今起きている現象を説明しているかどうかは別の話です。**そこを区別するってのは大事。文脈をちゃんとみながら検査を，部分としてみるというのが大事なんですね。検査に飛びついてから診断しようとすると，必ず見当違いの方向へ行く。
皆さんよく頑張っていると思いますよ。じゃあ10班。

井上 最初に発表してくれた班とほとんど一緒なんですけど，ひとつだけちょっと気になることがあって。
この患者さんはもともと高血圧だったので，それに対して血圧が127/64というのはあまり高くない値です。だいぶ血圧が下がって，もしかしてショックに近い状態になっているのかもしれないなーという話もありました。

岩田 素晴らしいポイントですね。

ショックというのは，皆さんがいう「テストに落ちてショック！」という意味ではなくて，医学的な意味は，血圧が落ちてそれを点滴で輸液しても，回復しないぐらい落ちているというのがショックの定義なんですね。そのときに，ただ正常値よりも低いというだけじゃなくて，普段よりもむっちゃ低いということもショックに当てはまるんですよ。

やはりここも時間が大事でして，来院したときのデータをとっても，それは正常なのか異常なのかというのは，実はにわかにはわからないわけです。つまり普段血圧が190/120みたいな人が，今127/65だったら，それは明らかに低いわけですね。

ということで，ただ**基準値に収まっているからといってイコール正常とは限らない**。

検査値と基準値の考え方

岩田　たとえば，腎性貧血という病気があるんですね。腎臓ではエリスロポエチンと呼ばれるホルモンが作られています。そのホルモンが赤血球を作るわけですね。

このホルモン，エリスロポエチンを作れなくなると，赤血球が落ちるため貧血が起きます。そのときに赤血球が低い人をみて，「あっ，これ腎性貧血や！」とエリスロポエチンを測るわけですよ。ところが，「あっエリスロポエチン正常値や。これは腎性貧血じゃないなぁ」と思ったら間違いなんです。

どうしてかというと，もし腎性貧血じゃない理由で貧血が起きている場合，たとえば鉄欠乏性貧血とかね，溶血性貧血とかが起きている場合は，腎臓は「わー，貧血やー！」とフィードバックをかけて，エリスロポエチンをガーッと出して，「赤血球作れ，作れ！」という状態になるんですよ。ということは，貧血の患者さんのエリスロポエチンは，異常に高くないといけないんです。

異常に高くなきゃいけないエリスロポエチンがもし正常の範囲に収まっているのなら，それは期待に応じて作れていないってことですよね。ということは，これはエリスロポエチンが足りてないってことだから，やっぱり

腎性貧血も絡んでいると考えるべきです。

検査の基準値というのは病気かどうかの判定値じゃなくて，100 人の健康な人を集めてきて 95 人くらいに当てはまる範囲を示したに過ぎないんですよ。だからその基準値をみて，これは大丈夫だと思うのは大間違いで，さっきの血圧なんかまさにそうなわけですね。非常に注意する必要があります。

ただし，この人はアムロジピンを飲んでいます。血圧を下げる薬を飲んでいるんですよ。だから，血圧正常でも別にそんなに矛盾はしないかな。まぁ一番確実なのは患者さんに「いつもの血圧はどれくらいですか」と訊いて確認するのがいいでしょうね。でもいいポイントだと思います。
もうちょっと意見訊いてみようかな。8 班，どうぞー。

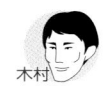

木村　一応，肺炎の可能性は，考えたんですけど，X 線の画像からはあまり肺炎らしい所見が見当たらなかったということで……。

岩田　そうですね。レントゲン正常でしたね，そういえば。

木村　そういうところで一応，BNP もかなり上がっているというところをみて，呼吸器か心臓かというところで心臓の方の可能性を考えて，一応，右心系は正常だったという所見がたぶんあったと思うんですが。

岩田　頸静脈の怒張はなかったね。

木村　はい。なので，左心系で心内膜炎が感染性で有り得るかなと話し合っていたんですけど……。

岩田　左心不全があると？

木村　はい。

岩田　でもさ，今「レントゲンが正常なので肺炎はないと思った」って言ったけど，左心不全で左の心臓が駄目になると血が戻せなくなって，肺が水浸しになってレントゲン異常になることが多いんだけど。

木村　はい。

岩田 ▶ それはどうなの？ あるひとつの基準でひとつを説明するときは，別の説明も同じ基準を使わなきゃ『ダブルスタンダード』っていうんだよ。よく政治家がやるやつね。それはあんまり良くないんだよ。

木村 ▶ そうですね。

岩田 ▶ レントゲンが正常というのは，要するに，肺炎に矛盾するということでもあるけど，左心不全にも矛盾するということにもなるんだよね。

木村 ▶ そうです。それで，ちょっと……。

岩田 ▶ 『いちおう』ね。

木村 ▶ いや，『一応』は，今日はちょっとなしで……。

（一同笑）

木村 ▶ で，ちょっと悩んでいてですね。

岩田 ▶ そうだね，難しいね。

木村 ▶ ただ湿性ラ音もあったので，やっぱり肺炎かなというところでタイムアップでした。

岩田 ▶ 湿性ラ音は左心不全でも聴こえるんだよね。
これ結構難しい問題でさ，心不全と肺炎を区別するって結構難しいんだよ。これはかなり難しい。ときにかなり困難だし，不可能なときもある。もっというと心不全＋肺炎なんてこともある。高齢者では特によくあるんだけど，肺炎になって心拍出量が増し，相対的に心機能が維持できなくなって，心不全合併みたいなことはよくあります。
心不全と肺炎，左心不全でも水がはけなくなって肺が水浸しになるよね。肺が水浸しになるとレントゲンに浸潤影が見えるし，それからクラックルも聴こえるよね。心不全は両側性に出て，肺炎は片側性に出る傾向があるんだけど，それも絶対的なものではない。

CTやMRIを撮ればわかるかというと，MRIはあまり肺をみるのに役に立たないよね。動いているものは撮りづらいから。動かないってわけにい

かないからさ，呼吸止められないしね。CTでも浸潤影はみえるんだけど，それは肺炎による浸潤影か，心不全による浸潤影か区別できないこともしばしばあります。なかなか困難です。

だからむしろ肺炎以外のところ，たとえばさっきの頸静脈の怒張があるだとか，心音を聴いたときにギャロップがあるかとか，そういったところを使うし，BNPを使うこともある。

BNPは心臓に負荷がかかっていると必ず作るホルモンなので，ちょい上がりぐらいは普通でもよくあることで，心不全とは言い切れないかもしれません。

では，なにをみるかというと，ぼくが思うに，一番あてになるのは実は痰です。

特に細菌性の肺炎のときは，黄色くて緑の痰みたいのが出るんだけど，心不全のときはむしろ泡沫状のちょっとピンク色の白い痰みたいなのが出ることが多いです。

ただし，特殊な肺炎の場合は黄色い痰とか緑の痰が出ない，いわゆる湿性咳嗽にならないことがあるので，これも絶対的な指標にはなりません。難しいですね。

あとは熱の存在ですね。熱があれば肺炎らしいし，熱がなければ当然心不全の可能性は高まります。ただし，ここでもっとややこしいのは，この患者さんはめっちゃ免疫抑制剤が入っている。つまりステロイドがドーンッと入って，メトトレキサートも入っているから，熱はそれで抑えられているという可能性もあるんですね。

したがって，ステロイドが入っている人は熱がないから，感染症は否定的といってしまうとダメです。

赤沈もめっちゃ高いでしょう。CRPも高い。CRPなんて別の刺激でなんでも上がるから，これぐらいのCRPで心不全を全然否定はできないんだよね。

要するに検査はあんまりわかんないってことですね。どうも悩ましいですね。うーん，難しい。

はい，1班。どうぞ。

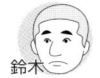

鈴木 ぼくらの班は、発熱もカンジダで説明できると思ったんですけど。

岩田 うん。この人は、来院時は熱がなかったけど、そういえばその前は熱あったよね。だからカンジダで説明できるかもしれない。だからカンジダだと思うってこと？

鈴木 ……はい。

岩田 「カンジダで説明できる」ということと、「カンジダだ」というのは、同義じゃないんだけど。

鈴木 ……。

岩田 オッケー。じゃあここで、ちょっと皆さんが知らないであろう医学知識を教えとくね。

カンジダ感染症の基礎知識

岩田 カンジダはいろんな感染症を起こします。表在性のカンジダ症、つまり身体の表面にできるものと、深在性のカンジダ症、身体の中というか、奥というか、にできるものと2種類あります。

表在性のカンジダ症はさっき出てきた口腔カンジダ、口の中のカンジダが主で、口腔カンジダはほとんど免疫抑制に関連しています。だからAIDSの患者さんや、ステロイド飲んでいる患者さん、糖尿病の患者さん、こういう患者さんはよく口腔カンジダができます。

日本の教科書はときどき間違って書いてあることがあるんだけど、カンジダは擦ると取れます。擦ると取れるのがカンジダです。それを顕微鏡でみるとカンジダの菌糸（正確には仮性菌糸）がみえるんですね。

ときどき日本の教科書で取れないって書いてあるのを見ることがあるけど、あれは、何というかな……。取れるんだからしょうがないんだけどね。取れるんだよ（笑）。誰が何と言おうと。なにをどう間違ったのか、たぶん誤記だと思うんだけどさ。

誤記がずっと続くことはあるんだよね。カリフォルニアにコクシジオイデ

ス症という真菌感染症がある，カビの感染症ね。これは教科書にフィリピン人に多いって書いてあるの。フィリピン人はこの病気になりやすいって。

なんでこんなヘンテコな記載があるのかなぁと思っていたら，それは孫引きの孫引きの孫引きの孫引きで，数人のフィリピン人がコクシジオイデス症になった，みたいなケースレポートがあって，それがどうもどんどんどんどん尾ひれがついて教科書に記載されるようになったらしいんだよ。

それがたまたま韓国人だったら，韓国人になりやすい病気だとかいわれていたかもしれないね。

それはともかくとして，カンジダは擦ると取れるんです。取れないものは，EBウイルスが作るoral hairy leukoplakia，口腔内の白斑症という病気がある。そっちは増殖性疾患で取れません。だから，Oral hairy leukoplakia，口腔内の毛髪様というのかな，Hairyだから。白斑症，OHL（オーエイチエル）といいますけどね。これも免疫不全で起きやすい病気です。ちなみに，OHLは癌化しないと考えられています。

あと女性のカンジダ腟症の話をしましたね。抗生物質を飲むと腟の常在菌が死んでカンジダが入って，腟がかゆくなる病気ですね。あと，おむつかぶれ。子どものおむつでかぶれるやつ，カンジダが原因のことが多いです。こういう表在性のカンジダ症はこのような原因で起きます。

一方，深在性のカンジダ症は免疫抑制や入院とかで起きますが，今日はちょっとその話は置いておきます。

さて，**カンジダはなぜかほぼ肺炎を起こしません**。したがって肺炎の患者をみたときは，カンジダが原因であることはまずないです。4年生だったらもう「ない」と言い切ってもよいでしょう。

ぼくらみたいなプロだと，超まれに「カンジダ肺炎」をみることがあるけど，ないと思った方がいいです。これは知識ですね。教科書にそう書いてあるから，後で読んでおいたらいいよ，カンジダのところ。

というわけで，この人はステロイドを飲んでいるので，免疫抑制があって口腔内にカンジダ症がありますが，今の熱とか呼吸苦の原因は説明できません。

しかも熱が続いているということもあって，心不全も一過性の熱は起こすけど，ずーっと，ということでは説明できないし，そもそもこの人は心不全になる理由がないので，あまり心不全ではなさそうです。

はい，もう一回ちょっと話し合ってみて。

こういうのはさ，普通のチュートリアルでは教えてもらえないだろ。

皮疹の原因は……？

話し合い

岩田 はい，2班！ さあ今日はごはん何時に食べられるかなぁ。

伊藤 2班では，3週間前にあった皮疹と，3日前からの呼吸器症状が同じ原因によるものなのかという話をしたんですけれども。

岩田 うん，なるほど。

伊藤 もし両方を同じ原因で説明しようとするならば，ヘルペスウイルスを疑いました。ヘルペスウイルスは肺炎を併発しやすいということだったので，どちらも説明できるのはヘルペス，もし皮疹と別に説明するのであれば，他の日和見感染症，サイトメガロウイルスやニューモシスチス肺炎であるとかも考えました。

岩田 どれが一番可能性高いと思う？

伊藤 うーん……。あの，先生。口腔内の白斑は，何というか……カンジダのみによるものですか？

岩田 カンジダの可能性もあるし，さっきも言ったようにoral hairy leukoplakia, OHLの可能性もあると思う。この時点ではちょっと区別つかないなあ。頻度的には，頻度は大事なんだけど，圧倒的にカンジダの可能性が高い。

伊藤 3日前からということで，麻疹のコプリック斑というのも考えたんですけど。

岩田　あ，なるほどね。それも興味深い判断だね。
　　　でもアメリカにはね，麻疹はほとんどいないんですよ。

伊藤　あっ……！

岩田　うん。麻疹は，日本では（残念ながら）まだあるんだけど，先進国からはほとんど消滅しています。ときどき海外から持ち込まれるとか，そういうとき以外はほとんど消滅しているんですね。
　　　この人は調子悪くなってメトトレキサートをはじめて，1週間経って，それで皮疹が出てきて，その後3週間経っている。つまり4週間というスパンですよ。4週間のスパンは麻疹にしては長すぎるよね。
　　　麻疹はウイルス性疾患，急性疾患だから。しかも，4週間後にコプリック斑をみることはまずあり得なくて，コプリック斑は麻疹の人の初期に出るんですね。それから麻疹は全身に皮疹が出てくるんで，この人みたいに胸にちょっと皮疹が出るみたいなのは麻疹とは違う。
　　　だから「キーワード的には」合っているんだけど，全部特徴が違っている。

　　　これはなかなか難しいところです。皆さんは将来国家試験受けると思うんだけど，国家試験はキーワードさえ繋げればいいんだよ。
　　　コプリック，口のなかのポツポツ，皮疹，熱，といったら麻疹なんだよね。
　　　だけど患者は，あくまでも最初に言ったように，実態があって現象があってコトバなんだけど，コトバはしばしば現象を上手に言い表さない。ましてや「単語」は言い表さないから，国家試験みたいにキーワードだけ繋げれば診断できるなんてことは，現実世界ではあり得ないんだよね。

　　　この人はたしかに口の中になにかあるし，皮疹もあるし，熱もある。それだけ繋げると，たとえばGoogleで引くとね，麻疹と出てくるんだけど，Googleは診断をしてくれないのは，そのためなんですね。
　　　なぜかというと，何週間という長いスパンは麻疹には全然合わないし，そもそも皮疹とコプリックの出る順番が合わないし，また皮疹の特徴が違うからです。

伊　藤	あのー……皮疹はたしかに時間が合わないと思ったんですけれども。もしその皮疹と別に説明するのであれば，アリかなという……。
岩　田	じゃあ皮疹がない麻疹？
伊　藤	いや，皮疹という，発疹期は4日後ぐらいからで……。
岩　田	でも，この人が調子悪いのは何週間も前からじゃない？　この人はもう病気になっているけど，さらに麻疹が起きているってこと？
伊　藤	カンジダも全身の免疫が下がっていて，そのいろんなところで起きていて。
岩　田	免疫が下がっているから，たとえば，じゃあこの人は？
伊　藤	カンジダがあって……。
岩　田	何週間も病気になって，最後に麻疹になったってこと？
伊　藤	うーん……。
岩　田	ちょっと苦しくない？
伊　藤	確かに。
岩　田	うん。ちょっとみんな所見に飛びつき過ぎだと思うなあ。全体からみていった方がいいんだよね。 でもね，コプリック斑に気づいたのは，ぼくは大したもんだと思うよ。それからその皮疹もあったことで，麻疹の可能性に言及するってのはすごくいいことだと思いますよ。ただ，これには合わないんだよね。 今は，要するにどうやって診断にアプローチするかを学ぶのが皆さんの仕事であって，ここで正しい答えを出すこと，出して「ヤッター」と言うことが仕事ではないので，皆さんの思考プロセスのどこが臨床的に間違っているかを，確認する作業の方がむしろ重要ですよ。 だから，全然気落ちする必要ないんですよ。ただ，これは麻疹にはならないです。いろんな理由で。
伊　藤	であれば，やっぱりヘルペスを考えます。

岩田 ヘルペスね。うん，オッケー。

もっというと，単純ヘルペスウイルスにしても，水痘帯状疱疹ウイルス（varicella-zoster virus）にしても，どっちもヘルペス属なんだけど，やっぱり4週間，5週間という長いスパンで，ずーっと肺炎を起こしていて……というのはcrescendo-decrescendo，良くなるか悪くなるかという感染症の原則に合わないよね。

だから，可能性はあるけど，ちょっと噛み合わないかなあ，という感じがします。でも鑑別には入れると思う。考え方としてはいいと思うよ。ぼくもウイルス性の肺臓炎は，たぶん鑑別に入れると思う，こういう所見の人。

では13班。

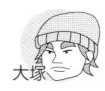

大塚 13班でも，結局最後に残ったのは，ヘルペスウイルスの可能性が高いんじゃないかなという話でした。

皮疹と肺炎が同じ原因で起こっているなら，やっぱり可能性が高いのはヘルペスウイルスじゃないかなと。

岩田 同じ原因で起きていると思う？ この皮疹，もう消えているんだけど。だったら皮疹も残っているんじゃない？

この皮疹はちょっと難しかったね。皮疹はメトトレキサートを出して，1週間後に左の胸にちょっと出て，麻疹は全身皮疹だから合わないんだけど，勝手に治っちゃったんだよね。

その後3週間経っても熱が出ていて，呼吸苦があって，熱，白い痰が出る，咳が出るから病院にやってきました。そうすると時間的に皮疹が出て消えて，どんどんどんどん呼吸苦が悪くなっているわけだから，合わないなぁと思うよね。

これもキーワード的には合うんだけど，文脈が合わない。

大塚 そうですね。ちょっと経過の長いのがおかしいかなと思ったんですけど。

岩田 うん，そうですね。経過が長いのがおかしいですね。経過が長いのも特徴的ですよね。

他に「こういう鑑別はどうだ」というのありますか？ 免疫がめっちゃ弱って，熱があって，呼吸苦があって，咳が出ていて，レントゲンでは正常と

いう人。どうでしょう？
……なんか意見ある？

杉山 うちの班ではアスペルギルスという話が出たんですけど。

岩田 うん。

杉山 X線で胸部の異常がみられなかったという点がどうなんだろうと話していて，終わってしまったって感じなんですけど。

たとえば，あまり実はそのときは進行してなくて，みえなかったとかいうのがあるかもしれない。ですので，もう1回X線を撮るということは，この場合どうなんですかね。

岩田 もう1回撮るのはひとつの手だよね。あるいは，より感度の高いCTを撮るのも手かもしれないね。X線でみえないものがみえるかもしれない。

この皮疹とX線はなかなか悩ましいですよね。ちょっとこれは学生には若干難しいかもしれない。

はい，どうぞ。

森 細菌は否定されたように思うんですが，白色の痰が出る細菌として百日咳菌があるんじゃないかなと。

百日咳菌は結構長い経過をとって，百日咳毒素が呼吸器症状を起こすと読んだことがあるんですけれども……それが正確な情報なのかはわからないんですが。

岩田 百日咳は確かに大人であれば慢性の咳の原因にはなります。ただ，高齢者では比較的少ない。どっちかというと皆さんくらいの歳，大学生ぐらいのときに出ることが比較的多いですね。

咳がメイン症状なので，この人みたいに呼吸苦や熱はあんまり出ないですね。でも，百日咳を考えるのは，ぼくはなかなか面白いアイデアだと思います。

百日咳は*Bordetella pertussis*というグラム陰性菌が原因の感染症です。三種混合ワクチンを子どものとき，DTPワクチン。DTPのPが*pertussis*，百日咳ですね。

うん？ なになに？

森　　あと，急性気管支炎もちょっと考えたんですけど。

岩田　急性じゃないからね。

森　　じゃあ急性ではない気管支炎とか。

岩田　はい。気管支炎ね。気管支炎って何の気管支炎？
　　　気管支炎を考えるのはいいね。だって咳が出ていて，レントゲンで影がないからね。

森　　ウイルス性も考えました。

岩田　ウイルス性を考えた？

森　　でもウイルス性の場合は対症療法しかないみたいなんで，

岩田　うん。

森　　同定する必要もなく，

岩田　うん。

森　　まいっかなあ……。

岩田　でも患者さん，しんどそうやで。

（一同笑い）

岩田　「……いっかなあ」って感じですか？

森　　痰とかを取り除いてやったりして……。

岩田　なるほどね。うーん。なんか袋小路に陥ってきたなあ。他に何か意見ある？
　　　せっかく神戸大の学生も世界に通用するということをデモするために，この症例を選んだんだけどな（笑）。なかなか思うとおりにいかないね。
　　　……どうする？ 休憩にしたい？ あっ手挙げてる。なになに？ いいよ。

野村 あの後ぼくの班でもう1回話し合って，あとは今まで出てきているようなヘルペス，あとはアスペルギルス，クリプトコッカス。
それから，これはちょっとないかなと思うんですけど，この女性がかなり前に，たとえば性的にアクティブだったとして，HIVが今になって潜伏から出てきたという可能性も，もしかしたらゼロじゃないかなぁ。

岩田 ゼロではない？

野村 ゼロではないぐらい。

岩田 どれぐらい？

野村 ……。

岩田 「可能性は否定できない」って意味がないって言ったじゃん。

野村 ああ，そうですね，そうですね。えーと……抗菌薬は，広域の抗菌薬を使って。

岩田 うん。

野村 駄目だったことで，真菌かウイルスかっていう話になってきて……。

岩田 そうだね。なんかウイルスウイルスっていうけど，実はウイルスにこだわる理由はあんまりないんだよね。細菌ではなさそうだというのはあるけど。

野村 それでさっき出てきた話で，ちょっと重複するところもあるんですけど。今みるべきなのは，口腔の白斑がとれるかとれないかで，とれたならばそれはカンジダ。あとは肺に関しては，たとえばアスペルギルスかクリプトコッカス。

岩田 なるほど。

野村 とれなかった場合は，それはEpstein-Barr virusで，肺炎もそちらの可能性が濃厚になるかなあという気はします。

岩田 EBウイルスも，あんまり肺炎は起こさないんですね。
EBウイルスはいろんな病気を起こしますけどね，リンパ腫とかね，伝染

性単核球症とか，場合によっては慢性疲労症候群みたいな病気の原因になるんじゃないかという説もあります。

免疫抑制のパターン

岩田：免疫抑制にはいくつかのパターンがあります。単に「免疫抑制」とか，「易感染性の患者」というふうにいったら駄目なんですね。

たとえば，HIVの免疫抑制とステロイドを使っているときの免疫抑制と，化学療法で好中球がなくなったとき，白血球がゼロになっているときの免疫抑制は違うんですね。

免疫抑制患者は今すっごく増えているんですよ。臓器移植で免疫抑制剤使うし，それから癌の患者も今どんどん増えているから，化学療法をやる人も増えているでしょう。自己免疫疾患でも免疫抑制剤を使う患者がどんどん増えている。免疫抑制者はどんどん増えている。

昔は免疫抑制患者なんて，大学病院のマニアックな，ごくごくわずかな専門家の先生だけの問題という感じだったけど，今はたとえば，消化器内科でもクローン病で免疫抑制剤を使うし，膠原病でも使うし，臓器移植で外科の先生が使うし，当然癌の患者さんには化学療法を使うし，ほぼ何科の医者でも免疫抑制患者をみます。というか病院で入院してる人ほとんどが免疫抑制患者ですよ。糖尿病も免疫抑制を起こす。

この人の免疫抑制はステロイド。それにプラスして，メトトレキサートの免疫抑制ですね。

でもさっき言ったように，発症したのはメトトレキサートが入る前だから，メインはステロイドによる免疫抑制患者だということです。

ステロイドによる免疫抑制が起きたときに起きやすい病気はなにか，と考えます。

たとえば，アスペルギルスは，ステロイドによる免疫抑制ではあまり病気を起こさないことが知られています。理由はよくわかんないんだけど。むしろアスペルギルスは，化学療法の後，白血病の治療をしていて，好中球が下がったときにドーンッと病気になることが多い。ステロイドによる免

疫抑制の場合はむしろ違うことが多いですね。

ステロイドによる免疫抑制があって，わりと長い期間，何週間というスパンで熱が出て，呼吸苦があって，咳が出る病気というと，実はほぼ1個なんですね。
ちょっと1個というのは言い過ぎだけど，もうこれで決まりというものがあるんですよ。あとは鑑別疾患がいくつかあるんだけど，例外的です。
たとえば，さっき出てきた，Varicella-zoster virus, 水痘の肺炎はその鑑別のひとつです。単純ヘルペスはあまり肺炎を起こしません。まれです。ということで，水痘・帯状疱疹ウイルスは可能性あるけど，単純ヘルペスはほぼアウト。クリプトコッカス（真菌感染症）は可能性があります。

さあ，この患者さん，これからどうしようか。
……大分煮詰まっているよね。もうお昼にしたいっていう人？ お昼にするんだったら，今から課題を出すので……あっ，何か言いたいことある？ なになに？

早川 この班で今出たことを言ってもいいですか？

岩田 いいよ。

早川 まず皮疹が出たことについては，メトトレキサートで免疫抑制をしたことによって，一過性に帯状疱疹が出たんではないかと。
口腔内の白斑はカンジダで，免疫抑制があるので，その他の感染，日和見感染，免疫抑制によって引き起こされた肺炎ではないかという話になりまして，カリニ肺炎の可能性が高いのではないか。この班ではそういう結論になりました。

岩田 なるほど。カリニ肺炎ってどんな病気？

早川 喀痰があんまり出ないみたいなんで，ちょっとこの患者さんの所見とは違うんですが。

岩田 うん。「あんまり出ない」だから別に矛盾はしてないよ。全然出ないと書いてないでしょう。だからこの「程度」のコメントは大事だよね。

早川　X線の所見があまりみられない，呼吸困難や発熱などの症状が一致するかなと思い，疑いました。

岩田　はい，いいでしょう。

……なんとか飯は食えそうだね。こういう患者さんをみたら，ほぼニューモシスチス肺炎。9割ぐらいそうですね。昔カリニ肺炎という名前だったんだけど，今はニューモシスチス肺炎といいます。
鑑別疾患はさっき出てきた水痘の肺炎，クリプトコッカス。クリプトコッカスがなぜ違うかというと，呼吸苦があんまり起きないんだよね。
クリプトコッカスはどっちかというと，肺に結節が起きたり，場合によっては髄膜炎を起こしたりして，熱や肺炎の原因にはなりますけど，いわゆる息ができないという呼吸苦はメインにならないことが多い。

ニューモシスチス肺炎は典型的に呼吸苦が出ます。dyspnea。しかも歩いたときにさらにひどくなる。心不全に似たような，いわゆる労作時の呼吸苦が出ます。それが特徴ですね。
あとはウイルスでも，サイトメガロウイルス（cytomegalovirus；CMV）も肺臓炎を起こすので，これも鑑別に挙がります。
こうしたアスペルギルス，サイトメガロ，クリプトコッカス，水痘帯状疱疹ウイルスがあるけど，逐一合わないところもあるので，鑑別としてはかなり下がります。だからぼくはこういう患者さんをみたら，まっ先にニューモシスチス肺炎を一番に考えます。

では，どうやって確認するかという話をこれからやっていきます。課題を出すよ。
次の集合時間を（午後）3時半ぐらいにしたいんだけど，それでいい？じゃあ3時半にしますね。課題を出します。

> 1班・4班・7班の課題。
> ニューモシスチス肺炎の疫学，リスクファクター，臨床症状，そして診断する方法をまとめなさい。

班で分割してやってもいいし，それぞれの班で全部やってもいいよ。やり方は任せるよ。

> 2・5・8班の課題：
> この人のレントゲン写真が陰性だったんだけど，それで良いのかということと，レントゲンが陰性のニューモシスチス肺炎を疑ったときにどうしたら診断できるかという対応策について考えなさい。

> 3班・6班・9班の課題：
> ニューモシスチス肺炎の治療について考察しなさい。

特にニューモシスチス肺炎では特殊な治療，すなわちステロイドという治療を使うことがあるんですけど，それをどういう条件下で，そしてなぜ使うのか，そうしたところも考慮してください。

> 10班と11班の課題：
> ニューモシスチス肺炎の予防方法とそれを誰に行うべきか，という対象について調べなさい。

> 12と13班の課題：
> ニューモシスチス肺炎にはHIV感染に関連するニューモシスチス肺炎と，そうでないニューモシスチス肺炎の2種類があります。両者の特徴，その違いをまとめなさい。

いろいろ違いはあります。これは薄い教科書にはたぶん載ってないと思うので，ちょっと調べてみてください。
はい，質問の意味がわかんない人？

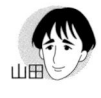

山田　2・5・8班の「この人のレントゲン写真が陰性なのはそれでいいのか」とおっしゃっていたんですけれども，具体的に言っていただけると。それでいいのかとはどういうことでしょう。

岩田　ニューモシスチス肺炎でレントゲンが陰性であるということが，まずアリなのかということですね。つまりこの患者さんは本当に……。

山田　ニューモシスチス肺炎があり得るのかと。

岩田　そう。あるかどうかということ。それと，もしレントゲンが陰性で，かつニューモシスチス肺炎かなと思ったときにその問題をどう解決したらいいのか，ということですね。

　　　　たとえば患者さんがいて，「この人ニューモシスチス肺炎かな，レントゲン撮ってみよーっ」でもレントゲンが正常でした。その先どこいったらいの？ っていうことです。わかった？

山田 ▶ はい。

岩田 ▶ 他に質問ありますか？ じゃあ，3時半にまた集合しましょう。
　　　　あっ！ あー……ごめん。ちょっと1個だけ変更するわ。
　　　　3・6・9班はニューモシスチス肺炎の治療だったよね。治療だったんだけど，ちょっと変えます。
　　　　3・6・9班はニューモシスチス肺炎にステロイドを使うときがあるんだけど，という話をしたよね。なぜステロイドを使うのか，その根拠となるエビデンスを示してください。これにしよう。
　　　　3・6・9班はニューモシスチス肺炎の治療にはステロイドを使うことがあるんだけど，その根拠を示すエビデンスを示してください。なんでやねんってこと。なぜそれを使うのかを根拠を示してください。「ステロイドを使うことになってまーす」じゃないということですね。
　　　　はい，じゃあ皆さんお疲れ様でした。ごはん食べてください。

6月21日(木) 4日目 第3講

休 憩

岩田　では，早速4班。発表してください。4班だけで独立してやった？ それともみんなでやった？

中山　3つで分けてやりました。

岩田　じゃあ誰が発表するかもう決めているの？
　　　じゃあ1班・4班・6班の発表をやってください。お願いします。

ニューモシスチス肺炎の疫学とリスクファクター

中山　疫学とリスクファクターについてです。
PCP（pneumocystis pneumonia）は世界中にあり，健康な子どものほとんどは，3〜4歳くらいにはすでに曝露されているそうです。
動物研究ではPCPは空気感染されており，分子疫学的には，ヒト-ヒト感染の可能性もあるとハリソンには書いてありました。
AIDS患者の約3分の1はPCPが合併症として最初に発症することで，HIVの感染が発見されやすいそうです。

リスクファクターは免疫抑制患者で，ハリソンによると特にステロイドはリスクファクターとしてあるそうです。この免疫抑制患者としては，骨移植後，特に3週間〜3ヵ月くらいの間は特に危険とされており，臓器移植では，抗ウイルス薬の投与がなかった場合だと，1〜6ヵ月のときが一番危険だそうです。これは「感染症999の謎」に書いてありました[13]。
他のリスクファクターとしては特発性CD4リンパ減少症，あとさきほどもありましたHIV。特にこのHIVはCD4 cellが200個以下。単位はミリメートルさん（mm^3）です。

---

13) 岩田健太郎編：感染症999の謎，メディカル・サイエンス・インターナショナル，2010

岩田　……立方ミリメートルね。

中山　あ，立方ミリメートル(笑)。はい，すいません。
これは特にCD4が200より多い人とそうでない人で結構差がありまして，200個より上の人は4.9倍かかりやすいそうです。ただし，これはHIV感染には予防方法ができたことによって，この発症率は減少しているそうです。
ほかには関節リウマチ，ボーエル病などでインフリキシマブやエタネルセプトの使用時にもリスクとなります。

岩田　待って待って。なにそれ？

中山　ボーエル病です。

岩田　……ボーエル病？　ボーエル病ってなに？　さらっと聞いていると結構「お??」ってことを言うよね。見せてごらん。
……inflammatory bowel disease, Inflammatory, 炎症性腸疾患って言うんだよ。Inflammatory bowel disease, Bowelは腸管ね。b.o.w.e.lで「バウエル」と読むんだけど，Inflammatoryが炎症でしょう。炎症性腸疾患，いわゆる潰瘍性大腸炎とかクローン病のことですよ。
それで，インフリキシマブとかエタネルセプトってなに？

中山　えーと……インターフェロンとかインターロイキンを抑える薬です。

岩田　違う。かすっているけど違う。

中山　TNF-αを。

岩田　そうですね。TNF-α阻害薬ですね。Tumor Necrosis Factor阻害薬で関節リウマチやクローン病とかで最近注目されている，比較的新しい薬ですね。これで免疫が下がるんです。
逆にいうと患者さんで，TNF-α阻害薬，エタネルセプトやインフリキシマブとか，今もっとたくさん出ているけど，そういうのが入っているかどうかを確認して，なおかつ入っている人が発熱したり，呼吸苦を起こしたら，こういう病気を考えていいですね。
はい，それから？

中山 ▶ 免疫不全の子ども，あと未熟児もリスクだそうです。以上です。

岩田 ▶ はい。いいですね。次は誰が発表するの？ はい，どうぞ。

ニューモシスチス肺炎の臨床症状と診断

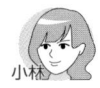

小林 ▶ PCPの臨床症状について発表します。
PCP患者は，呼吸困難，発熱および感染咳嗽を呈します。HIV感染者では通常，数週間にわたって症状が蔓延しますが，比較的軽度のことがあります。非HIV感染者の症状はより持続期間が短いです。
身体所見としては，頻呼吸，頻脈およびチアノーゼがみられるが，胸部聴診にはほとんど異常を認めません。動脈血酸素分圧の低下，肺胞気・動脈血酸素分圧較差の増大。

岩田 ▶ なにそれ？

小林 ▶ 肺胞気と動脈血の酸素分圧の差。

岩田 ▶ そうですね。それが大きいということは，なにを意味しているの？

小林 ▶ 低換気になって。

岩田 ▶ 違う。

小林 ▶ 肺胞のなかには空気が入ってきているけど，動脈のなかに取り込まれていない。

岩田 ▶ そうです，そうです。つまり，肺胞と動脈の間をブロックするなにかがあって，空気は入っている，つまり低換気ではない。換気はあるけれど，動脈に移行しない。
理由としては，たとえば肺胞そのものが炎症を起こして，壁が厚くなって空気が移らないのかもしれないし，肺水腫になって水が遮っていて酸素が移らないのかもしれないし，肺塞栓みたいに動脈が詰まっていて，血流がなくなっているから肺胞に空気がどんどん行っても血液が止まっていて，それで空気が行かない。こういった理由でなります。

だから肺炎とか肺塞栓とかそういったもので，A-a gradientといっているんだけど，gradient，勾配というものに圧差が出ます。

これに対して低換気，たとえばALS，筋萎縮性側索硬化症っていう病気があるでしょう。あれみたいに胸の筋肉が弱って，空気を吸う力がなくなっちゃって，それで酸素が肺に届かないみたいな場合は，A-a gradientそのものには較差が出ないわけですよ。そういう違いなんです。それを低換気といいます。はい，続けて。

小林　それから，呼吸性のアルカローシスを生じます。

岩田　どうしてだと思う？

小林　呼吸をたくさんして酸素取り込もうとしているんですけど，CO_2の方が……。

岩田　そうそうそう。CO_2バンバカバンバカ吐くんだけど，酸素が入ってこなくてますます「酸素欲しい，酸素欲しい」ってなるから，アルカローシスになるんだよね。その通りです。

小林　はい。これらはハリソンからの引用だったんですけど，「Symptom to Diagnosis」には，診察でみられる症状のパーセントが出ていて，発熱が84％，頻呼吸は62％に認められて，50％の症例で聴診は正常であるということが書いてありました。
以上です。

岩田　はい，いいですよ。じゃあ次は？

中村　1班は診断について調べました。
まず，症状として，発熱は79〜100％の頻度で，咳は95％，喀痰がない咳がみられます。進行性呼吸困難が95％でみられます。
これらの事実から，これらの症状を呈した場合にニューモシスチス肺炎を念頭におくことが重要だと思われます。そして，胸部聴診では50％では正常なので，あまり頼りにならないかと思います。胸部X線では通常はびまん性かつ対称性の肺胞性，もしくは間質性の浸潤影がみられます。10〜25％では胸部X線は正常です。
そして，確定診断をつけるためには，今言った臨床的な症状からだけで

は，診断がつかず，43％では不正確です。確定診断をつけるためには，誘発喀痰検査，感度が55～92％，特異度が100％の検査をします。もしこれが陰性だった場合はBAL，気管支肺胞洗浄液の染色をします。これは86～97％の感度です。以上です。

岩田　はい。今の話聞いていると，今日扱った患者さんはPneumocystis pneumoniaそのものだという気がしない？　わりとどんぴしゃりでしょう。後付けでいえばね。

だから，後になって教科書で，ニューモシスチス肺炎のことを読むと「なるほどな」と思うことも，最初になにが起こっているかよくわかんない患者さんからアプローチすることは，実はむちゃくちゃ難しいということがわかるよね。いわれてみればもう，コテコテやんって感じなんだけどね。

そして臨床医学の世界においては，患者はなにをもっているかわからない。残念ながら大学病院は，わりと紹介患者が多いので「すでに診断がついた人」をみるパターンが多いんだけど，でもほとんどの病院では診断がついてなくて病院に来るわけで，患者さんが診断名を抱えてやって来るということはほとんどないし，また，「診断名」を抱えていても結構間違っています。

だから本当の医療の世界，リアルワールドは結構大変だっていうことですね。

国家試験の問題集とか解いている人はさすがにまだいないと思うけど，というより今の時期はやらない方がいいと思うけどさ。
国家試験なんかキーワード繋ぎだけだから，はっきり言ってキーワードの単語を1・2・3って3つ続ければ，笑点のあのカラフルな着物を着ている人たちみたいにパッパーと診断ができちゃうわけですよ。
朝やったように皮疹があって，肺炎があって，免疫抑制というと，帯状疱疹ウイルスとかね，でもそれは当たらないわけです。全然当たらない。だからなかなか難しいんですね。

世界中にあるニューモシスチス肺炎ですけども，なんといっても免疫抑制者に多い。その典型像としてステロイド，それから骨髄移植をした人ね。Bone marrow transplant。それから他の臓器移植，腎移植とか肝移植と

かね。

今，腎移植，肝移植，心移植。移植患者さん，移植の法律が変わったこともあって，どんどんどんどん増えているので，昔みたいにそんなに珍しい存在ではありません。

それからHIVの患者さん。このHIV患者さんもどんどん増えていますね。兵庫県でも毎年何十人と新しい患者さんがみつかっていますので，そんなにまれな存在ではない。こういった人がニューモシスチス肺炎になりやすいということです。

だからバックグラウンドを理解せずに，ただ熱が出て息が苦しくて咳をしているからといって，このアメリカのドクターみたいに抗生物質，レボフロキサシン使って，バンコマイシン使って，セフタジジム使ってみたいなことやっていると患者さんは全然良くならない，ということになります。

臨床症状としては，この労作時の呼吸苦はすごく特徴的です。誘発喀痰は感度が低いので，これで診断がつくことはあんまりない。
BAL，Bronchoalveolar lavageは要するに気管支鏡ですね。胃カメラみたいなものを気管支のなかに入れて，そこから水をピュッピュッピュッと出して，その水をジャカジャカジャカと肺胞洗浄して，それをもう1回吸って，そのなかに混じっているニューモシスチスという真菌細胞を拾ってやろうという検査です。
何となくイメージできる？ 結構患者さんにとってはきついんだけどね。きついんだけど，できないことはない。だから気管支カメラを入れて水出して吸って引っ張ってくる，そういうようなことをやります。これでだいたい90％ぐらいは診断がつくということですね。

あと特徴的なのは，さっきの血液ガスね。血液ガスって結構重要なんですよ。
患者の呼吸状態が悪かったら，やっぱり血液ガスです。
血液ガスは動脈血ガスをとって，皆さんの動脈はだいたい手首でとっていますよね。針をピシッと刺して動脈の血をシューッって引っ張ってやります。そうするとさっきのA-a gradientが計算できます。

それから，皆さん気がつかなかったかもしれないけど，LDHが高かった

よね。LDHは頭の細胞や肝臓，肺などいろんなところでできる酵素なんだけど，PCP，ニューモシスチス肺炎は肺をぶっ壊すのが特徴の病気です。

ニューモシスチスのニューモは肺のことだよね。シスチスは空泡とか穴のことですけど，このニューモシスチス肺炎を放っておくと，肺がボコボコに壊れて穴だらけになるわけですね。肺が壊れてくと肺の細胞が破壊された余剰で，LDHが高くなるのが特徴です。典型的にLDHが高くなります。

真菌のニューモシスチスは，昔は寄生虫だと思われていて，原虫感染症と考えられていたんだけど，今は真菌，カビだといわれています。カビのユニバーサル・マーカーというものがあって，β-D-グルカンという試験があります。

これはカビの感染症だとほとんどなんでも上がるというものですが，4年生のレベルだとそれぐらいは覚えといてくださいね。上がらない真菌もあるんだけど，だいたいは上がる。ニューモシスチス肺炎もね。

ただし，これも特異度はそんなに高くないので，β-D-グルカンでバシッと診断というよりは補助的に使うということですね。β-D-グルカンを測らなくても今回の症例みたいのはわりとコテコテだから，もうニューモシスチス肺炎はわりとすんなり診断できる。

レントゲンが10〜20％正常であるということですね。肺炎なのにレントゲンが正常になるのは，なかなか珍しいですよね。ニューモシスチス肺炎はそういう特徴がある。

冷静に考えてみれば，肺炎の浸潤像は病原体の塊をレントゲンで映しているわけじゃないですよね。病原体を直接レントゲンで撮っているわけじゃなくて，あれは病原体が入ってそこに炎症が起きて，炎症が肺に浸潤して，水が溜まって浮腫が起きて，そして繊維化が起きてという諸々の現象を全部，空気の真っ黒なものに対するコントラストの白い像としてみているわけですよ。

でも，ニューモシスチス肺炎は，細胞性免疫がズタズタになっている人に起きるわけだから，その炎症反応があんまり起きないわけですよ。だから炎症反応の証拠としての肺炎像もみえにくいということですね。

さっきのほら，結核とクォンティフェロンの裏腹な関係と一緒ですよ。
要するに，レントゲンの炎症像は炎症がドバーッと起きるからこそ，レントゲンでみえるわけで，**その炎症が起こりにくい患者さんに起きるニューモシスチス肺炎では，肺炎像がはっきりみえないこともある**ということです。
だから，この患者さんは動脈炎で，ステロイドがバンバン入っていて，ニューモシスチス肺炎を発症した。50mg/dayの大量のステロイド入って何週間も飲んでいたので，もともと身体の中に持っていたニューモシスチスという真菌が暴れだして，肺炎を起こした。当然抗生物質でも治らない。

パスツールが看破したように，感染症には必ず感染経路があります，とは言いましたが，実はちょっと例外的なものもあって，このニューモシスチスのように，小さい頃に感染して，人間の身体のなかで，そのままじっとしているものも結構あるわけです。
ほとんどの日和見感染，日和見感染というのは免疫抑制のときに起きる感染症ですが，こういった身体のなかにいる病原体がワッと暴れだして起きる病気です。
つまり健康な身体であれば，人間の身体にくっついているだけで病気にはならないんだけど，普段おとなしくしているものが免疫抑制とともに暴れだすんです。それが，たとえばニューモシスチス肺炎だし，たとえばヘルペスの感染症だし，たとえばクリプトコッカスの髄膜炎だし，たとえばトキソプラズマの脳症だし，たとえばサイトメガロウイルスの感染です。

ヘルペスウイルス感染症の基礎知識

岩田　ところで，人に病気を起こすヘルペスウイルスには8種類あります。8種類ってわかる？　どんなものでしょう？

田中　単純ヘルペス。

岩田　単純ヘルペス，はい。

田中　麻疹。

岩田 ん？ 麻疹は全然違うよ。

田中 帯状疱疹ウイルス。

岩田 帯状疱疹。水痘・帯状疱疹ウイルスね。単純ヘルペスには1型と2型があります。それから？ わかる？

田中 サイトメガロ。

岩田 そう。サイトメガロウイルスね。それから？

田中 カポジは……。

岩田 うん，そうそうそう。カポジのね。ヒトヘルペスウイルスの8。その8があるということは7があって，6もあるんだよね。EBウイルス。この8種類です。

●人に病気を起こすヘルペスウイルス

- 単純ヘルペスウイルス1（HSV-1）
- 単純ヘルペスウイルス2（HSV-2）
- 水痘・帯状疱疹ウイルス（VZV）
- サイトメガロウイルス（CMV）
- Epstein-Barr virus（EBV）
- ヒトヘルペスウイルス6（HHV-6）
- ヒトヘルペスウイルス7（HHV-7）
- ヒトヘルペスウイルス8（HHV-8）

岩田 単純ヘルペスの1型，2型，水痘・帯状疱疹ウイルス，サイトメガロウイルス，EBウイルス，それからヒトヘルペスウイルス，Human herpes virusの6・7・8，これで全8種類です。

この8種類はすべてヒトに病気を起こすんですが，全部共通項があって，それはなにかというと，初感染と再活性があるんですね。英語でいうと，primary infectionとreactivation，再活性というものになります。

初感染というのはほとんどすべての人に起きうるのですが，そのときの症状と再活性の症状は必ずしも一緒ではありません。

典型的なのは水痘・帯状疱疹ウイルス。水痘・帯状疱疹ウイルスというの

はVaricella zoster virus。水痘と帯状疱疹を起こすから，水痘・帯状疱疹ウイルスという，そのまんまですね。子どものときに水疱瘡になるのはこれです。

水疱瘡は，水ぶくれみたいに小ちゃい水疱が，バーッて身体中にできてワーッと熱が出ていって，その中に膿が出てきて，スーッと瘡蓋になって治っちゃう。そういう病気ですね。

水疱瘡，これはこのヘルペス属のウイルスで，治っちゃうわけです。治ったといっても水疱瘡のウイルスそのものが身体からいなくなったわけじゃなくて，炎症を起こさずにそのままじっとしているわけです。健康な人はこのまま死ぬまでおとなしくしています。が，すっごく疲れちゃったり，徹夜で勉強続いたり，歳をとったり，こういう免疫抑制があると，この水痘・帯状疱疹ウイルスがバッと再活性を起こすわけです。そのときにできるのが帯状疱疹。

帯状疱疹は帯状の皮疹と書きますね。だから地方によっては「胴巻き」といいます。皮膚のdermatomeにそって，その神経節から出てきたウイルスが神経，皮膚の神経，感覚神経に伝わって皮疹が出てくるから，帯状疱疹というんですね。これが再活性ですね。

格言的に「Once herpes, always herpes」といいます。英語ではハーピスと読むんだけど，1回ヘルペスに感染するとalways herpes，もう一生ヘルペスウイルスとずっと付き合っていかなきゃいけない。

健康なときは病気を起こさずにじっとしているんだけど，身体が弱ってそれがワーッと暴れだすよというのがヘルペス属の特徴です。同じように，単純ヘルペスの1型は，初感染では口内炎みたいになるんですね。口のなかの潰瘍性の病気で，痛い痛いと感じる。それが治まって，今度は皆さんでもテスト勉強とかで体力が落ちてくると，口角炎，口の角にちょっと出てきたりする，あれがヘルペスの再活性ですね。口のなかに出てくるのがヘルペスです。単純ヘルペスの2型は，陰部潰瘍ができるもので，セックスによってうつるものです。

皆さんぐらいの年齢だとタイプ1のヘルペスはだいたい9割以上の人がもう持っています。子どものときにもう感染しています。しかし，セックス

によって感染するタイプ2は，持っているか持っていないかは皆さん次第ということになります。

陰部のヘルペスも初期感染があって，最初に感染したときに，ワッと潰瘍ができる。そのときは陰部の両側に出る，つまり右にも左にも潰瘍ができる。男性だったら両方の陰嚢にできたり，女性だったら両方の大陰唇とか小陰唇に痛い潰瘍性の病変が出ます。

再活性するときは比較的軽症の炎症が起きて，どっちか片方，右か左かに出ることが多いと一般的にはいわれています。

もちろん2型のヘルペスが口にできることもあるし，1型のヘルペスが陰部にできることもときどきあります。なぜそういうことになるのかってわからない人は後でお友達に訊いておいてください(笑)。

サイトメガロウイルスは，これにも初感染と再活性があって，初感染はEBウイルスと一緒で伝染性単核球症，喉が痛くなって首のリンパ節が腫れて肝浮腫ができてと，そういうような病気を起こすことが多いです。

再活性は免疫が落ちた人でみられて，ニューモシスチス肺炎みたいな肺炎や脳炎，脊髄炎，それから肝炎，腸炎，いろんな病気を起こします。網膜炎，眼の病気も起こすことがあります。

サイトメガロウイルス，免疫抑制者の感染症で非常に問題になります。だから臓器移植のときに，たとえば肝臓とか腎臓移植をするときにドナーにサイトメガロウイルスがあって，レシピエントがサイトメガロウイルスを持ってないときに深刻な感染症を起こすことがあります。だから移植のときはこのサイトメガロウイルスの状態は必ず調べます。

EBウイルスもやっぱり伝染性単核球症として初感染を起こすんだけど，再活性として，喉頭癌，バーキットリンパ腫，いろんなものが起きます。なかなかこのEBウイルスは，血液の癌を起こしたりする厄介なウイルスですね。

ヒトヘルペスの6型は，突発性発疹の原因です。子どもが，なんかイライラしている感じで，機嫌が悪い。で，熱が出て，下がった後にバーッと皮疹が出る。あれが突発性発疹といいます。これの原因がヒトヘルペス6型。で，7型も同じような病気を起こすことがある。

それから，ヒトヘルペス8型は，さっき誰かが言っていたようにカポジ肉腫というAIDSの患者さんがなる皮膚とか，腸の癌（正確には肉腫），それからキャッスルマン病というリンパ腫の一種，こういったものの原因です。

ヒトヘルペスの6型と7型は初感染のときは突発性発疹でいいんだけど，移植の患者さんなどで免疫が弱ると髄膜炎を起こしたりします。
なぜ髄膜炎を起こすかというと，ヒトヘルペスの6型，7型は頭への移行性があるので，どんどんどんどん頭に向かっていくんですね。だから突発性発疹を起こした子どもはイライラしているんですよ。すごく機嫌が悪い。頭を刺激されているからだと思います。

こんなふうにしてヘルペスは移植患者，免疫抑制患者の感染症として，あるいは免疫が正常な患者でもよくみられ，全部知っておく必要があります。どれも起きる可能性がある。
さっき話が出たように，今は免疫抑制剤はいろんな領域で使っているので「私は消化器内科で胃カメラをやるから，別にこんなの関係ない」というのはまったくの嘘で，今はクローン病でもガンガンTNF-α阻害薬とかを使っているから，すごくリスクは高いですね。あと10年経ったら，こういう免疫抑制者はもっと増えるでしょうね。

免疫抑制者に起きやすい感染症は，普通の健康な人に起きる感染症とは違うことを知っておく必要がある。
そのことがなにを意味するかというと，従来のようにどういう病原体があって，それがどういう感染症を起こすか的な，病原体と感染症との1対1の関係だけを勉強していたらダメで，患者さんが「どういう患者さんか」ということを，もうひとつの軸として勉強する必要があると思います。
この患者さんがどういう人か。ステロイドを何十ミリグラム飲んでいるかということがキーファクターになって，そういう人に起きやすい病気はなにかというふうに焦点を絞ると，午前中のときみたいに鑑別診断がとっちらかって「心不全だー」とか「喘息だー」といろんなところにいかないで，わりとストレートフォワードに鑑別を絞ることができるんです。

ステロイドが入っている免疫抑制者で，熱が出て咳が出ていて労作時の呼

吸苦が出る病気といったら，もういの一番にニューモシスチス肺炎。これがほとんど。ずばり。

それを後証するかのようにLDHが高くて，血液ガスがどうこう……と後付けの説明で検査値が出てきますが，検査値は実はあんまりダイレクトには関係ないんですね。もう患者さんのバックグラウンドでほとんど診断できるわけです。鑑別の対抗馬としては，サイトメガロウイルスとか水痘帯状疱疹ウイルス感染が出てきます。

いいですか？ ここまでのところで，何か質問とか意見ある人います？

ニューモシスチス肺炎の画像診断と次の手

岩田 じゃあ，5班の発表を聞こうか。2・5・8班は共同でやったの？ それともバラバラでやったの？

高橋 バラバラです。

岩田 バラバラ。じゃあどうぞバラバラにやってください。じゃあ5班だけの発表を聞いて不満足だったら(！)，ほかの班にふろうかな。

高橋 さっきの発表とほぼ全部かぶっちゃったんですけど，X線の検査が陰性だったときにPCPかどうかという話で，10～25％のPCPの患者さんは正常と出ます。

それはさっき先生が言ったように，細胞性免疫が下がっていて，炎症が起こらないことがあるためだと思います。陰性だったときに誘発喀痰試験をして，おそらく参考にした文献が一緒だったと思うんですけど，その誘発喀痰の検査では感度が55～92％で，特異度が100％です。それでも陰性だったときにBALをします。この感度が86～97％。これでたぶん確定できるかなと思います。

あと，ニューモシスチスを疑ったときには今の流れで検査するんですけど，ほかの検査，肺結節用HRCTを使っても，環状または結節状の擦りガラス像がみられます。

岩田 「みられます」ですか？

高橋 みられることがあって(笑)。これが，感度100%，特異度83〜89%なので，スクリーニングに……。

岩田 感度100%って書いてあった？

高橋 はい。

岩田 ハリソンに？

高橋 『Symptom to Diagnosis』に書いてありました。

岩田 あ，ほんま？ ちょっと見せてね。たぶんね，それは微妙に間違いだな。……これ結構いい本だよね。この部分は間違ってるけど。

(一同笑い)

岩田 『Symptom to Diagnosis』って，たぶんこういうときに使いがいがあるんだと思うなぁ。うん，いいと思うよ，オッケー。
……でも，それだけだったらわざわざ独立して課題出さないと思わない？

高橋 思います。

岩田 ねぇ，もうひと声欲しいよね。
じゃあ2班。なにか追加で言いたいことありませんか？

伊藤 文献をいろいろ探していたところ，X線が正常だとしても，同じくPCPである確率はあると書いてありました。そういった場合に使う画像診断法として，CTを撮りなさいと書いています。
これは『American Journal of Roentgenology』という雑誌に書いてあったんですが，CT，特にハイレゾリューションCTがより感度の高い画像診断法として紹介されています[14]。

---

14) たしかに，このスタディーでは感度100%でしたが，PCP患者が6名しかいなかったので，微妙です。
Gruden JF, Huang L, Turner J, Webb WR, Merrifield C, Stansell JD et al：High-resolution CT in the evaluation of clinically suspected Pneumocystis carinii pneumonia in AIDS patients with normal, equivocal, or nonspecific radiographic findings. AJR Am J Roentgenol 169(4)：967-975, 1997

また，もうひとつスタディがあって，これがあんまり大きいスタディではないんですけれども，HIV陽性の免疫不全のPCPハイリスク群の患者さん30人を集めた前向き研究で，確定診断で21人にPCPがありました。このときCTでは19人に陽性がみられたんですが，X線では16人が陽性であったということで。このうちの3人は胸部レントゲンでは陰性と出たけど，CTでは陽性と出て，実際に確定診断もPCPであったということから，CTの方がより有用で，X線で陰性が出たら次はCTを撮りなさい，と結論づけてありました[15]。

岩田 両者の感度はいくつ？ 今のスタディのCTとレントゲンの感度は？

伊藤 CTは感度が100％で……。

岩田 ん？ 何人の患者さんでスタディしたの？

伊藤 30人です。

岩田 30人で？ その内PCPが21人で，CTが陽性だったのが？

伊藤 あ，19人（苦笑）。

岩田 感度は？ 100％じゃないよね？
感度は，病気を持っている人を分母にして，検査で陽性の人を分子にするんでしょう。だから21人が分母で，分子が19人だとしたら感度はどれぐらい？
計算機使ってもいいよ。

伊藤 90.5％。

岩田 そう。90.5％ってことになるよね。そのぐらいだよね。
……というふうに論文は読むんですよ。論文はその論文が伝えているところをただスーッと読むんじゃなくて，結局それはどういうことなのか，自分のなかでもうひとふんばり解釈を加えないと駄目なんだよね。
レントゲンよりCTの方がベターだというのは間違いない。じゃあ，CT

---

[15] この研究の原文は紛失してしまい，不明です。ただ，議論の組立は理解できるのでそのまま紹介します。

で陰性だったらPCPを除外できるかが次の問題になってくるんだよね。この患者さんでPCPは除外できるのか，それを区別するとき使うのが感度なんだ。

格言があってね，「There is no test which has sensitivity of 100％」。**感度100％という検査は，世の中には存在しないんですよ。**
いい？ 99.9％ぐらいはあるけど，100 はない。世の中に 100％の存在はあんまりないのとほぼ同義なんだよね，原理的に。
確かにスタディーでは計算上感度が 100％でした，というのはあると思うんだけど，その検査が未来永劫どの病気も見逃さないかというと，たぶん違うんだろうな。

伊藤 はい。

岩田 感度が 90％ちょいというのはね，結構いいんだけど，たとえば 20人ぐらいの患者さんをみるとさ，2人や 3人ぐらい見逃しちゃうってことでしょう？ 19/21 ってことは。
それって結構，患者さんをみるときには問題になってくるわけですよ。ということで，なんか 90 は数字だと良さげな感じがするけど，たくさん患者みているとだんだんそういう問題点が出てくるわけね。ほかになにかなかった？
……はい，わかりました。

じゃあ 8班。なにかつけ加えて。こんなものを，わざわざ 3班分に与えているということは，この連中がやったハリソンと同じことをして，満足してはいけないということを当然意味していると察することはできるよね？

8班 (相談中)

岩田 ……ちょっと，この期に及んでもめるのはやめてほしいんだけど。どんな話をすればいいのかって(笑)。
どんな話をすればいいのかは，あらかじめちょっと準備しといてほしいんだけど。全然関係ない話？

前田 X線とCTの比較の話はぼくたちの班ではあんまりできていなくて、X線が陰性だった場合に、どういう検査をしたらいいかという話をしてもいいですか？

岩田 いいよ。どうぞ、してください。どうぞどうぞ。

前田 はい。X線陰性のときのニューモシスチス肺炎の診断方法として、まぁいくつか挙げていったんですけれどもね、今回しゃべりたいと思っているのが血液検査。
まあ最初に出ていたやつですけどね。それから、組織染色の話、ガリウムシンチグラフィの話。そして喀痰PCRの話。とりあえずこのへんをしゃべっていきたいと思いますね、はい。
血液検査はもうすでに大分話してもらったんで、いまさらっていうのもないんですけれども、まぁとりあえず……。

岩田 （思わず吹き出す）

（一同笑）

岩田 いいよ、いいよ。どうぞ。

前田 いいですか？

岩田 うん。楽しく聞いているから。

前田 ありがとうございます。
まぁ、今回の場合はLDHの上昇があるので、炎症、今回の場合、肺ですね。肺に炎症があるというのが考えられると。

岩田 LDHの感度ってわかる？

8班 （相談する声）

岩田 調べてないんだね。うん、わかった。はい、いいよ。95％ぐらいかな、だいたい。そのへんだと思うんだけど[16]。はい。

---

16) Symptom to Diagnosisによると感度は90％。

前田 β-D-グルカンの値は，今回は測ってないんですけれども，深在性真菌感染症だと菌体の表面の細胞壁ですね。これを構成するので，これが上がっているっていうことは深在性真菌感染症が考えられます。

岩田 感度は？

前田 感度は90〜100％の間で，特異度は86〜96％です。

岩田 うん，素晴らしい。β-D-グルカンは結構使える。
……ん？ 特異度はいくつって？

前田 特異度は86〜96％で，陰性的中率はほぼ100％です。

岩田 ちょっと待って。それ見せて見せて。
……あー，学生だったらちょっとそこは良いことにしておこうか。
陰性的中率は高いんですよ，たしかに。だからβ-Dが上がってなければ，ニューモシスチス肺炎はかなり疑わしくなるんだよね。だけど，これも絶対ではないので，ときどきβ-Dが上がってないニューモシスチス肺炎もみるんですよ。
問題は特異度。こんなに高くはないと思う。どうしてかというと他の真菌感染症も全部β-Dグルカンは上がるから。
β-Dはユニバーサルなfungusmarkerなのでもカンジダでもあがるしアスペルギルスでも上がるし，いろんなもので上がるんだよね。そういうことで，ちょっと違うと思います。でもいいや。よく調べていると思う。それから？

前田 あと，授業でも話してもらっているんですけれども，SpO_2 をみて，今回の場合は呼吸回数がかなり多いので，肺胞換気障害が起こっていると。
びまん性の肺病変がこの人では考えられるので，それ以前のステロイドの服用もあって，などのいろんな状況から，ニューモシスチス肺炎をこの時点で結構強く疑えると思います。

次に組織染色にいきたいと思います。組織染色はこの場合確定診断になるので，だいたい特異度が100％近く，数字としてそう出ていたんですが，実際のところどうなのかわからないんですけれども。

検体の採取，これも話してもらっていますが，誘発喀痰か気管支鏡からの肺胞洗浄液です。誘発喀痰の場合の検出率は60〜90％ぐらいになっているので，必ずしも1回で出てくるわけではないみたいです。

また，今回の場合non-HIVのニューモシスチス肺炎ですが，この場合，もともとの肺炎を起こしている身体の中にある菌量がHIV感染の場合と比べてそんなに多くないということなので，実は喀痰でもあまり出てこないことが多いらしいです。

検出は難しいんですけれども，確定診断のために検出を頑張ってやろうとすると，なかなか出てこないし時間かかってしまうので，今回の場合，肺に病変があるわけで呼吸困難を起こしていますから，これが長引くと低酸素血症になって結構重篤な障害が起こりかねないので，緊急性を要するみたいですね。

なのであまり染色にこだわりすぎてはいけないみたいです。確定診断として重要ですけれども。

岩田 ほんまか？

前田 何かそんな感じの……。

岩田 そんな感じのって……どこに書いてあったの，そんなことが？

前田 どこでしたっけ……。

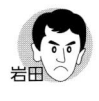

岩田 今のはデタラメやで，明らかに。誰がそんなこと言っていたんや？
……だから出典は大事だと言ったでしょう。しゃべるのはいいけど，誰がそんなこと言っていたんだっていう話が出てくるわけじゃん。したがって出典はすごく大事なんですよ。「どっかに書いてありました」じゃダメなんですよ。
仲間内だったらいいけど，たとえば患者さんに説明するとき，そういうのは極めて重要になると思いますね。要するに外的な妥当性。

染色はある程度時間がかかるので，治療を待ってはいけないのはその通りなんです。
だから，治療するんだけど，かといって染色しなくていいということでは

なくて，さっきいったように染色は極めて特異度が100％に近いので，確定診断としてすごく大事なんですよ。だからそこを端折っていいなんてことはない。

そんなこと書いてないやろ？　バラバラに仕事していたら駄目だよ。診断のゴールドスタンダードは，実は染色だからね。組織診。はい，いいよ続けて。どうぞー。

前田　次はガリウムシンチグラフィです。

これは腫瘍や炎症の部位に取り込みが起こるもので，早期に肺胞に取り込まれるので診断は早いのですが，ただ検査のためには注射してから撮影までに48～72時間ぐらい待たないといけなくて，その間入院が必要になるので，患者さんを拘束してしまうという意味では多少難しいところもあるみたいです。

またコストがかなりかかることもあって，結局のところ低酸素血症を早期に手を打たないと駄目なんですけれども，それに見合うほどの効果があるのかというのはよくわからないと私は思いました。

岩田　うん。じゃあコメントしとこっか。「ガリシン」はシンチグラフィという，いわゆる放射性同位元素を使う検査です。これ全例には使わないです，めんどくさいから。さっきもいったように，2日かかるし。

ただ，まれに2年に1回くらい，レントゲン正常でCTも正常，肺炎っぽいんだけど，肺炎がみつからないことがあるんですね。そういうときにガリウムスキャンを使います。

入院しなきゃいけないのは，心配しなくていいよ。どうせ低酸素血症がある人なんて，外来でみるわけにいかないんだから。治療期間も後で出てくると思うけど，2週間とか3週間になるので，そこは問題にならないと思う。

そういうCTも陰性になる人が，たとえば10人とか20人に1人ぐらいいたときに，ガリウムスキャンで診断できることがあります。CTやレントゲンではまったく炎症がなかったのに，ガリウムでびっちり取り込まれて肺が，真っ赤っかというか，真っ黒くろになっているんですね。気管支鏡を使うこともあるんだけど，気管支鏡も感度9割ちょっとだからね。

だから，このように特殊なごく一部の例にはガリウムスキャンを使いま

す。そこを実はほかの班にも調べて欲しかったんだけど。他に何か言いたいことある？　どうぞ。

前田　ごめんなさい。これがたぶん最後になります。喀痰のPCRの話です。
ハリソンに書いてあったのですが，喀痰PCRはルーチンで行われることもありますが，コロニーを検出するという意味で，診断には向かない可能性があると。
これについて自分なりに考えてみた部分ですが，おそらくPCRそのものの感度がかなり鋭敏すぎて，表面に張り付いているような不顕性のものも検出してしまって，肺炎症状が出ているからPCRをやって，*Pneumocystis* が出てきたときに，本当にこの *Pneumocystis* が肺炎を起こしているのかどうかの判断には使えない可能性があるという，そういう話だと思います。今回の患者さんの場合は，いろいろな条件からニューモシスチス肺炎の可能性がかなり高いだろうと予測されるので，こういう患者さんの場合はPCRを使うのがすごく効果的だと考えられます。ということで，診断法としては一番コストパフォーマンスがいいのが喀痰PCR，という結論にうちの班ではなりました。

岩田　いや，そうでもないな（笑）。
さっきいみじくも言っていたけど，PCRは現場ではほとんど使いません。どうしてかというと，コストはいろいろなんだけど，要するにニューモシスチス肺炎はもともと人間の肺に巣食っている真菌がワッて暴れだして起きる病気なんですよ。その遺伝子をつかまえて陽性になったとしても，それがもともと肺にいるものがつかまって見つかったのか，今の炎症の原因なのかっていうことは，にわかにはわからない。
だから，さっき言った常在しているものをつかまえてしまう。鋭敏さが仇になるということだよね。それは，急性副鼻腔炎のときのMRIとかCTと同じ問題だよね。

PCRの感度や特異度は，あんまり診断の吟味がされてないんですよ。
感度が何％，特異度が何％かよくわからない検査ということは，要するにそれが陽性だったとき，陰性だったとき，どういう意味があるのか判断することができないってことでしょう。判断ができない検査をしてもしょう

がないでしょう。

というわけで，結核患者にQuantiFERONを使えるのかと同じような理屈で，鋭敏であれば使えるかというとそうとは限らないんだよね。コスト効果が安いといっても，役に立たないんじゃ，安かろう悪かろうでは意味がないじゃん。コスト効果はコストと効果を合わせないといけないんだから，コストだけ安くても駄目なんですよ。

まれに，たとえばレントゲンが陰性でCTが陰性で，ガリウムもまた陰性で，BALをやっても出てこなくて，でもPCRで陽性だったときとかに補助的に使うことならできるかもしれない。でもそういう症例はほとんどない。少なくともぼくはみたことないわ。

前田 今回の症例でいえば，挙がっている条件だけでは，仮にPCRで陽性になったとしてもダメということ，それだけじゃ診断確定には……。

岩田 今回の症例ははっきりいって，もうほとんどニューモシスチス肺炎だと思っているから，だからPCRとか必要ないんじゃない，逆にいえば。PCRが出てきても，「予想通りー」って感じでしょう。

昨日もいったように検査前確率が高すぎる場合は，検査が陽性でも陰性でも判断は変わらないんだよね。もしPCRが陰性だとしても，やっぱりニューモシスチスじゃないかなとなるからね。補助的に出すのは構わないけど，あまり判断の根拠にはならないです。

サイトメガロウイルスかPCPか，よくわからなくて悩むときにPCRとかね，そういうのは使えるかもしれない。

このサイトメガロウイルスも，結局人間の身体にもともといるもので，アンチゲネミアという検査をすることが多いんですよ。これは好中球のなかのサイトメガロウイルスを見つけるんですけど，これをサイトメガロウイルスの病気の診断だと勘違いしている医者もわりと多いです。

でもサイトメガロは，人間の身体にもともといるんだもん。それが好中球のなかにいることがわかっただけの話で，決してサイトメガロウイルスの肺炎の「診断」には使えないんだよ。

検査については，プロの医者のなかでもかなり誤解が多いんですよ。その

検査がなにをみているのかをよく知っておかないといけない。検査では病気そのものはみられないからね。

微生物が病気そのものではないのと同じように，検査というのは病気そのものではないんですよ。このこともよく勘違いされている。

皆さん，よく理解してください。この理解することが大事だからね。
すべて検査というのは，病気の一側面や現象をみているだけなんだよね。PCRは病原体をみつけるためのものであって，病気そのものをみているわけじゃないので，その違いにも気を遣って欲しいんですね。感染症の場合よくこれで失敗しやすいです。

病原体をみつけるということと，病気を診断することは，かぶっているけど同義ではないからね。このことはわりと大事なことなので，よく知っておいた方がいいね。

はい，ありがとう。でもいい感じで発表できましたね。
では，6班。発表してください。

ニューモシスチス肺炎とステロイド

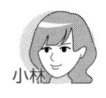

カリニ肺炎の治療にステロイドを使うエビデンスについて説明します。ちょっと古いんですが，1995年の『Journal of acquired immune deficiency syndromes and human retrovirology』に載っている論文です。この研究はHIV感染のある重症カリニ肺炎の患者に，メチルプレドニゾロンとプラセボを投与して，その2群のカリニ肺炎の緩和効果を比較するというランダム化二重盲検試験です[17]。

患者は120人で，Toronto hospital general divisionとMount sinai hospitalとSunnybrook health sciences centreの患者120人を対象としています。HIV感染がある，もしくはHIV感染が疑われるカリニ肺炎と診断された患者120人ですが，いろいろ除外した結果78人を分析に使

---

17) Walmsley S, Levinton C, Brunton J et al : A multicenter randomized double-blind placebo-controlled trial of adjunctive corticosteroids in the treatment of Pneumocystis carinii pneumonia complicating the acquired immune deficiency syndrome. J Acquir Immune Defic Syndr Hum Retrovirol 8(4) : 348-357, 1995

用しています。

21日間観察し，40 mgのメチルプレドニゾロンとプラセボを12時間毎に1日2回10日間投与しました。

アウトカムは退院前に院内で死亡したこと，6日間以上の人工換気を必要としたこと，それから開始後10日目までに動脈血の酸素分圧が70 mmHg以上に改善しなかったことの3つと設定しています。

もうひとつ。抗微生物薬として，スルファメトキサゾールもこの研究では投与していたのですが，それに対する過敏反応の有無も観察しています。

結果は，ステロイドを投与した群とプラセボを投与した群のアウトカムに統計的有意差がみられませんでした。具体的に言いますと，ステロイドを投与した群では，死亡が4人，プラセボでは6人。6日以上の人工換気を必要とした患者が，ステロイドでは3人，プラセボでは5人。酸素分圧が70 mmHg以上に改善しなかったのは，ステロイドでは14人，プラセボでは12人。

3つの項目を合わせるとステロイド群が21人，プラセボ群が23人になり，この2つに重症カリニ肺炎の症状を緩和する効果はあるとはいえない，という結果になっています。

岩田　それは，HIVのある人だったっけ？

小林　HIVもある人です。

岩田　全員だよね？

小林　はい。全員です。

一方でスルファメトキサゾールに対する過敏反応ですが，この過敏反応を抑える効果には有意差がみられ，この過敏反応は発疹，発熱と定義していますが，ステロイド群では4人，プラセボ群では11人。数は少ないですが有意差があるといえるということで，ステロイドは重症カリニ肺炎の症状を緩和するとはいえませんが，第1選択薬であるスルファメトキサゾールに対する過敏反応を抑える効果はあるということです。

1990年の『New England Journal of Medicine』に載っている2つの論

文と比較しましたが，それらも含める過去の論文研究では，ステロイドがカリニ肺炎の症状を緩和する効果が有意にあるという結果が出ています。それらとの違いがなぜ生じているのかということについてですが，対象とした人工蘇生の違い，違うセンター，違うとき，違う医療ケアなどの環境の違いも要素のひとつとして挙げられます。

また，ステロイドやプラセボの投与法・期間・タイミングなどももちろん影響しているかもしれないですし，いくつか認識できていないバイアスもかかっているかもしれないということです。

さらにアウトカムの設定も異なっていて，前の2つでは死亡か人工呼吸を必要とすることの2つに対して，この1995年の方ではそれに加えて，酸素分圧が70 mmHg以上に改善しないという3つであるという違いも関係しているのかもしれない，と推察されます。

岩田 結論としてなにが言いたいの？

小林 結論としては，ステロイドはカリニ肺炎の症状を緩和するとはいえないが，第1選択薬のスルファメトキサゾールに対する過敏反応を抑制する効果はある，ということです。

岩田 オッケー。わかりました。では3班。どうぞ。

吉川 はい。いろいろ調べたんですけれども，コンフリクトするデータがいっぱいあってすごく難しかったんですが，まず1つ目の論文からいきますね。これは非HIV患者に対する1988〜1996年までの重症のニューモシスチス肺炎をもった，動脈血圧が70より下，ST合剤で治療した人に関する後ろ向き研究です。出典は『Clinical Infectious Diseases』1990年，場所はフランスです[18]。

この研究では31人の重症PCP患者を2つに分けました。片方が23人で，コルチコステロイドによる治療をしました。もう一方が8人，こちらはコルチコステロイドによる治療はなし。双方とも抗菌薬は投与しました。

結果，人工呼吸しないといけないほど肺が悪くなった人は，前者では

---

18) Delclaux C, Zahar JR, Amraoui G et al：Corticosteroids as adjunctive therapy for severe Pneumocystis carinii pneumonia in non-human immunodeficiency virus-infected patients：retrospective study of 31 patients. Clin Infect Dis 29(3)：670-672, 1999

10/23 人の 43％，後者では 4/8 人と 50％となりました。死亡に陥った人は前者では 9/23 人，全体の 39％ですね。後者では 4/8 人，全体の 50％です。

というわけで，微妙に差はあったかもしれないですけども，あまり顕著な差はみられないのではないかなと。特に後者は 8 人ですし，統計的にあまり有意な差はみられないと，この文献にも書いてありますし，ちょっと差はみられたけど，少し微妙だなという感じでした。

岩田 どんな差があったの？ 統計的には有意差なかったってこと？

吉川 若干，死亡率が数字の上では 11％下がったということになっていますが……。

岩田 11％ってかなり下がっているような気がするけど，そんなことないの？ だって 10 人に 1 人以上，助かっているんだよ。

吉川 なのですが，もともとの 31 人で限定された 2 つの病院でしか行ってないので，ちょっと，これで有意差があるといい切っちゃうのはどうかなと。

岩田 有意差があるかないかは，論文見ればわかるでしょう。

吉川 どうかなって書いているんですよ，この人が。

岩田 統計的にはどんな解析をしたって？

吉川 ……。

岩田 オッケー。統計的に有意差があるかないかはもうクリアに方法論的に決まっているから，「どうかなー」ってことにはならなくて，ある，ないって感じなんだよね[19]。

でも，皆さんしっかり勉強したなあ。じゃあこの発表は明日続きやってもらおう。講義は 4 時 40 分までなんだよね。終わりの時間を延長すると，たぶんかなり時間がかかると思うからさ。一旦ここで終わらせとくよ。

前回のところのグループもさ，結局これステロイド使うべきなの？ そうじゃないの？ 患者さんにはなにかしなきゃいけないわけだよね。ケリを

---

19) 元論文を読むと，χ^2 検定をしていて，統計的に有意差なし。

つける方法を考えてみて。

さて，今日はたまたま3つある論文中の1つを引っ張ってきたんだけど，結論がそれぞれ違うわけじゃない。こういうことってよくあることなんだよ。

じゃあこういうときはどうしたらいいのか。少しレベルの高い問題だよ。考えてごらん。もうひとつの班も明日発表してもらうからさ。9班ね。結局どうすればいいのかについて，もうちょっと考えてみてもらおう。

皆さんが昨日の朝に発表したのに比べるとはるかにレベルは良くなっているよ。自分でも感じるでしょ？「何かおれってすごいレベル上がっているっ……！」って感じしなかった？ すごく良くなっているからね。

今配布しているのは，今日のケースで使った論文です[20]。これは『Mayo Clinic Proceedings』という世界的に有名なMayo Clinicというところで，研修医のためにやったプレゼンテーションを論文にまとめたものです。

皆さんわりとよく付いてきたと思うんで，後でおさらいしておいてください。

じゃあ，明日の朝は3・6・9班の発表の検討をもう1回吟味するというところからやります。質問がなければこれで終わりますね。お疲れ様でした。

---

20) Sundsted KK, Syed H, Burton MC : 69-Year-Old Woman With Dyspnea and Cough Productive of White Sputum. Mayo Clinic Proceedings 86(12) : 1225-1228, 2011

5th

June 22.
Friday

The Live Problem-Solving Lecture for 5 Days

6月22日（金）5日目　第1講

岩田　じゃあ，始めましょうか。まずは昨日の続きのニューモシスチス肺炎にステロイドを使うか，9班の意見を訊きましょう。

原田　アメリカの『Annals of Internal Medicine』の論文を読みました[1]。

岩田　何年の論文？

原田　90年です。

岩田　1990年ね。はい，どうぞ。

原田　ST合剤だけの治療では2〜4割，致命的な症例になってしまうので，早期のステロイドが症状を改善すると仮定した実験です。

O_2の飽和度が85〜90％の37人への二重盲検試験です。60mgのプレドニゾロンを1日1回3週間投与したものと，プラセボとを比較すると，プレドニゾロンを投与した内の6％のみが，酸素飽和度が10％以上低下したのに対し，プラセボは42％の人が低下しました。

これはよくわからないんですけど，生存確率に有意差はなかったそうです。また，ほかのスタディで，二重盲検試験をしたもので40mgのプレドニゾロンを6時間ごとに投与したものと，プラセボとを比較した結果，プレドニゾロンでは12人中9人が生存し，プラセボでは11人中2人が生存したということで，十分差がありました。ただし，このときにプレドミニゾロンを投与した患者には，ヘルペス感染が増加していたようです[2]。

中等度から重症度の酸素動脈圧が70mmHg以下で，肺胞と肺動脈の圧力の差が35mmHg以上の患者では，プレドニゾロンで改善されたというこ

---

1) Montaner JS, Lawson LM, Levitt N : Corticosteroids prevent early deterioration in patients with moderately severe Pneumocystis carinii pneumonia and the acquired immunodeficiency syndrome (AIDS). Ann Intern Med 113(1) : 14-20, 1990
2) Gagnon S, Boota AM, Fischl MA : Corticosteroids as adjunctive therapy for severe Pneumocystis carinii pneumonia in the acquired immunodeficiency syndrome. A double-blind, placebo-controlled trial. N Engl J Med 323(21) : 1444-1450, 1990

とになっています。

岩田 ▶ 結論としては？

原田 ▶ ステロイドを補助的に投与した場合，呼吸不全による死亡のリスク減少が少しはあると書いてあったんですけど……。

岩田 ▶ 昨日発表した3班の意見とは違う結論なんだけど，それについてはどう？

原田 ▶ 実験の場所とかで変わってきたのかと思うんですけど。人数もそんなに多くないので，差が出たんじゃないかと思います。

岩田 ▶ 結構ね，スタディによって結果が変わるってことがあるんだよね。これはいろんな理由があると思うんだけど。

メタ分析の扱い方

岩田 「カール・ポパーの反証主義」って言葉は覚えているかな？ あるグループに起きたことが，ほかのグループに起きるとは限らないとカール・ポパーは言ったわけ。

したがって，前の対象で過去に起きたことが，未来にも起きるかはわからない。そうすると，臨床研究で，ステロイドを入れると低酸素血症を伴うニューモシスチス肺炎に効くというスタディもあれば，ほかのスタディではそうでもないというものもあれば……ということで，結構まちまちになるわけですね。

では，みなさんはどうすればいいのか。
たまたまピックアップした論文に書いてあることが，偶然効く，効かないと書いてあって，その他の論文に遭遇しないことだってあるわけですよ。そういう偶然に依存してしまっていいのかって話になるよね。それでは困る。すると，まず論文を網羅的に吟味する必要が出てきますよね。つまり，ニューモシスチス肺炎に対するステロイドの治療を全部チェックして，なおかつそれが良い，悪いと評価しないといけない。

でも全部チェックするなんて1日じゃ無理でしょう。じゃあどうすればい

いかというと，こないだ出てきたメタ分析の出番ですよ。

メタ分析は要するに，良いとか悪いとかいっているスタディ全部をひっくるめて，もう1回ステロイドを入れた群と入れない群の2群に分けて，その効果を再評価する，そういった研究方式です。一応これでけりをつけましょうということですね。

でも，よく考えてみたらメタ分析そのものも，本当に真実を言い表している保証はありません。というのも，たとえばメタ分析を出した後にまた新しいスタディをやって，結果が違っていることもあるわけです。

敗血症性ショックの治療に対して，活性型プロテインCという薬が良いという昔のスタディがあって，今まで使っていたんだけど[3]。

これが結構，出血の副作用が起きてね。患者さんにとって本当に得かどうかを検証するために，最近もう1回スタディをやったら，結局全然意味がないってことがわかったんだよね[4]。

このように，過去のスタディでは良いと思われていたものが，未来になってひっくり返ることはままあることなんです。非常に難しいですね。

ランダムに論文を引っ張っても，うまくいかないかもしれない。そんなわけで，2つのツールを教えますね。

ひとつが，『UpToDate』といいます。もうひとつは，『DynaMed』といいます。どっちでもいいんだけど，要するにUpToDateにしてもDynaMedにしても，ひとつひとつの論文をいちいちピックアップしてPubMedで探して，全部のスタディを網羅的に吟味するだけの時間がない人のためのツールです。そんな時間がある人はわりと暇な研究者，ニューモシスチス肺炎のことばかり朝から晩まで考えている専門家ぐらいです。ほかの人はいちいちそんなことまで吟味できない。

しかし，我々は目の前にニューモシスチス肺炎の患者さんが出てくるかもしれないし，昨日も言ったように，世の中は今，免疫抑制者であふれてい

---

3) Bernard GR, Vincent JL, Laterre PF et al：Efficacy and safety of recombinant human activated protein C for severe sepsis. N Engl J Med 344(10)：699-709, 2001

4) Ranieri VM, Thompson BT, Barie PS et al：Drotrecogin alfa (activated) in adults with septic shock. N Engl J Med 366(22)：2055-2064, 2012

ますから，そういった患者さんに遭遇しないとも限らない。

その患者さんにステロイドを入れるのか，入れないのかは臨床現場にいる者としては非常にリアルな問題ですよね。どっちか決めないといけないよね，入れるか入れないかは二者択一だからさ。

そのときに，それは本当に患者さんにいいことをしているのか。ステロイドは結構副作用も多い。皮膚が薄くなって，血糖が上がったり，胃を荒らしたり，またさらに免疫を抑制したりというような，ステロイドそのものの副作用を勘案しないといけない。

だからとりあえず，雰囲気で「入れとけ」というわけにはいかないわけですよ。入れるのだったら，それなりの根拠が必要です。その根拠を求めるときに，こういった2次情報，UpToDateやDynaMedがわりと使えるわけです。

UpToDateとかDynaMedって聞いたことあるという人いる？ 触ったことがあるって人は？ 2人ぐらいか。じゃあ，実際やってみようね。論より証拠で，これは見るのが一番なんだよね。

じゃあ，みんなここまで来てみて。今からデモるから。

UpToDateの使い方

この画面がUpToDateです。インターネットでつながっているバージョンもあるし，コンピュータに独立していて，ネットにつながっていなくてもみることができるバージョンもあります。ここにいろいろな情報が入っているわけね。教科書と比べると情報量が圧倒的に多い。それにどんどん更新されているからね。

たとえば……「Pneumocystis pneumonia」「corticosteroids」と入力して検索。そうすると，検索結果の一番上に「Treatment of Pneumocystis infection in HIV-infected patients」と出てきたね。

試しにこれを見てみようか。HIV陽性患者のニューモシスチス肺炎に対するステロイド効果を検討します。クリック。

そうすると画面の横に「Outline」があって（①），ずらっと項目が並んでいるんだけど，この中に「Use of corticosteroids」とあるよね（②）。

Treatment of Pneumocystis infection in HIV-infected patients

Authors
Paul E Sax, MD
Patricia A Tietjen, MD

Section Editor
John G Bartlett, MD

Deputy Editor
Anna R Thorner, MD

Topic Outline

INTRODUCTION
ANTI-PNEUMOCYSTIS REGIMENS
- Prior prophylaxis
- Oral versus intravenous therapy
- Oral regimens
  - Oral TMP-SMX
  - TMP-dapsone
  - Oral clindamycin-primaquine
  - Atovaquone
- Intravenous regimens
  - TMP-SMX
  - Pentamidine
  - Clindamycin-primaquine
  - Trimetrexate

OTHER MANAGEMENT ISSUES
- Inpatient versus outpatient therapy
- Use of corticosteroids ← ②
  - Efficacy
  - Selection of patients
  - Regimen
  - Complications
- Respiratory failure

INTRODUCTION ①

Pneumocystis jirovecii (formerly carinii) pneumonia (PCP) is the most common opportunistic respiratory infection in patients infected with HIV [1].

This topic will review the treatment of PCP in patients with HIV infection. Treatment of PCP (and other opportunistic infections) has been reviewed in a summary document from the CDC, NIH, and IDSA entitled, "Treating opportunistic infections among HIV-infected Adults and Adolescents" [2].

The treatment of PCP in patients without HIV infection, the clinical presentation and diagnosis of PCP, and prophylactic therapy to prevent PCP infection are discussed separately. (See "Epidemiology, clinical manifestations, and diagnosis of Pneumocystis pneumonia in non-HIV-infected patients" and "Clinical presentation and diagnosis of Pneumocystis infection in HIV-infected patients" and "Prophylaxis against Pneumocystis infection in HIV-infected patients".)

ANTI-PNEUMOCYSTIS REGIMENS

The choice of an initial regimen for treatment of PCP is influenced by the efficacy and toxicity of the treatment, disease severity (which may dictate intravenous therapy), patient intolerances and allergies, and ease of administration. The recommended doses and duration of therapy for the different regimens are shown in the table (table 1).

In patients who can tolerate the regimen, treatment with trimethoprim-sulfamethoxazole (TMP-SMX) is the initial drug of choice for both intravenous and oral therapy. As the oral formulation is well absorbed, patients can be treated with oral TMP-SMX unless concomitant gastrointestinal disease or the severity of the respiratory symptoms

---

これをクリック。

そうすると，いろいろなスタディのまとめが出てきて，それぞれで効いた，効かないということが書いてあります。

こんなにスタディがあるんだけど，ひっくるめると「全体的にはまあ良いですよ」となっています。ここにはコクランのレビューも紹介されていますね。

> A Cochrane Database review of prospective studies found that the risk ratios for overall mortality for adjunctive corticosteroids were 0.56 (95% CI 0.32-0.98) at one month and 0.68 (95% CI 0.50-0.94) at three to four months of follow-up.

(Briel M, Bucher HC, Boscacci R：Adjunctive corticosteroids for *Pneumocystis jiroveci* pneumonia in patients with HIV-infection. Cochrane Database Syst Rev(3)：CD006150, 2006)

1カ月後も，3，4カ月後も死亡率は低かった。
というわけでUpToDateでは，低酸素血症がある患者に限定してステロイドを用いるよう推奨しています。

> Patients with an arterial blood gas measurement showing a partial pressure of oxygen of 70 mmHg or less, or an alveolar-arterial oxygen gradient of 35 mmHg or more should also receive predonisone 40 mg twice daily for five days, followed by prednisone 40 mg daily for five days, followed by prednisone 20 mg daily for 11 days（total course 21 days）.

残念ながら日本語版のこういったツールがないので，今ぼくらで開発中なんですけど，結構つくるのが大変なんだよね。というわけで，あまり進んでいません。

こんなふうにUpToDateをみると，専門家が一生懸命作ったサマリーがすぐに2次情報として出てくるので，いちいち探す面倒が省けるし，かつ間違った論文を引っ張って，間違った結論を導き出すという学生が犯しがちなエラーを回避させてくれます。
これを見れば，ニューモシスチス肺炎はどうやって治療するかが10～15秒ぐらいでわかるということです。はい，席に戻っていいですよ。

医療現場においては，医学知識はめっちゃ大事なんですよ。当然のことながら，患者さんにベストな治療をしなきゃいけないので，中途半端な知識，いい加減な知識でやるのは良くないのです。
ところが，我々は忙しいので，そんなに勉強する時間もない。ということで，関係している論文を全部きちっと1文1文読むのはなかなか難しい。せいぜい1本読むのでも，結構きつかったでしょう。だから，関連したものを全部読むのは難しいので，それを網羅している専門家があると便利です。

DynaMedの方が好きだという人もいます。別にこれは好みの問題で，どっちでもいいんだけど，DynaMedの方が英語が短いんですよ。だから英語が苦手な日本人にはこっちの方が向いている。

ただ，逆に言うとUpToDateはエキスパートの文脈が読める。
たとえば「suggest」という言葉。そのニュアンスが感じ取れるので，ぼくはどっちかというとUpToDateの方が個人的には好みです。
Suggestという言葉には強制性はないわけね。「ステロイドを使うならお前ヤブ医者やで」という感じじゃないわけですよ。「どっちかというと，使った方がいいかなあ」と。

診療ガイドラインやマニュアルがあるでしょう。それらもよくよく読むと，弱いエビデンス，微妙なデータ，そういうものの寄せ集めだったりします。したがって，医者は別にガイドラインに従ってやらないと極悪人ということは全然なくて，そのへんの微妙なところは勘案すればいいんですよ。

たとえば，「ステロイドの副作用は絶対いやや！」という患者さんがいたら，出さないというのもひとつのオプションで，その選択自体でこの世が終わったりするわけじゃない。
ステロイドを使うも使わないも，微妙なさじ加減だから，どうしても使いたい場合はぜひ使ったらいいし，使いたくないという人がいたら別に使わなくてもいい。この微妙なさじ加減を肯定することが大事なんですね。

エビデンスレベルにはピラミッドがあるという話をしました。

Animal study, Expert opinion, Retrospective study, Randomized controlled trial, Meta-analysisという階層で，上に行けば行くほど良い世界ですよと言っていたけど，結局，元の論文を全部網羅していくのは大変だから，それをまとめてくれるexpert opinionが一番便利だってことも言えなくもないよね。
冷静になって考えてみたら，「Expert opinionは聞く意味がない」というのは，ずいぶん乱暴な意見だと思いませんか？
だって，エキスパートが一番論文を読み込んでいるんだもん。だから物事というのは，こういうふうに思い込みで勘案しちゃうと良くない。

あまり上とか下とか言わない方がいいってことだよね，ぶっちゃけた言い方をすると。
Expert opinionにもRCTにもそれぞれいいところがあるので，いいとこ

ろをうまく使うという方が，賢いと思いますね。結局UpToDateはつまるところ，Expert opinionの一亜型だからね。そこに収斂されちゃうってことですね。

みなさんにいろいろ論文を読んでいただきましたけど，3班と9班では全然結論違っていましたね。
一方は効かない，一方は効くと言っていたわけだけど。それは別に，どっちが正しくてどっちが間違っているというより，いろんなデータが出ているということです。この「いろいろなデータがある」こと「そのもの」に意味がある。

反証主義に示されたように，あるスタディで起こったことが，別の集団に起きるとは限らない。そういう事実を知っておくといいでしょう。
だからぼくらは，なるべく「これは科学的に正しい事実だ，真実だ」みたいな断言口調は避けた方がいい。それは，5年後ぐらいの新しいスタディでころっとひっくり返るなんてことはあり得ることだし，またしばしばあることだからです。
正しい医療，間違った医療だということは，なかなか言いづらいんですね。そういうことを知っておいてほしいなと思います。
ここまでのところでなにか質問とか意見はありますか？ はい，どうぞ。

石川　UpToDateの信用性は，『Wikipedia』とは違って高いのでしょうか？

岩田　うん。これはいい質問ですね。
UpToDateの信用性は，Wikipediaよりは高いです。その信用性は，どこで担保されているかというと，

> 1. まず著者が専門家であるということ。
> 2. 著者が匿名ではなく，実名を出しています。つまり私が書きましたよということをちゃんと開示しています。もっというと，たとえば最近では，私はどのメーカーから研究資金をもらっているという，いわゆるconflict, 利益相反も開示されている。
> 3. レフリーがついていて，第3者による査読があります。

したがって，私がこれを書いた人で別に匿名のだれかさんじゃありません

よ。そして私はこういう人ですよという情報開示がされていて、なおかつ第3者が査読しているという意味で、UpToDateはWikipediaよりははるかに信用性が高い。

じゃあ、UpToDateは完全に信用できるかというと、それはいえないですね。もちろん、人の書くものだからエラーもあるかもしれないし、著者の思い込み、思いつきとか、そういうものもあるかもしれない。

Wikipediaの最大の問題点は、誰が書いたかわからないというものです。それはたとえば、ものすごく邪悪な信念を持った人で、あるものを貶めてやろうとかいう人かもしれない。もしかしたらグルココルチコイドのメーカーかもしれないじゃん。そうしたら、「グルココルチコイドマンセー！」とか言ってさ、「誰でもみんな大量投与！」みたいなことを書くかもしれないじゃん。わからないけどさ（笑）。

要するに何者が書いたかわからないというのがWikipediaの最大の問題点です。

ただね、ぼくは一般に言われているほど、Wikipediaを過小評価してないんですよ。あれはすごく便利なツールですね。はっきり言って、ぼくはよく使いますよ。

たしかに、あれは専門家がプロフェッショナルに使うには微妙です。情報の質としては、いまいちって感じなんだけど、ちょっと知りたいことがあるときにはいいじゃん。

ぼくはよく「あの人まだ生きているのかな」というときに使うんだけどね（笑）。ときどき死んでいるんだよね。ホイットニー・ヒューストンみたいに。

ぼくはあんまりテレビとか見ないからさ、そういうことがわからなくて、ネットで調べて初めて知ってびっくりする。こういうこともWikipediaには載っているから、ちょっと調べるのには便利だよね。

あとはGoogleもそうだよね。Googleは信用できるかというと、信用できるってほど信用できないけど、便利だよね。

だから、少なくとも情報の量や迅速性においては、Wikipediaは強い。たとえば『広辞苑』とか『Encyclopedia Britannica』[5]とかは、すごく

---

5) ブリタニカ百科事典：1768年から発行されているイギリス、アメリカの百科事典。

厳密な審査はしているかもしれないけど，遅いじゃん。しかも情報量は圧倒的に Wikipedia 以下じゃん。

だから，どっちがいいかというとそれは使い方次第だと思うんだよ。広辞苑も岩波書店のバイアスがかかっているから，本当にその記述でいいのかみたいのは当然あると思うけどね。

みなさんがこれからレポートや論文を書くときに大事なのは，情報の出どころです。つまりその情報の出どころがどのくらい信用できるかという完全な保証はできないし，UpToDate の記載も正しいかどうかは完全な保証はない。

ないけれど，それが UpToDate に書かれていましたよ，これは○○さんが書いたんですよということが明示されていれば，あとは読者が自己判断できるわけです。

だけど，それが明示されていないと，結局この情報はどこから出てきたのかがわからない。判断しようがないじゃない。だから思いつきかもしれないし，思い込みかもしれないでしょう。妄想で言っているのか，データで言っているのかは，しっかりと示す必要があるね。

だから皆さんが発表するときにも，それは「どこの誰の何年の論文」なのかをしっかりと明示しないとダメです。

大学には，チュートリアル部屋にある古い教科書なんかより，UpToDate を入れた方がずっと役に立ちます。

基本的に，臨床医学の教科書はね，耐用年数はだいたい 5 年なんですよ。医学はどんどん進歩していくからね。

ポルシェと一緒だよ。ポルシェには「最新のポルシェが一番いい」という格言があるらしいんだよね。乗ったことないから知らないけどさ（笑）。

医学の世界でも，（小説とは違って）新しいものが良いもので，新しいものが出たらどんどん刷新されている。古い教科書は間違っているんですよ。

したがって，耐用年数は大体 5 年。そうすると今 2012 年だから，2007 年，2006 年に発行された教科書は古すぎて，内容の妥当性が全然保証できないわけですよ。みなさん，チュートリアル部屋にある 9 割くらいはそ

うでしょ？　ぼろぼろになった本でしょう。だからそういう意味で，書いた人のどうこうというのとは，また独立した形で役に立たないと思っていい。
……はあ，しゃべり疲れた。じゃあ，11班の発表を聞きましょう。

ニューモシスチス肺炎の予防法とその対象

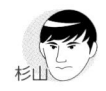

杉山　予防についてです。
ハリソンによると，適応の対象は，HIV感染者の場合はCD4陽性の細胞数が$200/\mu L$未満，ないし口腔咽頭カンジタ症の既往歴がある患者さん。または，PCPが回復した場合は，HIV感染者と非感染者の区別なくというのが適応対象です。
中止する条件は，HIV感染者に対しては，CD4陽性のT細胞が$200/\mu L$を超えて，それが3カ月以上維持されたという場合に注意するということです。
一次および二次予防投与の第1選択薬として，ST合剤があります。

岩田　一次予防と二次予防ってなに？

杉山　一次予防は，病気にならないようにするもので，二次予防は，重症化しないように。

岩田　違う。

杉山　再発を防ぐ……？

岩田　そうですね。
ニューモシスチス肺炎に一度もなったことのない人が，ならないようにしようというのが一次予防で，なった人がもう二度とならないようにしようというのが二次予防です。合併症や後遺症についての予防が三次予防ですね。

杉山　つぎは，KANSEN JOURNAL No.19に書いてあったんですけど[6]。
　　　ST合剤の予防効果は，罹患率を低下させるだけではなく，PCPに罹患した場合の死亡率を低下させる効果があり，アメリカでは，年間470万ドルの費用節減に寄与したという報告があります。
　　　ST合剤の投与でHIV患者に発症するPCPの8割を予防でき，HIVに感染していない患者では，発症の9割を予防できると書いてありました。
　　　それから『Prophylaxis of Pneumocystis pneumonia in immunocompromised non-HIV-infected patients』という論文なんですけど[7]，これはちょっと，アブストラクトしか読めなかったんですけど……。

岩田　どこから？　どこの論文？

杉山　マヨクリニック……？

岩田　メイヨーです。メイヨークリニック（Mayo Clinic）。マヨネーズじゃないんだから（笑）。
　　　それ，アブストラクトだけじゃなくて全文読めるよ。『Mayo Clinic Proceedings』でしょ？

杉山　あ，そう，それです。

岩田　2007年でしょう。それはフリーで全部公開されているから，読めるはずだよ。まあいいや。それで？

杉山　そこに書いてあったことなんですけど。
　　　1,245人のランダムに選ばれた，そのうち小児が50％で，それらは骨髄移植とか臓器移植とか，血液癌を患っている人なんですけど，その人に対してST合剤を投与した場合，91％の確率でPCPの発生率が低下したことが観察され，その1,245人のうち，15人に治療が必要なことがわかった。

---

6) IDATENの提供するKANSEN JOURNAL
   http://www.theidaten.jp/melmaga.html
7) Green H, Paul M, Vidal L：Prophylaxis of Pneumocystis pneumonia in immunocompromised non-HIV-infected patients：systematic review and meta-analysis of randomized controlled trials. Mayo Clin Proc 82(9)：1052-1059, 2007

そのうち副作用が発生して中止せざるを得なかったのが，大人で3.1％みられたが，小児に対してはみられなかったと。
ST合剤の投与回数について，1日1回投与された場合と，1週間のうち3回投与された場合では，変化はみられなかったとあり，その結果から，大人にはPCPのリスクが3.5％より高い場合は，PCPの予防は妥当であり，小児の場合は，副作用が大人より少ないから，予防は妥当である。というふうに書いてありました。

岩田　今の論文の意味，わかった？　聞いている人。
……もうちょっとかみ砕いてあげたら？　結局，大人の予防はどういう戦略でいけばいいの？

杉山　ST合剤が，第1選択で……。

岩田　誰にあげるの？

杉山　この論文はHIVに感染してない患者について，予防の有効性を調べたもので。

岩田　そうですよ？（苦笑）

杉山　その……ST合剤でダメだったら，その。

岩田　メイヨークリニックの論文は，そういう話ではないでしょ。

杉山　もう1回質問を言ってもらって，いいですか？

岩田　結局だから何なの，その論文の言いたいことは？

杉山　結局，この論文の言いたいことは，成人に関しては，PCPのリスクが3.5％より高ければ予防が妥当であるし，小児に対しては……。

岩田　なぜ3.5％なの？　PCPのリスクが3.5％より高い場合？
というか質問を変えると，そもそもPCPの可能性が3.5％ってどんな人？　その人が3.5％より高いと，なぜST合剤を飲むのが正当化されるの？

杉山　うーん。……わからないです。

岩田▷ わからないよね。そこまで読むのが，論文を読むってことなんだよね。今やっているのは，アブストラクトを単に和訳して朗読しているだけだよね。

杉山▷ はい……。すみません。

岩田▷ ほい。じゃあ，10班。何か加えてあげてください。

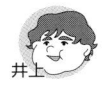

井上▷ 今の論文ですけど，なぜPCPの発症リスクが3.5％のときに予防を行うのが妥当かという話ですが。この発症リスクというのがなにを示しているのかよくわからないんですけど，多分，3.5％という値は，ST合剤を投与することで，重篤な副作用が出るのが3.1％でそれを上回るだけの効果が期待できるとされるのが，発症リスク3.5％という基準なんですが……。

岩田▷ そうですね。それはどんな人？

井上▷ そこまでしか読めませんでした。

岩田▷ そうか。わかった。その論文は非常に有名な論文なんですよ。
HIVの患者さんはCD4が200/μLという基準ができています。200/μL以上の人は，発症のリスクはあまり高くないでしょう。ST合剤の副作用の問題の方が，むしろ上でしょう。何でもトレードオフだから，薬のリスクとベネフィットのバランスを取るわけですね。
Non-HIVの場合は，たとえば白血病の後の骨髄移植とかね。そういう人はすごくPCPのリスクは高まるんですよ。そういう人にはST合剤を飲ませた方がいいって言われています。

たとえば，関節リウマチだけという人にも，PCPは起きるんだけど，めったに起きない。めったに起きない人にじゃんじゃん予防薬を飲ませちゃうと，今度はST合剤の副作用のリスクの方が高く出て，かえって裏目に出ちゃう。
つまり，そこにリスクがあるから予防しよう，ではなく薬を飲んで出る副作用のリスクよりも，さらに高い予防効果が得られる人だけ飲みましょうよ，というのがその論文の肝です。
懸念になるものは何でもかんでも予防するというのは妥当なやり方ではないということですね。

意味わかった？　いいでしょう。じゃあ13班，どうぞ。

AIDS関連ニューモシスチス肺炎とNon-HIVニューモシスチス肺炎の違い

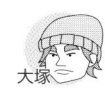

ぼくたち13班では，HIV関連とそうではないニューモシスチス肺炎について調べました。

調べていく中で，AIDSを持つニューモシスチス肺炎患者と，持たない患者について記述されている文献を見つけましたので，それを紹介したいと思います。

この文献は，2004年の6月にNEJMに掲載された論文で，『Pneumocystis pneumonia』というタイトルがついたレビューアーティクルです[8]。

まず，AIDSの症例の方から説明します。つまりAIDSを持つニューモシスチス肺炎患者です。

AIDSの症例では，非AIDS症例より肺の中に検体数が多く，好中球が少ないです。

検体数が多いということから，誘発喀痰検査や気管支肺胞洗浄を根拠とした診断率が高くなります。また，AIDS症例では炎症細胞の数が少ないということから，酸素障害が起きにくいこと，予後が良いということに相関があるそうです。

また，AIDSの症例でも軽度な症状な患者の場合は，経口療法と十分なフォローアップによって，外来患者として治療が可能だということです。しかしながら重篤な低酸素血症の患者には，経静脈的な治療をするために入院させるべきとされていました。

AIDSの症例では，初期感染中の死亡率が10〜20％ですが，人工呼吸の装着率は大幅に上昇する，ということらしいです（これは誤訳。実際には，人工呼吸が必要な患者では死亡率は大幅に上昇する）。

次に，非AIDSの症例，つまりAIDSを持たないニューモシスチス肺炎患者について説明します。

---

8) Thomas CF Jr, Limper AH：Pneumocystis pneumonia. N Engl J Med 350(24)：2487-2498, 2004

非AIDSの症例では，典型的には免疫抑制薬の服用量を増加させる，あるいは次第に少なくするということで，突発的な呼吸不全を呈します。

非AIDSの症例では，肺炎の症状が出ている間には，肺の中の好中球が多くなり，菌体数が少なくなります。死亡率は30～60％。ほかの病気の有無によってそれが上下します。

特に書かれていたことは，SLEなどの結合組織病を持つ患者さんや，臓器移植を受けた患者では死亡率がより高いです。以上です。

岩田 はい，いいでしょう。よくまとめられていましたね。みなさんも大体わかったんじゃないですか。

『The New England Journal of Medicine』のreview articleは非常によくまとまっていて，使い勝手があるので，やっぱりこれも専門家がきちっとまとめてくれるというのは，いいですよね。随時活用してください。

ハリソンもいいですよ。ああいったオーセンティックな教科書。

さっきのUpToDateみたいのは，最新の論文とかをバーッて比較するのは便利なんですけど，そういった専門家のまとめというような感じのときは，むしろreview articleか，しっかりした教科書みたいなものがいいときもあります。

ハリソンは今，日本語版が出ているやつは1版古いものなんですね[9]。

やっぱり1版古いと，情報の質は下がってくるので，最新の教科書を使った方がいいと思います。翻訳をいくら頑張っても，それに追いつかない。どうしても，ああいうものは一番新しい英語のものの方がいいので，学生のうちからそういうのに慣れておいた方が，本当はぼくはいいと思います。ここだけの話，誤訳も多いしね。チャレンジしたい人はチャレンジしてみてください。

どことは言わないけど，日本の内科の教科書で，でかい教科書があるけど，確か最新版が2006か2005年の発行なので，情報が古すぎてちょっと使えないです[10]。

みなさん，よくまとめてきたと思います。全体を通して，なにか質問とか

---

9) 第3版，原著17版。本書執筆時点で最新版は18版。
10) 実際には「どこかの」内科学の教科書最新版は2007年発行。これも本書執筆時点。

意見とかありますか？ ニューモシスチス肺炎のところは，だいたいうまくまとまりましたか。
はい，いいでしょう。じゃあ今日の症例の前にちょっと休憩しようか。10分休憩しよう。

6月22日（金）5日目 第2講

休　憩

岩田 さて，最初にも言ったけど，レポートや試験をやるかどうかという話なんだけど，時間がないのでやめます。かわりに，今からちょっとした眠気覚ましの余興をやるよ。
1班と2班，立って。ルールは簡単。
今から問題を出すので，答えたい人は手を挙げて，指されて，答える。先に正解を出したグループの勝ちです。間違えた人は，着席して発言権を失います。

（一同笑い）

岩田 ではいきますよ。手を挙げるんだからね。ぼくに認識できるようにきちんと手を挙げてね。いい？ じゃあ，がんばりましょう。
はい，問題。「ニューモシスチス肺炎の治療に使う第1選択の抗生物質は何でしょう？」はい！

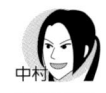

中村 アモキシシリン？

岩田 ブーッ(笑)。座ってー。……はい！

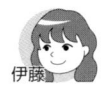

伊藤 ST合剤。

岩田 ピンポーン！

（学生，盛り上がる）。

岩田 はい，2班の勝ち～。つぎは3班4班，立って。
ルールはわかったよね？ 簡単だよね。
では，問題いきます。「感染症の診断において，大事なことが3つあります。ひとつは患者さんの重症度を見つけること。もうひとつは，原因微生物を見つけること。さて，もうひとつは何でしょう」はい！

中山 　感染源を特定する。

岩田 　感染源ってどういう意味？

中山 　拡散を防ぐために，なにから感染したかを把握すること。

岩田 　あー，それも大事だなあ。わかった，それも正解にしてあげよう(笑)。
　　　もう1個あったよね。「感染臓器を見つけること」だったよね。でも，それも当たっているからいいよ，マルにしよう。じゃあ4班の勝ち。

　　　つぎは5班，6班ね。
　　　問題。「感染症の診断においては，原因微生物の検索が非常に大事になりますが，大きく分けると3種類の微生物検査があります。それは，抗原抗体などのそれ以外の検査と，培養検査と，あと1個は何だったでしょう」はい！

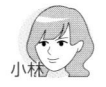

小林 　グラム染色！

岩田 　はい，あたりー。6班の勝ち！
　　　7班，8班。問題。「急性疾患で，首の片方のリンパ節が腫れている場合，原因は何である可能性が高いでしょう？」はい！

石川 　細菌性。

岩田 　はい，ピンポーン！ 当たり。7班勝ち。
　　　じゃあ。9班，10班。問題！「ヘルペス属のウイルスを3つ言いなさい」はい。

井上 　EBウイルスとサイトメガロウイルスと単純ヘルペス。

岩田 　はい！ いいでしょう。10班勝ちね。
　　　次は11班と12班。13班は1回戦不戦勝ね。
　　　ではいきます。「治療に関する臨床試験を吟味するときに，PECOというものを使いますが，そのOは何でしょう？」はい，どうぞ。

渡辺 　Outcome！

岩田 　はい，いいでしょう。12班の勝ち。はい，1回戦終了です。

2回戦。2班と4班ね。問題。「では，PECOの「E」とはなんでしょう？」

中山　Exposure。

岩田　はい，その通り。4班決勝進出。

6班と7班。問題。「身体診察，physical examinationのときに，一番大事なものが2つありますが，それは何と何でしょう？」

もう1回言うよ。「身体診察のときに，一番大事な要素，これをしっかり確認しましょうねというものが2つありましたが，それは何と何でしょう？」

森　右か左か。

岩田　それ違う。はい，どうぞ。

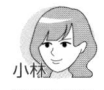

小林　痩せているかと，体調がよさそうか……。

岩田　う〜ん，違う。

石川　ジェネラル・アピアランスとバイタル？

岩田　あっ，いいでしょう。それで正解にしましょう。ジェネラル・アピアランス，バイタルサイン，それから意識。この3つが大事だったね。ジェネラル・アピアランスも大事だと言っていたから，いいでしょう。7班，決勝進出。

じゃあ12班と13班。準決勝進出者。13班はお待たせしました。
では，問題。「そのバイタルサインを4つあげなさい」はい，どうぞ。

金子　体温と呼吸数と心拍数と血圧。

岩田　そうです！　いいですよ。体温，呼吸数，脈拍，それから血圧で，酸素飽和度は第5のバイタルでした。それも，ほとんどバイタルに入れてもいいですね。じゃあ13班，勝ちで連戦。

10班と13班で決勝進出を決めます。
問題「一次予防と二次予防は，どう違うでしょう？」はい，どうぞ。

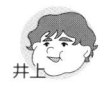

井上　一次予防は病気にならないように，二次予防は再発防止。

岩田　はい，そうです！　はい，10班勝ち。決勝進出。
じゃあ決勝戦やりますよ。4班と7班と10班。じゃあまず1位を決めます。次に2位を決めます。まずはいきなり，1位を決めます。……ちなみに賞品があります。

（学生，盛り上がる）

岩田　問題。「意識状態をみるときに，なにをみるか2つ挙げなさい」はい，どうぞ。

松井　目が開いているかと見当識。

岩田　ちょっと違う。はい，座って。……はい，どうぞ。

青木　alertnessとorientation。

岩田　その通り。いいでしょう！　4班優勝〜。

（学生，歓声）

岩田　じゃあ，これね，まだ発売されてないんだけど。
『ドクターG』というテレビがあるんだよね[11]。ぼくも1回出させられたことがあるんだけど。それが本になって，送られてきたので，あげます。1冊。

（学生，拍手）

岩田　拍手するようなもんじゃないんだけど。
でも『ドクターG』はね，結構面白いんだよ。ぼくが出たときはちょっと，あんまりよくなかったんで。ほかの先生のやつ面白いよ。
じゃあ第2位を決めます。問題「歴史上，結核よりも感染性が低いにもかかわらず，ずっと隔離患者を出してきた……」

石川　ハンセン病。

11）総合診療医ドクターG〔テレビ番組〕：NHK-BS・NHK総合，2009-

岩田 そうです！

(学生，歓声)

岩田 問題を最後まで聞かずに答えるというのはたいしたもんだよ。いいよ，座って。
ありがとう。みんな結構よく覚えているよね。
意地悪な出題者だとさ，「○○はハンセン病ですが，さて」となるんだけどね(笑)。

TBL最後のケース①―症例提示

では，最後の症例に行きます。これはかなり難しいので，診断名を当てる必要はないんだけど，どこまで患者さんの状態を理解できるかがポイントです。
患者さんを理解することが，診断につながるからね。これまでにもやったように，病気の理解は患者の理解とほぼ同義だということはわかりましたね。だから，いかに患者さんに肉薄できるかトライしてみてください。
診断名そのものを当てる必要はないし，当たらない可能性が高いぐらい難しいです。では，いきますよ。

> A 67-year-old man presented with a 3-month history of fatigue and fever.

fatigueは全身倦怠感だったね。

> He had undergone heart transplantation 6 years earlier for idiopathic cardiomyopathy.

undergoneは手術を受けたってことね。heart transplantation，心移植。6 years earlier，6年前。idiopathic cardiomyopathyは特発性の心筋症ね。

> He reported no weight loss, night sweats, or chills.

体重減少とか，night sweats，盗汗とか，or chills，悪寒はなかった。

> He also reported no headache, rash, joint swelling, dysuria, or abdominal or respiratory problems.

headache頭痛，rash皮疹，joint swelling関節の腫大，dysuria排尿時痛，それからabdominal or respiratory problems，腹痛とか呼吸状態の異常とかはなかった，ということですね。
さて，ここまでのところで，どんな疾患の可能性を考えるか，話し合ってみてください。

話し合い

岩田 ここで一回止めてみようか。
はい，4班。優勝した4班。チャンピオン4班。王者の実力を見せつけて。まあ王者ってほどでもないか(笑)。
考えられる疾患，仮説とどういうことが知りたいかを教えてください。この時点では絶対当たりっこないし，今当てても単なる偶然だから気にしなくていいよ。

青木 心臓移植しているので，多分免疫抑制剤を飲んでいらっしゃる？

岩田 そうですね，多分飲んでいますね。

青木 免疫が低下しているので，感染症があるかなと思ったんですけど，なにかまではまだ考えてないです。

岩田 オッケー，わかりました。いいでしょう。何かもっと言いたいことある？いいよ。

青木 どんな薬を飲んでいるのかというのがちょっと気になります。

岩田 どんな薬を飲んでいるのか気になるよね。そうですよね。では7班。

石川 まず，感染症だと思ったんですけど。

岩田　なぜそう思ったの？

石川　4班と同じ理由で免疫抑制剤を飲んでいるので……でも，3カ月ってちょっと長いなあ。

岩田　そうですね．3カ月はちょっと長いですよね．その通りです．

石川　3カ月ずっと熱が出ているってことは，初めて病院に来たのかどうかを知りたい．

岩田　初めて病院に来たのかどうかを知りたい．ほかにも病院に行ったかどうかね．既往歴ね．知りたいね．

石川　薬をもらっているかもしれないし……．

岩田　薬をもらっているかもしれないね．そうそう．そういうのを知りたいですね．
　　　じゃあ10班．いいよ．みなさん非常にいいアプローチをしていると思うよ．

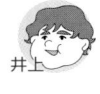

井上　だいたい，最初の4班が言ってくれたのと一緒なんですけど，免疫抑制剤を飲んでいる可能性があるので，なにかの感染の疑いがあって，3カ月ということで慢性化しやすい感染症なんじゃないかということで話は終わりました．

岩田　慢性化しやすい感染症ってどんな感染症だったっけ？

石川　結核とか膿瘍を起こすようなもの．

岩田　そうそう，そうそう．膿瘍疾患ね．
　　　微生物として慢性の病気を起こしやすいものと，アナトミー，解剖学的に慢性の病気を起こしやすいものと2種類がありましたね．
　　　微生物では，結核とか真菌，原虫症．こういったものが慢性化しやすいし，場所としては膿瘍とか骨髄炎，こういったものが慢性化しやすいんでしたね．
　　　そうそう．そうやって解剖学的，つまり感染臓器と微生物，両方からアプローチするのが大事なのでした．

いいでしょう。じゃあもうちょっと情報を出しますね。
ここまでのところでなにか質問ある人いる？ 症例の意味がわからないって人，いないよね。何の話をしているかわかるよね。じゃあ，続けますよ。

> During the previous several weeks, the patient had been seen by his regular physicians and was initially prescribed oral amoxicillin followed by levofloxacin for nasal stuffiness due to presumed sinusitis, with no change in his fever.

previous several weeksこの数週間前には，had been seen by his regular physicians彼のかかりつけのお医者さんにみてもらって，initially prescribed最初にもらったのは，oral amoxicillin経口のアモキシシリン。ペニシリン系の抗菌薬ですね。
followed byそれでも効かなかったので，levofloxacinレボフロキサシンをもらいましたと。for nasal stuffiness due to presumed sinusitis……"presumed" sinusitis，多分，副鼻腔炎じゃないかということで，鼻づまりがあったんだね。アモキシリン，それでも効かないのでレボフロキサシンを出した。
with no change in his feverだけど熱は全然変化なし。ということでした。

> His temperature elevation occurred daily, generally in the mid-afternoon, and ranged from 38.6 to 38.9℃.

His temperature elevation体温の上昇は，occurred daily毎日あって，generally in the mid-afternoon昼下がりぐらいに起きると。
and ranged from 38.6 to 38.9℃，38.6℃〜38.9℃ぐらい，結構正確に測っているね，この患者さん。

> Evaluation during this time included a complete blood count, liver-function tests, and routine serum chemical analyses.

Evaluation during this time評価をするためになにをしたかというと，

included a complete blood count 血算をやって，liver-function tests 肝機能を調べて，and routine serum chemical analyses ルーチンの血清の生化をやった。
ナトリウムとかカリウムとかクレアチニンとか，そういったようなことを調べたわけね。

> Results were normal.

結果は全部正常でした。

> Serum polymerasechain-reaction (PCR) assays for CMV and Epstein-Barr virus 4 (EBV) were negative.

Serum polymerasechain-reaction, PCRをやったんだね。
for CMV and Epstein-Barr virus, サイトメガロウイルスとEBウイルスに対するPCRをやったんだけど，どっちもnegative, 陰性でした。

> A serum cryptococcal-antigen test (Cryptococcal Antigen Latex Agglutination System, Meridian Bioscience) was negative.

血清のクリプトコッカス抗原検査は陰性でした。

> Chest radiography revealed no infiltrate.

胸のレントゲン写真も浸潤影はありませんでした。

> Computed tomography (CT) of the chest was normal.

Computed tomography はCTだね。胸のCT写真を撮ったんだけど，was normal それも正常でした。

> A CT scan of his abdomen revealed gallstones with mild gallbladder thickening, findings that were confirmed by ultrasonography.

A CT scan of his abdomen 腹部のCT写真で，revealed みえたものは，gallstones 胆石。gallbladder は胆囊。bladderは膀胱のことだよね。

gallbladderは胆道系の膀胱すなわち胆嚢，解剖学のときにやったでしょう。thickening胆嚢の壁が肥厚して，胆石があったということですね。胆石と胆嚢の壁が肥厚していたということがわかりました。

ultrasonography，ultraはウルトラマンのウルトラという意味だよね。sonographyは音波。ultrasonographyは音波のさらに上だから超音波だよね。超音波の検査でもそれは確認されました。CTをやって超音波をやって，それを確認したってことだよね。

はっきりいって，CTやった後に超音波なんてやらねーだろ，と思うんだけど(笑)。普通逆やろ。

> He underwent open cholecystectomy 2 weeks before his current presentation

今の時点から2週間前，He underwent open cholecystectomy開腹術を受けて胆嚢切除術を受けました。

tectomyは，なにかをとるってこと。cholecystectomy，胆嚢切除術を受けた。

> pathological examination revealed gallstones, but the gallbladder was not inflamed.

pathologicalは病理学。生検の病理学的診断をすると，revealed新しく出てきたのは，gallstones胆石がみつかって，butしかし，the gallbladder was not inflamed胆嚢には炎症がありませんでした。

「この人，なんのために手術受けたねん……」って感じだよね。こういうふうになにも考えないでとりあえず検査すると，いろんなものがみつかって，疑わしいからって手術を受けても病気じゃないと。典型的な検査偽陽性の被害にこの人は遭ったんですね。

3カ月前からの熱。経過から考えて，胆嚢炎なわけないからね。

ここでも時間が大事なんですよ。3カ月前からの熱は，胆嚢炎じゃ長すぎる。胆嚢が腐ってとろけているよ，3カ月も放っといたら。だから，胆石があろうが胆嚢の壁が肥厚してようが，胆嚢炎はありえないことはすぐわ

かるわけですよ.だから「お腹開いてとっちゃえ」みたいなおかしな話にはならないわけですよ.
こういうふうに,時間情報の方が画像よりも本当は優位に立つべきなのに,それをひっくり返すとこういう失敗をします.患者さんが余計な手術を受けるはめにもなるわけですね.

> His fever persisted and profound apathy developed while the patient was still hospitalized after his operation.

His fever persisted 術後も熱が続いて,and profound apathy developed,profound ものすごくってことだよね,apathy は無気力状態.ペーソス,悲哀とかいう pathos が語源の pathy だよね,「a-」は「○○がない」って意味だから,apathy,無気力状態が,developed 発生した,ってことだね.
while the patient was still hospitalized after his operation.,術後にずっと入院しているんだけど,患者さん,無気力状態.落ち込んじゃったんですね.

> His treating physicians diagnosed depression, but antidepressants were not prescribed.

His treating physicians 主治医は,diagnosed depression うつ病じゃないかと思ったんだね.
but antidepressants were not prescribed だけど,抗うつ薬は処方されなかった.

> His wife stated that his short-term memory appeared to be worsening

His wife stated 妻が言うには,his short-term memory 短期記憶が,appeared to be worsening だんだん悪くなっているようだと.

> this was also attributed to depression.

attributed to,「○○のせいである」って意味ですね.depression だから,

記憶力が落ちているんじゃないか，と奥さんいっているんだけど，this was also attributed to depressionそれは「うつ病のせいやろ」と。

うつ病でもたしかに記銘力は落ちるよね。「まぁうつ病だよ，うつ病」って。

こういうのを『ゴミ箱診断』といいます。

> His sensorium was clear, and there were no seizures or loss of consciousness.

His sensorium感覚神経はwas clear問題なくて，and there were no seizures or loss of consciousness，seizures痙攣とかloss of consciousness意識喪失とかってことはなかった。

> He was transferred to an academic medical center for further evaluation.

もう埒が明かないので，academic medical教育病院まで行ってさらに評価を行うことになりました。

ということですね。はい，だいたい経過はわかりましたか？ 3カ月前からの熱で，あれやこれや検査したけど全然わからない。
胆石があるし，胆嚢の壁の肥厚があるからと，とりあえずでオペをやったんだけど，それも空振り。だんだん無気力になるし，記憶力も落ちてくる。という感じで，ちょっと泥仕合的になってきましたね。たまにこういう患者さんもいます。
さぁ，この段階でいろんなことがわかったんだけど，さっきの薬の情報とか欲しいよね。そこまで出そう。

> The patient had otherwise been well since his heart transplantation, without subsequent rejection or infectious episodes.

The patient had otherwise been wellこのエピソード以外は元気だったんだよね。since his heart transplantation心移植後は元気でした。
without subsequent rejection移植の拒絶もなかったし，or infectious episodes感染症も起きてなかった。

> His medications included fluvastatin, mycophenolate and cyclosporine.

Fluvastatin，これはスタチンといわれるものです，コレステロール抑制するやつね。mycophenolate，これが免疫抑制剤。and cyclosporine，これも免疫抑制剤。mycophenolateとcyclosporineね。それとスタチン。

> He received 5 mg of prednisone daily for the first 3 years, after which the dosage was tapered to

He received 5 mg of prednisone daily for the first 3 years移植後3年間はプレドニゾロンを毎日5mg出されたんだけど，その後taperedだんだん減らしていって，今は飲んでない。

> he had been off of prednisone treatment for 3 years.

off of prednisone，おもしろい表現だね。ステロイドを飲まなくなってfor 3 years 3年経った。

> The patient was a high-school graduate and lived in the midwestern United States with his wife.

患者さんはhigh-school graduate高卒で，and lived in the midwestern United States中西部のアメリカに住んでいて，with his wife奥さんと一緒にいたらしいです。

> He did not smoke, and he drank alcohol only on occasion.

He did not smoke煙草は吸わないし，he drank alcohol only on occasionお酒はたまに飲む程度。

> He used to enjoy hunting and fishing but had done neither for several months.

He used to enjoy, used toかつては，enjoy hunting and fishing狩猟とか魚釣りを楽しんでいたんだけど，but had done neither for several monthsここ数カ月はそんなことはやってない。

> He fed birds in his garden but had none as pets.

He fed birds，fedってのはfeedの過去形だよね。えさをやるってことね。in his gardenお庭で，鳥にえさをやるんだけど，but had none as petsペットとして飼っているわけじゃないと。

> He had never traveled outside the country.

He had never一度も，traveled outside the countryアメリカの外に出たことない。

はい。いろんな情報がわかってきましたね。
さて，もう1回話し合ってみて，この患者さんに一体どんな病気の可能性があるか，そしてどうやってそれを確認したらいいかを検討してみてください。

(iPadなどを駆使している学生を見て) 現代ではiPhoneがあって，iPadがあって，インターネットがあって，電子辞書があって，いろんな情報源があるけど，患者さんから逆向きにアプローチするとそう簡単に診断はつかないということがよくわかるよね。現実世界は大変ですね。

話し合い

岩田　ちなみに症例がだいぶわかりやすくなったでしょう。1節1節読むごとに日本語に直しているから，あたかも自分が英語を聞き取れているかのような錯覚に陥るでしょ。

(一同笑い)

岩田　ただね，英語はこうやって読んでいくんだよ。1文読んで，1個1個単語辞書で引いて……みたいなことやると，かえってわかりづらくなるし，英語も上手にならないですね。
むしろ，頭の1節を読んでそれを解釈して，たとえば彼は『やった』……

『なにを？』という感じで，頭から順番に理解していって，自分でそれを補足していく．アメリカ人が英語を読むのと同じような順番で，日本語で追っかけていくと，だんだん英語のリズムとかノリがわかってくるようになります．

ちょうど，ボクサーコーチがすごく打ちやすいところにミットを持っていくみたいな形で，それを繰り返しているうちに，だんだんだんだん英語のリズムに慣れてきます．まぁそれはいいんだけど(笑)．

では2班．はい，どうぞ．ご意見訊かせてください．

伊藤 今，生活歴などを訊いて，動物からうつる感染症を疑ったらいいんじゃないかということと．

岩田 そうだよね．

伊藤 寄生虫もありえるんじゃないかという話になっています．

岩田 なるほど．動物由来の感染症．Zoonosisといいますね．それから寄生虫．

伊藤 あとSTD（Sexually transmitted diseases）も出たんですけど，67歳なので，ちょっと……ないかなと．

岩田 67歳の男を甘くみちゃ駄目だよ．

（一同笑い）

伊藤 寄生虫で具体的に挙がったのがトキソプラズマ，エキノコッカス．

岩田 おー．トキソプラズマね．

伊藤 などが挙がったんですけれども．エキノコッカスは腹部CTでみつかることもあるので．

岩田 そうですね．たいてい腹部CTで肝臓がボコボコになっている（嚢胞形成）のでみつかりますし，あと，普通は熱を起こさないですね，エキノコッカス．殻が破れない限りは．だから，ちょっと合わないですね．

伊藤 トキソプラズマは脳に来るので，痙攣などが起こることもあるようで．

岩田　そうですね，この人痙攣はないんだよね。

伊藤　ないので，ちょっと否定的かなと。

岩田　それはどうかな。論理形式として「トキソプラズマが痙攣を起こすことがある」と「絶対痙攣を起こす」とは同義ではないので。痙攣起きないトキソプラズマっていっぱいあるから。
何度も繰り返すけど，トキソプラズマ症は「痙攣を起こす」というのと「痙攣を起こすことがある」というのは，クリティカルに違う。決定的に違うので，痙攣を起こしてないからといってトキソプラズマは否定できない。トキソプラズマは考えてもいいと思う。

トキソプラズマは原虫症ですね。寄生虫感染症は，エキノコッカスのような蠕虫症（多細胞生物）と，トキソプラズマのような原虫症（単細胞生物）に分けるんですけど，エキノコッカスは野生動物から感染しますよね。だからこの人，前に狩猟とかやっていたし，そういうリスクはある。トキソプラズマは牛の生肉とか，それからネコのフンとかね，特に子ネコのフンから感染するので，ぼくはよく患者さんに，「ネコ飼っていますか？」と訊いて，「飼っていますよ」って答えたら，ネコの年齢を訊きます。「なに訊いてんの，この人は」と患者さんに怪訝に思われるけど，ネコの年齢って大事なんですよ。
でもこの人は，ネコは飼ってないんだよね。

伊藤　あとは鳥からの感染も考えたんですけど，でもそちらはちょっと具体的な名前は挙がらないまま時間が終わりました。

岩田　オッケー。動物由来の感染症，Zoonosisで，この人は鳥にえさをやっているのでトリ関連の感染症を考えましょうということですね。
いいよ。なかなかいいアプローチしている。

伊藤　それで，熱に日内変動があるので，それもちょっと考えないとね，と。

岩田　なるほど。日内変動ね。はい。毎日午後ぐらいに上がると。
では，6班。はい，意見を訊かせてください。

森 鳥からの感染症として，ぼくらの班ではオウム病が挙がったんですけれども。

岩田 うん，オウム病。オウム病って何ですか？ サリンを撒き散らしたくなる病気？ あれも一種のオウム病だよな。

（一同笑い）

岩田 オウム病って何ですか？

森 オウム病は主に，トリからの感染がある人獣共通感染症で……。

岩田 はい，そうですね。人獣共通感染症，動物にもヒトにも感染症を起こすものを，人獣共通感染症といいましたね。

森 それで，この診断にはトリとの接触の問診が一番大事になります。

岩田 なるほど。……で，オウム病って何ですか？（笑）

森 オウム病とは症状が発熱や……。

岩田 それは「オウム病とは何ですか？」の質問の答えになっていないよ。犬とは何ですか？ と訊かれて「耳があります，鼻があります」って言っているようなもんだよ。「〜とは？」って訊かれたら「○○です」という感じでさ。

森 オウム病とはクラミジア・フシ，フィタッ……？

岩田 *psittaci*ね。

森 シッタシー。

岩田 うん。そのpも読まないんだよね。pを読まないやつ多いね。*Chlamydia psittaci*。

森 による感染症です。

岩田 そうですね。*Chlamydia psittaci*による感染症で，呼吸器に感染します。結構こういう長い熱の原因にもなるので，考えてもいいと思いますね。

ただ，呼吸器感染症なのでレントゲンに異常が出ることがあるんだけど，胸のCTを撮っても全然異常はなかったんですよね，この人は。
そこがちょっと噛み合わないかなって感じですけど，鑑別には挙げるかな。あと，他に何か言いたいことある？

森 服用している薬の副作用として，腎機能が低下していて，症状が出ているのではないかという。

岩田 なるほど。シクロスポリンは腎障害を起こすことあるからね。でも血液検査が正常だったから，腎機能も正常だと思うよ。

森 あと，これだけ検査所見が全部正常なのが並んでいるので，詐病なんじゃないかと。

岩田 おっ，詐病ね。Factitious feverというんだけど，詐熱ね。嘘の熱というね。
高校生のときやらなかった？ 保健室にこもってさ，体温計こうやってゴシゴシゴシゴシって擦ったり……そんな暗い青春は送ってなかった？

（一同笑い）

岩田 ああいうのを詐熱とか詐病というんだよね。
これに対して，心因的な熱というのもあります。Psycogenic feverといって，詐熱はわざと「自分が人をごまかすために熱をでっち上げる」んだけど，心因性の熱は別に人をごまかそうとか悪意があるわけじゃないんだけど，精神的なストレスで体温が上がっちゃう人がいるんですね。38℃，39℃の熱が出る。
ぼくの外来にもよく来ますけど，そういう心因性の熱，Psycogenicな熱が出ることもあります。心因性の熱と詐熱は似て非なるものなので，これは区別してください。
あと何かある？ そういったものも考えるよね，たしかに。奥さんとうまくいってなくて……とか，そんなのかもしれないしね。

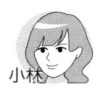

小栁 あとは，体重減少はないんですが。脳腫瘍の可能性があるかな。

岩田 なんで脳腫瘍なの？

小林　短期記憶の低下があって。

岩田　短期記憶の低下があったね。

小林　頭部CTは撮ってないということで。

岩田　そうだね。頭の画像，撮ってないよね，わかった。そういうことも考えましょう。いいよ。なかなか良い考えしていると思うよ。
13班。意見を訊かせてください。

金子　人獣共通感染症として，ブルセラ症が挙げました。狩猟をやめたのはかなり前ですけど，潜伏期が結構長いので，あり得るかなあと思ったんですが。ブルセラ症の症状は波状熱なので……。

岩田　はい。波状熱って何ですか？

金子　波状熱は数日おきに熱が出る。

岩田　そうですね。数日おきに熱が出る。

金子　今回は日内変動がある，毎日出ているので。違うかなあと思って。

岩田　ちょっとツッコミ入れるよ。それは波状熱が「出る」の？　それとも波状熱が「出ることもある」のどっち？　くどいようだけど。

金子　波状熱が出ます。

岩田　絶対？　どう？

金子　あ，いや……。えーと……。

岩田　いい？　今，感度の話をしているんだよね。
ある症状が必ず出る，つまり感度が100％なのか，それとも出ることもあるのか。
これは，ぼくらがブルセラ症の病気を除外する基準にしているよね。つまり必ず出る症状だったら，感度100％だったら，それは除外に使えるよね。でも本当にそれは必ず出る症状なの？

いい？　必ず出るのか，ときどき出るのか，ほとんど出るのか，その区別

は要するにその病気を捨てるか，捨てないかという非常に重要な決断にかかっているので，軽々しく扱っちゃダメなんだよ。
どう？ ブルセラ症って波状熱は出るの？ それとも出ることもあるの？ どっち？

金子　ちょっと，そこまではまだ調べきれてないです。

岩田　そうだよね。調べ切れてないってことは，わかってないってことだよね。だから，わかってないときに除外しちゃダメだよ。
いい？ 何度も繰り返すけど，わからないことそのものが問題なんじゃないんだよ。わかっていないときにわかったつもりになっちゃうのが一番危ないんだよ。

波状熱は本当に必ず起きるのか，ときどき起きるのか，それは大きな教科書で調べてみないとわからないと思うんだけど[12]，そのときに起きると決めつけてしまうと「ブルセラ症はないな」と誤った除外をしてしまう可能性がありますよね。
大事なのはその誤った判断をしないために，自分はブルセラ症は波状熱が出ると小さな教科書に書いてあったけど，何％出るのかというところまで調べ切れていない。それを調べるまでは，ここは保留にしておきましょう。フッサールのいうエポケーにしておきましょうという話になるわけね。大事な話だからね，気をつけようね。
ブルセラ症って何ですか？ ちなみにブルセラをインターネットで調べようとすると，全然関係ないものがドバッと出てくるからね。

（一同笑い）

金子　ブルセラ属の感染によってみられる人獣共通感染症で，発熱や発汗，頭痛，疲労感，筋肉痛などがみられる病気です。

---

12) 波状熱とは，発熱時期と発熱しない時期とが区別されているものをいう。ブルセラ症に特徴的といわれる。Mandellによると，「長期未治療なときに波状熱は認められやすい」とあるが，実際の頻度については記載がなかった。
Young EJ : Brucella Species. In. Mandell, Douglas, and Bennett's Principles and Practice of Infectious Diseases, 7th ed, 2009

> 岩田　うん，そうだね。ブルセラ属，グラム陰性桿菌ですが，山羊とか羊，豚，牛，こういった動物から感染するものですね。
>
> ブルセラは，すっごく症状が非特異的で，あんまり「これだとブルセラだ」「これだとブルセラじゃない」ってないんですよ。だから症状ではあまりいえない。つまり感度の高い症状がないんですね。
>
> 熱ぐらいですかね。波状熱も起きるときと起きないときがあるんで，それでは決め手にはなりません。関節痛が起きたりもするんだけど，起きないときもあるし。だからよくわからない症状のときはむしろブルセラ症を考える。この方はブルセラを考えるのは，わりと妥当だと思いますね。
>
> ただね，アメリカではブルセラはすっごくまれなんですよ。この方は国外出たことないので，旅行歴ないところでブルセラはかなりアウト。
>
> 日本でもブルセラは国内にはほとんどいないので旅行歴がない人は，ブルセラはもうアウトになります。だから逆にいうと，旅行歴を訊くことが大事だと思います。
>
> はい，いいでしょう。
>
> じゃあ身体診察にいきましょうね。よく訊いておいてくださいね。

> On physical examination, his temperature was 38.3℃, his heart rate 95 beats per minute and regular, his respiratory rate 12 breaths per minute, his blood pressure 153/80 mmHg, and his oxygen saturation 98% while he was breathing ambient air.

On physical examination 診察では，his temperature was 38.3℃，体温38.3℃，his heart rate 95 beats per minute and regular 脈拍数95で不整脈ではない。脈は飛んだりしてないってことだね。

his respiratory rate 12 breaths per minute 呼吸数は12回，これは正常ですね。his blood pressure 153/80 mmHg，血圧は153/80，これはちょっと高めだね。and his oxygen saturation 98% while he was breathing ambient air，ambient airは普通の空気だよね。98%。これは正常ですね。

つまり，熱があって血圧がちょっと高いぐらい。脈はちょい高ぐらいだ

ね，そんなに高くない。

> He was alert and oriented to person, place, and time but appeared apathetic, with a flat affect

He was alert 意識が清明で，and oriented to person, place, and time 見当識は保たれていて，人，場所，時については間違わない。
but appeared apathetic しかし，見た目感情がないようにみえて，with a flat affect 情動の動きがない。うつ病の方で時々そういう人がいます。

> He was slow to respond to questions.

質問してもゆっくりしか答えてこないと。

> He scored 22 points on a Mini-Mental State Examination (maximum score, 30), with deficiencies in recall and calculation.

He scored 22 points on a Mini-Mental State Examination, 『Mini-Mental State Examination』というものがあってMMSEというんだけど，見当識や記銘力の簡単なテストですね。計算させて，100から7引くと……みたいなやつですね。
日本では長谷川式というよね。簡易的な記銘力検査で，よく認知症をみるときに使いますね。30点満点で22点だから，ちょっと下がっているんだよね。

with deficiencies in recall and calculation., recall これは記銘力だね，思い出し。よく「桜，猫，電車」と言って，後から「さっき3つの言葉を言いましたけど，覚えていますか」と覚えているかどうかを訊く。Calculation, さっきの100から7引くと，みたいなことを繰り返す。100から7引いて，93から7引いて……というもの。それができないということですね。年齢から考えるとちょっとおかしいよね。22点。
引き算ができないのはちょっとおかしいなと思うわけですね。情動，Moodが異常なだけじゃなくて，記銘力，そういうものも落ちてきている。ということですね。
ちなみに，長谷川式スコアはMMSEとほとんど同じなんだけどね。長谷

川スコアというから，なんかすごく昔からあるものと思っていたら，長谷川先生ってまだご存命らしいんだよね。
ぼくの中では，もう教科書に名前が載っているときには，だいたい死んだ人だと思い込んでいるところがあるから。もうだいたいね，Osler結節とかさ，Virchowのなんとかとか……だいたい死んだ人の話ばっかりだから，長谷川先生も昔の先生かと勘違いしていました。学会かなんかで1回顔見て，びっくりしちゃったことがある。

ちなみにぼくが昔教えていた研修医に，長谷川って女医がいたんだけどさ。優秀な研修医でね，彼女が「私，見ていてわかったんですけど，元気になりそうな，良くなりそうな患者さんってわかります」って言ったんだよね。どういうことかと訊くと，「女の人はごはん食べられるようになったら，元気になるでしょ」と言うんです。「男の人だったらおしりを触れるようになったら，元気になるでしょう」と。
わりと言い得て妙だなって。男だったら性欲が回復して，女だったら食欲が回復してくると，病気がだんだんよくなっている兆候だということを彼女は言いたかったらしい。
当たらずといえども遠からずだね。これをぼくらは長谷川スコアと呼んでいました。

（一同笑い）

岩田 ▶ 何の話してたっけ。……あ，記銘力落ちたね。

> His lungs were clear to auscultation bilaterally.

His lungs肺の音を聴くと，were clear to auscultation bilaterally, bilaterally, biは2つという意味でしたね，両側。
両側を聞いても清明で特に異常な音は聞こえなかった。肺の聴診は正常でした。

> Cardiovascular examination revealed distinct heart sounds, with no audible murmur and a well-healed sternotomy scar.

Cardiovascular examination心臓の聴診をすると，revealed distinct

heart sounds しっかりした心音が聞こえて，with no audible murmur 雑音は聞こえなかった。

それから，and a well-healed sternotomy scar，この人は心移植を受けているからオペの傷があるんだけど，それはよく回復していて特に創部の感染症とかはなかった，ということですね。well-healed，よく治っていたと。

> His abdomen was soft and non-tender, with no palpable organomegaly.

His abdomen お腹は was soft and non-tender 柔らかくて圧痛はなく，tender は圧痛のことだね，触ると痛いとかね。
with no palpable organomegaly 触診上に肝脾腫，臓器の肥大はなかった。

> The surgical incision in the right upper quadrant appeared to be healing well.

The surgical incision 外科的な創部。
in the right upper quadrant 右の季肋部というのかな，右上半分。胆嚢摘出のときの傷だね。無駄な手術を受けたんだけど，healing well ちゃんと治っている。良かったね。

> The arms and legs were warm and without pitting edema.

The arms and legs 上肢と下肢は warm 温かくて，without pitting edema，pitting edema は押すと引っこむ浮腫のことね，水が溜まっている状態をいいます。
non pitting といって押しても引っこまない浮腫もあります。それは繊維質とかが増えた状態で甲状腺機能低下症もしくは甲状腺機能亢進症，バセドウ病とか橋本病のときによくみられる徴候ですね。non pitting edema あるいは pitting edema，押すとへこむ浮腫とへこまない浮腫がありますけど，どちらもこの患者さんにはありません。

> Neurologic examination showed intact cranial nerves, strength of 5/5 bilaterally, no clonus, and no sensory loss.

Neurologic examination 神経学的な診察をしますと，showed intact cranial nerves, cranial nerves, 頭の12神経のことね。
Olfactory, 嗅神経から舌下神経，そこまでのものね。要するに臭いは大丈夫か，眼はみえますか，対光反射ありますか，動眼神経，滑車神経は大丈夫ですか，舌が出せますか。顔面神経とか三叉神経とか全部調べて問題ないことを確かめるわけだよね。そういった12神経は大丈夫と。
strength of 5/5 bilaterally 筋力はだいたい5で測るんだけど，5/5, つまり筋力が十分保たれていて，no clonus, clonus は筋肉がぴくぴくしていること。痙攣っていうけど，日本語だと seizure と間違えやすいので難しいね。Seizure が clonus を起こすことはあるけど，逆は真ならずだからねえ。
そういえば，Seizure はてんかん発作の意味で使われるけど，「てんかん」も conversion（転換症状，身体疾患なしに身体に症状を起こすこと）にも使われるあいまいな言葉だよねえ。
さて，sensory loss 感覚神経の低下はない。要するに神経学的には，記銘力は落ちているんだけど，その他の中枢神経，末梢神経の異常はないんだね。

> Funduscopic examination was normal.

眼底も正常。

> There was no nuchal rigidity.

nuchal rigidity は，やったよね。項部硬直はありません。髄膜炎を示すようなものもない。
はい，Physical exam をやりました。あんまりパッとしないね。これだという所見ありませんね。ちょっと簡単な検査もいっちゃうよ。入院時の検査。

> His white-cell count was 8,800 per cubic millimeter

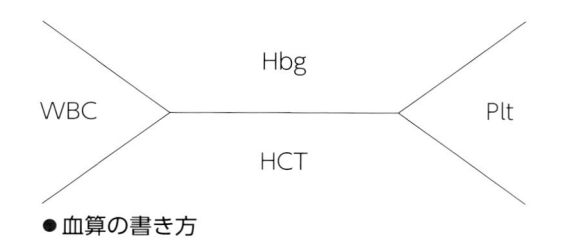

```
        Hbg
WBC  ────┼────  Plt
        HCT
```

● 血算の書き方

（板書しながら）血算はこういうふうに書き表すことが多いんだけど，白血球が8,800。

> with 53% neutrophils, 43% lymphocytes, and 4% monocytes. The hemoglobin was 10.8g per deciliter

ヘモグロビン10.8，これはちょっと低いんだよね。

> and the platelet count 199,000 per cubic millimeter.

19.9万，まぁまぁ正常ですね。
アメリカとかでは，こんなふうにCBCは表記します。

> Liver-function tests were normal.

肝機能は正常。

> The thyrotropin level was normal.

thyrotropin，これは甲状腺刺激ホルモンですね。TSHと略されます。thyroid stimulating hormone。甲状腺異常もない。甲状腺機能亢進症も結構，不明熱の原因になりますね。よく見逃されます。

> The serum creatinine level was 0.9mg per deciliter.

クレアチニンは0.9。だいたい正常ですね。

> The results of an electrolyte panel and urinalysis were normal.

electrolyte電解質と，urinalysis尿検査も正常でした。

はい，これまでが身体診察と簡単な検査をした状態です。あんまりパッとしないね。ただ，Mini-Mental Stateテストは下がっているってことはわかりました。

計算ができなくて，思い出し検査もできない。ただ，神経学的な所見はなくて，痙攣もないし，筋力低下もないし，感覚異常もないし，神経も全部正常，眼底も正常。さて，何でしょうか？

じゃあもう1回話し合ってみてください。どういった疾患を考えるか。この人咳もないし，聴診上も正常で，あんまりオウム病みたいな肺炎とかを示すのもないですね。お腹の所見もないですね。さぁ，難しいぞー。

話し合い

岩田 じゃあ，訊いてみようかな。11班，どうぞ。ご意見を訊かせてください。

杉山 症状が認知症症状，記銘力がずっと下がっていることを考えて，感染症ではヒトヘルペスウイルスは免疫不全患者では脳炎を起こすことがあると。

岩田 ヒトヘルペスウイルスには8種類ありましたけど，どれの話をしているんですか？

杉山 6です。

岩田 6ね。そうそう，免疫抑制者では6番そして7番が，中枢神経感染症を起こすんでしたね。

杉山 それを少し考えました。

岩田 はい。……え，少しだけ考えたの(笑)。

杉山 (笑)いや，あの……考えました。

岩田 うん。みんなね，学生の特権だと思うんだけど，やっぱり日本語の使い方に無頓着ですね。一応。

(一同笑い)

岩田　『一応』は別に悪気はないというか，悪くないと思うんだけど，言葉の使い方にはもう少し配慮したほうが良いよ。

さっきの『ことがある』と『する』との違い。そういった程度の問題に関してはきっちりしておいた方がいいですね。

なぜならばそこをきっちりすることそのものが，診断をきっちりすることとほぼ同義だからです。決して，正確な医学用語にこだわる必要はない。そこらへんは間違ってもいいんだよ。だけど，『ある』というのと『たまにある』のと『ない』と『めったにない』とかね，そういうものの違いについてはしっかりしておく必要がありますね。

どうぞどうぞ続けて。あなたがどうこういうわけじゃないんだよ，ごめんね。

杉山　他にはよくわからなかったです。

岩田　はい，わかりました。じゃあヒトヘルペスウイルスの6とか7を考えたわけですね。はい，9班。ご意見どうぞ。

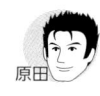

原田　考えたんですけど，全然わかんなくて。
でもぱっと見元気がなさそうだったり，記憶障害のようなものがみられるので，脳に異常があるんじゃないかなということで，とりあえずは頭部のCTを撮りたいなという話になりました。

岩田　はい，重要な指摘ですね。この方の場合，情動の変化があって，記銘力の低下があるので，中枢神経の異常を考えるのはいいですね。

もっとも，中枢神経系の異常に見えても，頭の中の病気に異常が出る場合と，頭の外の病気で異常が出る場合があるので，必ずしも頭の中の異常とばかりは決め付けられません。

たとえば，低血糖発作でも意識障害とか起きるし，あるいは毒物でも異常が起きることはありますよね。あとはたとえば腎不全で尿毒症になっても，やっぱり意識がおかしくなることがあります。だからなんでも「意識，記銘力の異常イコール頭の病気」ではないんだけど，もちろん頭の病気もいろんなもので病気を起こしますから，当然考える。そういうことですね。いいでしょう。他になにかある？

原田 他はあんまり思いつかず，今中枢に関係するような感染症を調べていたところで，あんまり出ず終わってしまいました。

岩田 わかりました。「感染症は」，といいましたけど感染症に限らず，どこの臓器がやられているかを見極めるのはすごく大事。まだ，この患者さんはどこの臓器がやられているか全然見極められていませんからね。
8班。はい，意見訊かせてください。

前田 うちの班で出た話で，たしか3週間前でしたっけ。
副鼻腔炎を疑って，抗生剤を投与というのがありましたよね。副鼻腔炎から脳の膿瘍に波及することがある，可能性がどのぐらいあるのかはよくわからないんですけれども……。

岩田 まれにありますね。めったにないけど，たまにあります。

前田 まれですか。そういうのもあるんじゃないかなと考えていて，原因としては抗生物質が効かないのでウイルス，真菌じゃないかという話が出ました。

岩田 はい，いいですね。素晴らしい。
膿瘍性疾患は当然，長く熱が続く病気ですし，今中枢神経が原因ということもピッタリくるし，副鼻腔炎の既往もピッタリきますね。だから説明としては成り立っている気がしますね。いいよ。5班，どうぞ。

野村 うちの班で出たのは，まだトキソプラズマが否定できていないので。

岩田 トキソプラズマね。あれも頭にいくから否定できないよね。

野村 はい。あとはクリプトコッカスは血清で否定できているのと，呼吸器症状を呈するので，これはちょっと違うかなと……。

岩田 クリプトコッカスは呼吸症状を呈するの？

野村 呈する……こともあります。

岩田 そうですね。呈さないこともありますね。

野村 はい。ただし，これは検査の感度が低いというデータがあるという話が出

岩田 　感度わかった？ クリプトコッカス抗原の。

野村 　それがわからない。

岩田 　わからない。じゃあ，わからないものはわからないでカッコに入れておこうね。
クリプトコッカスで呼吸器症状は，みられることもあるけどみられないこともあるので，そこで除外してはいけない。

野村 　あとは脳のCTの情報が欲しいというのは，他の班もいっていたんですけど，あります。あとは極めてまれな疾患なんですけれども，プリオンといっていた人も。

岩田 　うん，いいですね。

野村 　はい，後発性のプリオン病。

岩田 　移植患者で，当然出てくる可能性はありますね。もっとも心臓の筋肉にはプリオンはいないんだけど。普通，移植はたとえば髄膜移植をした場合。今はプリオンが入っている髄膜は移植しないですけど，プリオンは脊髄，脳，眼といったところにあるので，昔は移植による医原性のプリオン病がありました。ただ心臓そのものにはプリオンはいないので，心臓移植によるプリオン病はないと思います。
でもおもしろい考えだと思います。鑑別に入れましょう。

はい，皆さん。頭のCTを撮りたいですね。じゃあ今から話の続きをします。

> A CT scan of the head showed mild hydrocephalus but no focal lesions, findings that were confirmed on MRI of the brain.

CT scan of the head 頭のCTを撮ったら，軽度の水頭症hydrocephalus，水頭症は要するに，くも膜のところに詰まりが起きて，髄液のはけなくなった状態で，側脳室が開いちゃっている状態。

水頭症が軽くあるんだけど，but no focal lesionsだけど腫瘍とか膿瘍みたいなものはCTではみえなかった。findings that were confirmed on MRI of the brainそれは後にMRIによっても確かめられた。MRIもやったんだね。

つぎはなにやりたい？ CTやってMRIやってパッとしない。さぁ皆さんが主治医だったらつぎなに検査します？

中山　脳の血流。

岩田　どうやって測るの？ それは？

中山　シンチグラフィ。

岩田　脳のシンチ。それはなにを疑って？

中山　たとえば，脳のどこかが傷害されて，血流が悪くなっているかもしれない。

岩田　たとえば，アンギオグラフィをやるっていう手もあるし，MRAといってMRアンギオという手もある。でも，脳の血流だけだったら熱は説明できないよね。

他にやりたいことある人，いる？ 血流は熱の説明はできないんだよね。あとは？ なにかやりたい人？

鈴木　項部硬直はなかったということですけど，脳血管系というよりも，水頭症があるということから，髄液検査をしてウイルス性か結核か細菌性かを調べたい。

岩田　はい，わかりました。ということで髄液検査しました。

> A lumbar puncture revealed clear cerebrospinal fluid containing 102 nucleated cells comprising 47% lymphocytes and 47% neutrophils, with a protein level of 99 mg per deciliter and a glucose level of 42 mg per deciliter（2.3 mmol per liter）.

A lumbar punctureは腰椎穿刺のことね。腰椎穿刺でわかったのは，

clear cerebrospinal fluid見た目きれいな脳髄液で，containingなかには，102 nucleated cells白血球が102，それはcomprising 47％ lymphocytes and 47％ neutrophilsリンパ球47％，好中球47％でした。
それから髄液は蛋白と糖もみるよね。a protein level of 99，これは高いね。glucose level of 42，これは微妙。ちょい低めかもしれない。血液の糖を測らないとわからないんだけど，ちょっと低めかな。

> The serum glucose level was 125mg per deciliter (6.9mmol per liter).

ということで，血中のグルコースが125で，髄液中が42。半分以下。これは低いですね。

> The opening pressure was 22cm of water.

水柱で22cm。これ高いよね。
つまり，ルンバールをしてみると髄液はきれいなんだけど白血球が102と多くて，リンパ球47％，好中球47％，グルコースが低め42，蛋白が高くて99。で，opening pressureは22cm，これは高い。初圧が高いということは，脳圧亢進しているということね。

> Repeat serum PCR assays for CMV and EBV were negative.

PCRをもう1回繰り返したんだけど，サイトメガロウイルスとEBウイルスは陰性でした。
もうちょっと続けますよ。

> Gram's staining and fungal staining of cytospin cerebrospinal fluid were negative for organisms.

Gram's staining，ばい菌を探すのはグラム染色だといいましたね。
それからfungal stainingは，インディア・インク（あるいは墨汁染色）というもので真菌をみる検査なんですけど，これを髄液でやったけど，were negative for organismsなにもみえなかった。

> The cryptococcal-antigen test was negative.

前に血中のクリプトコッカス抗原はやったんだけど，今度は髄液でクリプトコッカス抗原して，was negative それは陰性でした。

> A stain for acid-fast bacilli and a cerebrospinal fluid PCR assay for herpes simplex virus were also negative.

acid-fast bacilli, これは抗酸菌，つまり結核菌とかね。A stain for acid-fast bacilli 抗酸菌染色は陰性。a cerebrospinal fluid PCR assay for herpes simplex virus 単純ヘルペスのPCRも陰性。

> A VDRL test a PCR assay for enterovirus and testing for histoplasmosis were not performed on the cerebrospinal fluid, but some of the specimen was stored for future analyses.

VDRLはVenereal Disease Research Laboratory, 梅毒検査ですね。enterovirusは夏場に髄膜炎を起こすウイルスです。
梅毒テストや，無菌性髄膜炎の原因になるウイルスのPCR, それからヒストプラズマ，これはアメリカ中西部に起きる真菌感染症ですね。そういう検査はしなかった。
だけど，冷凍保存して将来もし必要だったら測ろうねと言っていた。

> A tuberculin skin test revealed no induration.

ツベルクリン検査。この患者にこんなのやってもしょうがないと昨日話したばかりだけど，これは陰性でした。

> The patient was started on intravenous acyclovir pending the results of the PCR assay for herpes simplex virus.

単純ヘルペスのPCRが返ってくるまで，アシクロビル，ヘルペスのための抗ウイルス薬をとりあえず始めようとしたわけですね。

> The patient was also started on cefiriaxone, vancomycin, and ampicillin.

そして,もう髄膜炎かもしれないとセフトリアキソン,バンコマイシン,アンピシリンという抗生物質も3種類始めました。ということでした。
話はわかるよね。抗生物質使うのはどうかなとぼくは思うけど。はい,ここまでです。

さあ,今から休憩します。その間に皆さんは鑑別診断リストを作ってください。できれば診断もしてください。
67歳男性,心移植後にmycophenolateとcyclosporineを飲んでいる人が,3カ月の熱があって,意識障害があって,髄液に異常があって,だけど診断がついていない。そういう人ですね。
どういう鑑別疾患があって,これからどうすればいいのかを皆さんに考えてもらいます。そして,最終的にこのケースについて議論をしてもらいます。
集合時間は15時ぐらいでいいかな？ うん。じゃあ15時にここに集合しましょう。

6月22日（金）5日目　第3講

岩田 お疲れ様でした。これで最後のセッションにします。もうちょっとですから頑張ってくださいね。では4班。ご意見訊きましょう。

TBL最後のケース②―鑑別疾患の吟味と検討

中山 はい。まず今回の患者さんで目立っていたのは，3カ月間熱が続いており，それが日内変動であること。血圧が153/80でちょっと高めであること。記憶が悪いということ，情動がないこと。そして水頭症脳圧が上がっているということ。また，髄液中の蛋白が上昇していてグルコースが下がっている，逆に血中グルコースは正常。
とくにこの中で注目したのが，髄液中の方の蛋白の上昇，グルコースの減少です。これをみる限りではウイルスの可能性は少ない。

岩田 あと白血球も増えていましたね。Opening pressureも高かったですね。

中山 細菌だった場合には，グルコースの値が20より下の値になるそうなので。

岩田 絶対に？　……何か同じロジックを何回も繰り返すね。何％の細菌性髄膜炎で20以下になるの？
今週から教科書の読み方を根本的に変えようね。20以下に「なる」のか「なることもある」のか「8割ぐらいなる」のか「3割ぐらいなる」のか。

中山 パーセンテージまで調べられてないんで，ちょっとわからないです。

岩田 「なる」なの？「なることもある」なの？

中山 なることもある，です。

岩田 そうだよね。だから言い切れないんだよ。じゃあこれ細菌性髄膜炎だと思う？

中山 ▶ 3ヵ月の経過はないと思います。

岩田 ▶ ありえないよね。細菌性髄膜炎は数日で死んじゃう病気だから，3カ月引っ張っているから，いくら抗生物質が途中でちょろちょろ入ったといっても，「3カ月」というのはありえない。
だからこのドクターがバンコマイシンやアンピシリンを使っているのは，まったくナンセンスです。おかしなことをやっているんだよね。

中山 ▶ それで，細菌の可能性はきっとないだろうということで。

岩田 ▶ きっとないですね。

中山 ▶ 真菌か抗酸菌になるんですけど，抗酸菌はたしか検査で異常はみられなかったということで，結核よりはむしろ真菌かなと。

岩田 ▶ ほうほう。真菌も検査しなかったっけ？

中山 ▶ 真菌では墨汁染色が陰性だったんですけど，これを調べたところ……。

岩田 ▶ 真菌は何の検査したっけ？
まずstain（染色）やったよね。インディア・インクの墨汁染色。アメリカでは墨汁使わないけどね。それは陰性でした。
それからなにやったっけ？ クリプトコッカスのantigen，抗原検査もやって，これも陰性でしたね。で，抗酸菌はスメアをみて，acid-fast staining，抗酸菌染色は陰性で，PCRが陰性でしたね。

中山 ▶ す，すみません。うちの班ではクリプトコッカス抗原……真菌の抗原は検査していないと思ってました……。

岩田 ▶ しました。

中山 ▶ ……すいません（苦笑）。それを調べたら良かったんではないかと。

岩田 ▶ 調べました。

中山 ▶ ちょっと……。

岩田 ▶ 根底が崩れましたね。

中山 ▶ すみません。ちょっと待ってください。

岩田 ▶ いいよ。建てなおしてみよう。やっぱり臨機応変に頑張れるというのはいいね。

中山 ▶ Grocott染色はしました？

岩田 ▶ Grocottはやっていないと思う。

中山 ▶ 真菌だと疑われる場合は，とりあえずそのGrocott染色をすべきだとありました。

岩田 ▶ うん，うん。何の真菌の話をしているの？

中山 ▶ 真菌の例としては，ムコール症，カンジダ，クリプトコッカス，アスペルギルスなどがあります。

岩田 ▶ はい。なるほど。
ムコール症やアスペルギルスは，普通は気道から感染して，鼻や肺に巣をつくって，それから頭に行くというパターンがほとんどですが，ありえなくはないかな。カンジダもいきなり頭にいくことは極めてまれだけど，そういうことも世の中にはあるかもね。ということで鑑別に入れる。それぐらい？

中山 ▶ この中で，基礎疾患をもつ人，たとえば糖尿病の患者さんはムコール症になりやすく，骨髄移植や臓器移植した場合にも起こりやすい。だから今回はあまり可能性は低いかと。

岩田 ▶ 何で？ この人臓器移植しているじゃん。

中山 ▶ あの……その，1,000分の0.6だそうです，臓器移植。だから……。

岩田 ▶ うん。1,000分の0.6ってことは人口10万人あたり60人。結構多いよ。
日本の結核の発症率は，人口10万人あたり20人ぐらいだって言ったでしょう。1000分の0.6，1万分の6，10万分の60。まぁまぁ高いよね。めったに起きるわけじゃないと思うけど。
ムコール症は接合菌といわれる真菌感染症なんですけど，さっきご指摘が

あったように糖尿病で血糖コントロールが悪い人や，免疫抑制剤を使っている人に多いんですね。一般的には鼻から感染が拡がることが多くて，鼻炎，副鼻腔炎からどんどんどんどん広がっていくタイプの，糸状菌といわれる真菌感染症ですね。

非常に悪質な感染症で，ドンドコドンドコ進行していって，すぐ人が死んでしまうというぐらい恐ろしい感染症です。したがって3カ月間引っ張ることは，あまりないと思った方がいいですね。だからこの症例に関しては，ムコール症はほぼアウトだと思う。この患者さんにはリスクはあるけどね。

中山 その他のものは，あまり確からしいものがありませんでした。

岩田 わかりました。10班。意見を訊こうか。
いいよ。皆さんね，わりといい線いっていますよ。アプローチの仕方が非常によろしい。患者さんに向かっていい感じでアプローチしていると思います。

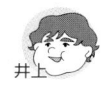

井上 所見に関しては，さっきの6班の発表を基にして，我々の班は分担して調べました。
可能性として髄膜炎，なかでも細菌によるものかウイルス性なのか，真菌によるものか原虫によるものか，髄膜炎の範疇として脳炎，脳膿瘍，その他。その他はプリオン，梅毒，そして感染症以外の可能性と分けました。

岩田 なるほど。

井上 順に担当者が発表していくという形で報告させていただきます。

岩田 (笑)効率的だね。はい。どうぞ。

井上 細菌性髄膜炎に関しては，可能性は低いということなんですけれども，あえて候補を挙げるとして，私がみた感じではライム病，これはダニを媒介するもので，慢性髄膜炎を引き起こす可能性はあると。

岩田 ありますね，うん。

井上 実際にダニを介しているんで，それは患者さんに訊くかどうかである程度

わかるという要素とは思います。

岩田　ライム病では患者さんはダニに噛まれたことを覚えてないことが多いですね。
Borrelia burgdorferi という細菌が感染症を起こすんだけど，夏場に多いですよ。7〜9月ぐらいに噛まれるんだけど，ほとんどの患者さんはダニに噛まれたということを覚えていない。それぐらい無症状に進むことが多くて，実際にたしかに慢性の髄膜炎っぽくなることはあります。したがって，これを鑑別に入れるというのはいいと思いますね。

ただね，この患者さんが住んでいるところはアメリカ中西部。ライム病はどっちかというと東海岸に多い。アメリカではね。だからちょっと地域が合わないところはある。だけど検討には値すると思うよ。
ちなみにライム病は兵庫県にもいるんだよ。こないだぼくは1人みつけた。というわけで，決して自分とは関係のない病気とは思わないことですね。

ライム病は，結構症状がいろいろなので見逃しちゃうんだよ。抗生物質で治っちゃうから見逃しても気がつかないことがあります。この患者さんアモキシシリンとかいろいろ出されているんだけど，実はアモキシシリンはライム病には効くんだよね。
ということで，地域と抗菌薬の効果がない，という点で噛み合わないところがあります。あと他になにかある？

井上　あとはノカルジア。

岩田　ノカルジア，オッケー。

井上　それとアクチノマイセス。

岩田　はいはい。

井上　これは2つとも放線菌の一種で，ノカルジアに関しては口や傷口から入ってくる，口のなかにいるような菌みたいです。
免疫が落ちたときにかかったりすることがあるということなので，可能性はある。
アクチノマイセスに関しては，副鼻腔から頭にいくこともあるという話が

書いてあったんですけど，鑑別に入れておいたらいいかなということで挙げました。

岩田 なるほどね。はい，いいと思います。

アクチノマイセス（*Actinomyces*）もノカルジア（*Nocardia*）もどちらかというと，Massというかね，腫瘤を作る感じの感染症ですね。

まんまるの腫瘤をつくる感染症で，両方とも肺に起きることが多い。あるいはアクチノの場合は，女性の陰部にも起きることがありますね。あるいは足にできることもあります。

いろんなとこにできて，ゆっくり型の進行性のMassを作るので，副鼻腔からももちろん波及することもあり得るので，鑑別に挙がりますね。

ただ，もうすでにCT，MRIを撮っていてMass（腫瘤性病変）はないことがわかっているので，この患者さんに関していうと，可能性は低いですね。

はい，いいですよー。ほかは？

井上 水頭症を起こしやすい細菌性髄膜炎ということで，B群連鎖球菌。

岩田 はい。Group B *Streptococcus*。

井上 あとインフルエンザ桿菌。

岩田 インフルエンザ菌（*Haemophilus influenzae*）ね，はい。

井上 あと否定されていますが，結核性の髄膜炎。

岩田 結核。まだ否定されているなんて誰も言ってないよ。

井上 ですよね。

（一同笑い）

井上 でも抗酸菌が陰性とのことだったので……。

岩田 何百遍でもいうけど，「検査が陰性」というのと「病気がない」というのは同義にはできないからね。これは感度，特異度をみないとわからないよね。

ちなみに結核はどう？ 髄液の感度，特異度は？

井上 すみません，今ガイドラインをみているんですけど。

岩田 誰か調べてみたら？ 結核の髄液染色とかPCRの感度[13]。こういうのを調べるときちっと検討ができるんだよね。じゃあ誰かが調べている間にどうぞ続けて。

井上 あとリステリア。

岩田 はい，いいですね。リステリア (*Listeria monocytogenes*)。

井上 ただリステリアは亜急性なので，考えにくい。

岩田 そうだね。3カ月はちょっと長いな，たしかに。
普通の細菌性髄膜炎は2日，3日で，長くて1週間ぐらい。わりと早めにワーッと出てくるんだけど，リステリアの場合，わりとゆっくりめで出てきて，2週間くらいで出てくることもあります。

免疫抑制者，妊婦，新生児，高齢者，HIV陽性患者，こういった人に多い。火を通してない乳製品，農場で直接牛から飲んだミルクとか，生のチーズ，そういったものから感染する。だからチーズを食べる文化，フランスとかね。そういったところでリステリア感染症はよくみつかります。下痢を伴うこともあります。
ただ，3カ月はやっぱり長い。ということで可能性としては低い。でも鑑別としては挙げるかな。

結核は必ず鑑別に入れますね。わりと脳底部に炎症を起こすので水頭症も起こしやすいですね。
Group B *Streptococcus* はGBSと略します。連鎖球菌，*Streptococcus* には溶連菌というものがあって，これにはGroup A, Group B, Group

---

13) Mandellによると，髄液抗酸菌染色の感度は37％（ただし，大量に髄液をとれば90％），PCRの感度は60〜90％。
Fitzgerald DW, Sterling TR, Haas DW: *Mycobacterium tuberculosis*. In. Mandell, Douglas, and Bennett's Principles and Practice of Infectious Diseases, 7th ed, 2009, p3129-3164

C，Group Gといろんなグループがあります。

A群溶連菌は喉が腫れる咽頭炎，こないだやりましたよね。それから丹毒とか，あるいは皆さんの国家試験に出そうなのは，Toxic shock syndromeという急にショックになる病気，あるいはリウマチ熱，あるいは糸球体腎炎や結節性紅斑，こういったものの原因になります。

「結節性紅斑の患者がいました」とか「急に糸球体腎炎になりました」とかの場合は連鎖球菌がだいたい鑑別にあがるんですね。

あとはGroup Aは壊死性筋膜炎，いわゆる人食いバクテリアと呼ばれている恐い病気の原因にもなります。

このGroup Aではない方，Group Bはそんなに激烈な病気は起こさないんだけど，昔は妊婦さんがGroup Bを陰部に持っていて，産道を介して新生児に感染するので，新生児の髄膜炎の原因として有名でした。

でも今，産婦人科の先生は腟のGBSを最初に調べておくので，最近ではこの感染症は減りました。むしろ最近は糖尿病の患者さんや高齢者でGBSの感染症が起きることがあります。髄膜炎が起きることもあります。が，やっぱり3カ月は長いですね。

それから*Haemophilus influenzae*，インフルエンザ菌は細菌性髄膜炎の原因としては非常によく知られています。インフルエンザ菌や肺炎球菌はコテコテの髄膜炎を起こす菌ですが，やっぱりいわゆる髄膜炎は急転直下で命を奪う病気ですので，3カ月はちょっと合いません。

だからこのへんはちょっと低いかなという感じです。リステリアは微妙にあるかなぁ。TB（結核）は残って，残りはちょっとなさそうという感じですね。

ほかになにか言いたいことある？

井上　いえ，特には。

岩田　ほい。じゃあ次。どうぞ続けて。頑張れ頑張れ。

近藤　トキソプラズマについて調べました。
トキソプラズマでは，髄液検査で白血球の増加を示すものが50％ぐらいあり，蛋白の増加が81％，ブドウ糖の増加が14％です。

トキソプラズマの検査にはIgG抗体検査があるんですけど，このIgG抗体検査で異常を示すものが33～69％ぐらいでして，それで確定まで持っていけるかというと疑問が残ります．

トキソプラズマ脳炎の場合，造影CTで87～96％の患者に異常があるそうで，今回なにもみられなかったということで，イコール除外できるかというと難しいんですけど，87～96％で異常がみられると考えると，可能性はやや低くなるかなと考えます．

岩田▶ はい．MRIはどれぐらい感度あるか知ってる？

近藤▶ MRIですか．詳しい数値はわからないです．

岩田▶ 詳しくない数字は？

近藤▶ いえ，詳しくない数字もわかんないです（笑）．

（一同笑い）

岩田▶ 「小銭はちょっと持ってないんですけど」と言うと，いかにも大きなお金は持っているみたいに聞こえるよね．大体そっち（大金）も持っていないんだけどね．

トキソプラズマは，どっちかというと腫瘍の病気なんですよ．さっきのノカルジアとかアクチノと一緒ですね．だからリンパ腫とよく間違えられて，鑑別が難しくなることがあります．したがって，画像ではよくみえるのでCTやMRIでなにもみえないと可能性は下がるんだよね．
でも鑑別には入れるよね，動物曝露もあるしね．はい，次はなに？
どんどんどんどん出して．

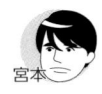

宮本▶ ウイルス性髄膜炎について調べました．
髄液検査の結果，糖が下がっているということと，ウイルス性髄膜炎はほとんど後遺症もなく7～10日の経過で自然治癒するということから，ほとんど考えにくいんではないかなと．

岩田▶ ほとんど考えにくいんだけど？

宮本▶ だけど．もしあるとすれば，エンテロウイルス群が最も多く，ほかには単

純ヘルペスウイルス，ムンプスウイルス，HIVなどが考えられるということでした。

岩田 はい，わかりました．ちょっとエンテロウイルスは考えづらいよね．経過が長いからね．ほかは？

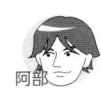

阿部 脳炎について調べました．
今回の患者さんは臓器移植の後，免疫抑制しているということを考えて，単純ヘルペス脳炎を疑いました．単純ヘルペス脳炎でもっともみられる症状が発熱でした．
ただし，頭痛も90％みられるということで，この患者さんはたしか頭痛がなかったはずなので，その点はちょっと合わないかなと思いました．検査については，髄液PCRの感度が98％，特異度が94％で，髄液PCRに異常がなかったことから，否定的な所見かなとは思います．

ルーチンでの髄液検査が診断に結びつくかどうかなんですが，これはほとんどないらしく，特に数％の症例ではすべての数値が正常ということがあるそうです．髄液の培養も感度4％以下で，全く役に立たないと書いてありました．
画像については，もっとも有用なのはMRIで，MRIが正常ならば本疾患の可能性は非常に低いとのことでした．CTは側頭部へのmass effectが50～75％でみられるとのことで，今回はたしかCTの異常がなかったのですが，感度が50～75％ということを考えると，これはあまり役には立たないかなというふうに思いました．

岩田 なるほど．

阿部 他の脳炎に関しては，亜急性硬化性全脳炎（subacute sclerosing pan-encephalitis；SSPE）と進行性多巣性白質脳症を考えました．

岩田 おー，素晴らしい．

阿部 亜急性硬化性全脳炎は麻疹が原因になることを考えると，アメリカでは否定してもいいのかなと思いました．

岩田 可能性は低いね．

阿部 ▶ はい。進行性多巣性白質脳症では熱が出ないと書いてあったので，これも違うかなぁという感じがします。

岩田 ▶ そうですね。進行性多巣性白質脳症。PMLと略されます。Progressive multifocal leukoencephalopathyね。なにが原因なの？

阿部 ▶ JCウイルスです。

岩田 ▶ そうですね。JCウイルスというウイルスが起こす脳症ですよね，脳炎というよりも。脳がだんだん破壊されていくという破壊型の病気で，炎症が起きにくいんだね。発熱というよりは，認知機能がどんどん落ちていく感じだね。

この人の神経症状はPMLでもいいんだけど，熱が合わないですよね。MRIでもだいたいPMLは異常がみられて，造影で異常陰影を認めるのが特徴ですので，MRIが正常ということでPMLの可能性は低いですね。

麻疹はSSPEが問題になるんだけど，あれはたしかに感染して何十年も経ってから発症することもあるので，1950年代ぐらいまではまだアメリカでも麻疹があったから，ありえなくはないけど，かなり可能性は下がるよね。ということでちょっとアウトっぽい。

ヘルペス脳炎はすごく恐い病気なのでぜひ診断したいんだけど，3カ月放ったらかしておいたら，たいてい死んじゃうと思うし，MRIも正常だから，ちょっと可能性は下がるかなという感じですね。はい，次は誰だっけ？

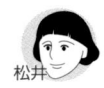

松井 ▶ 私は真菌性髄膜炎について調べました。
真菌性髄膜炎で一番考えられるのが，クリプトコッカスによるものです。CSF（cerebrospinal fluid）の所見ではグルコース低値，プロテイン上昇などは合っているのですが，CSFと血清で見つからず，この2つの検査の感度は血清だと75％，CSFではほぼ100％で，文献によっては95％以上とあります。
感度の高い検査なので否定してもいいのかなとは考えます。

岩田 ▶ なるほど。

| 松井 | はい。ほかにいくつか調べてみたんですけれど，コクシジオイデスによるものだとlow glucoseとタンパク上昇は合っているんですけど，好酸球や補体結合抗体の存在が述べられていなかったのと，呼吸器症状がない点から違うのかなと思いました。 |

| 岩田 | なにその好酸球うんぬんというのは？ |

| 松井 | 10～20％の好酸球を持っているかもしれないと書いてあったんですけど。 |

| 岩田 | 持っていないかもしれない。 |

| 松井 | はい(笑)。持っていないかもしれないです。
だから，持っていないことによって否定はできないと思うんですけど。 |

| 岩田 | そうですね。この語り口に慣れてね，そろそろ。
教科書に記載があることが起きるとは限らないんだよね。全部感度に依存しているからね。
それで，コクシジオウイルスはあるの？ ないの？ |

| 松井 | ないです。 |

| 岩田 | なぜないと思う？ |

| 松井 | 呼吸器症状が出ることが多いので。 |

| 岩田 | そうだね。肺炎みたいに咳が出てくることが多いこと，あとね，コクシジオウイルスも地域性があって，さっきのライム病は東海岸に多いんだけど，コクシジオウイルスはほとんど西海岸の病気なんですよ。
西海岸というと，ニューメキシコとかカリフォルニアとかあの辺だよね。だから，地域が全然合わないんだよね。ということでコクシはアウトです。それから？ |

| 松井 | スポロトリコーシスは，皮膚を中心とした慢性肉芽腫病変を作るという点が今回の症例と違いました。 |

| 岩田 | スポロトリコーシスは基本的に皮膚の病気なので，アウトだね。 |

| 松井 | はい。以上です。 |

岩田 ということは……全滅？

松井 私が調べた中では全滅でした。

岩田 そうですか，残念でした。はい，次。

片山 私はプリオンの異常を調べたんですけど，頭痛，倦怠感，不明熱があるのであるかなと思ったんですけど，90％の患者にミオクローヌスがみられるとあって，この患者さんは別にそういうことはないので，違うんじゃないかと。

岩田 うん。まぁプリオン病を否定するのは非常に難しいですよね，なかなか。

片山 もしそれを本当に疑うのだったら，PrPSc検査のCDIという検査がすごく感度が高いらしいので，それを調べると。

岩田 この人の場合は孤発型のクロイツフェルト・ヤコブね。
プリオンって誰でも持っている蛋白だから，それを異常なプリオンに変換させるような突然変異が起こっちゃった，ということだと思いますね。

片山 神経梅毒についても調べました。梅毒もまた情動の低下という症状が当てはまるので，そういう症状をみたら必ずこれを疑わなきゃいけないとありました。髄液検査で梅毒反応して陽性だったらと。

岩田 そうですね。梅毒も考えますね。梅毒を否定するのはかなり難しいよなぁ。プリオンは疫学的にはちょっと合わないけど。梅毒の場合はsexual activityはわからないので，可能性は考えるということね。
ちょうど心移植後だけどね。その後いろいろあったのかもしれないし(笑)。だから考えましょう。はい，いいよ。次は？

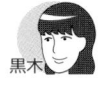

黒木 私は非感染性で膠原病と腫瘍性を考えました。
両方とも可能性は少ないなぁと思ったんですけど，膠原病は初発年齢が67歳で，しかも男性で膠原病という可能性はちょっと少ないかなぁと思いました。

岩田 どの膠原病が頭に病気を起こす？

黒木　混合性結合組織病。

岩田　MCTD（Mixed connective tissue disease）ね。

黒木　混合性結合組織病は30～40代女性が多くて，髄膜炎も起こすんですけど。

岩田　年齢と性別が合わないんだよね。

黒木　ほかに膠原病を疑う所見はありませんでした。

岩田　ほかには何にも症状がないね。指がパンパンに腫れたりとかね。

黒木　だから考えられないかなと思いました。

岩田　そもそもこの人，免疫抑制剤を飲んでいるしね。発症しづらいよね，最初から。

黒木　あと腫瘍性も考えたんですけど……。

岩田　ちょっと待って。頭に症状起こす膠原病ってMCTDだけ？

黒木　私は調べてないんですけど，他はわからないです。

岩田　感染症に比べると膠原病はそんなにたくさんないからさ。もっと調べて欲しかったな。
　　　あと血管炎とか，中枢神経に症状を起こすSLE（全身性エリテマトーデス）ね。あとはベーチェット病。そういったものが神経症状を特に起こしやすい。

　　　SLEはやっぱり若い女性に多いのでちょっと合わないというのと，ベーチェット病はトルコ人や日本人みたいに人種特異性があって，あんまりアメリカでは少ないよね。ほかの症状もないし免疫抑制剤も飲んでいるので，いわゆる膠原病，結合組織病の可能性というのはかなり低い。
　　　血管炎についても，考えるっちゃ考えるけど，免疫抑制剤を飲んでいる中で血管炎みたいな炎症性疾患が起きる可能性も低いということだね。それで？

黒木　あと腫瘍性で髄膜炎を起こすものとして私が考えたのは，悪性リンパ腫，

急性リンパ性白血病が多いかな，と思いました。
悪性リンパ腫は夜間盗汗と体重減少があるとのことで，この患者さんでは体重減少はあったかもしれないですけど，夜間盗汗はなくて，急性リンパ性白血病は否定できるなと思っ……。

岩田 ちょっと，待った待った待った待った！

黒木 はい。

岩田 夜間盗汗がないと白血病とかリンパ腫を否定できるの？ ほんま？
それは間違った根拠に基づいていますよ。そもそもリンパ腫の夜間盗汗なんて，それがあるかないかで重症度を分けるぐらいだから，盗汗のないリンパ腫なんて山ほどいるわけよ。

黒木 じゃあどうしたら……。

岩田 それを調べるのがあなたの仕事でしょ？
あのね，みんな同じトリックに陥っちゃっているけど，教科書読んで，「○○症状がみられる」という記載が，○○症状が絶対にみられるのか，たまにみられるのかどちらを意味しているのかを，必ず区別してね。
それがなければ，「否定できる」とポロッと言っちゃ駄目なんだよ。患者さんをみる上では死活問題だからさ。

何か変な癖がついているね。皆さん。これは厳しく直した方がいいよ。その癖がつくと臨床現場に出たとき大変よ。
リンパ腫で「寝汗がみられることもある」というのと「寝汗がみられないからリンパ腫はない」は全然意味が違うからね。後者は明らかに間違っているし，そもそも誤診の原因になるから，あんまりそういう癖はつけない方がいいよ。急性白血病だって，臨床症状では絶対除外できないからね。

急性リンパ性白血病は，大人には少ない。Acute lymphocytic leukemia, ALLはどっちかというと，子どもの病気だよね。だからむしろ急性骨髄性白血病, Acute myelogenous leukemia, AMLの方が可能性高いですね。
AMLでも特に中枢神経移行型のもの。M5とかそういったものが頭に症

状を起こしやすいので，可能性は残るよね。

でも，白血病細胞が髄液からみられているわけでもないし，血液検査でも白血病を疑われるような白血球の増加はなかったよね。白血病だと10万くらいにものすごく白血球が増えて，しかも分画も全部異常になるよね，普通は。

もちろんごくごくまれにね，末血が正常な白血病もあるらしいんだけど，それはきわめて珍しい。また急性白血病を3カ月も放っておくのはやっぱりやばいので，急性の病気ということを考えると可能性は低い，という感じになるかな。そういうふうにアプローチした方がいいです。

教科書の読み方は，本当に注意してね。それからもし教科書に「たまに起きる」「しばしば起きる」「絶対起きる」ということの記載がなければ，それは読まない方がいい教科書だから。何の教科書を読んだ？　ちなみに。

黒木　ごめんなさい，いろいろ読んだので……。

岩田　あんまり言いたくないみたいだからやめとこうか。

黒木　（苦笑）。以上です。

岩田　皆さんが国家試験の勉強に使う参考書，『ス◯ップ』とか『イ◯ーノート』は，要するにコテコテの，たとえばリンパ腫だったら寝汗が出るとか，そういうコテコテの症状が出る症例しか出ないし，そういうことしか訊かない。たとえば「リンパ腫のB症状とはなにか」みたいな感じで陽性に出るものだけを集中するわけよ。

だけど，現実の患者は国家試験みたいな患者じゃないわけね。コテコテのものは出ないことの方が多かったりするんだよ。その出ないことをもって，病気を否定しちゃいけないのは基本中の基本。

だから国家試験に受かるための勉強として，イ◯ーノートやス◯ップを，方便として読むのは，ぼくは否定しないよ。

もっともああいった参考書ってさ，やっぱり知的レベル的にはちょっと微妙なので，あんまり人前では読まない方がいいと思うけど。何というのかな，エロ本と一緒だからさ。要するに読むことは否定しないけど，人前で

読むのはやめた方がいいってことだよね。みんなの前でドーンって読むのはね。お作法にかかわる問題だからさ。

で，現実の患者さんをみるときは，やっぱりちゃんとした教科書使わないと。
症状が「出る」のか「たまに出る」のか「出ない」のかというところは「イ〇ーノート」には書いてない。たいてい，箇条書きでしょう。〇〇サイン，〇〇サインってただ並べてあるだけだから。
それは国家試験的なアプローチなわけよ。あれでは絶対臨床医学は生きていけません。

最初に言ったように，皆さんはこのセッションを何のためにやっているかというと，来年5年生になったときに現場に立って，頭が真っ白になって，オタオタしないように，今この場でシミュレーションしているわけだから。
というか今，国家試験なんてどうだっていいじゃん。

（一同笑い）

岩田 それはもっとお尻に火がついてからでもいいんだよ。だけど，ベッドサイドに行けないというのは，問題だからさ。
誤った根拠で物を考えるというのは一番危ないんだよ。皆さんの話を聞いていると，かなりそれにとらわれているから，気をつけた方がいいよ。
はい，いいでしょう。それで結局そのグループはどうなったの，結論としては？

井上 すいません，もう1個。

岩田 ごめんごめん。じゃあ聞こう。

井上 脳圧の亢進があったことと，副鼻腔炎の疑いがあったことから，脳膿瘍を鑑別に入れています。

岩田 そうだ。Abscessあったね。

井上 副鼻腔炎に伴う脳膿瘍は10％とされていて，違うとしても，感染の原発

巣が不明な場合は25％と多いので鑑別に入れました。
　ただ，脳膿瘍の場合は，経過として皮膜が形成されていって，多くの場合14日で膜が形成され，それ以前にもリング状の皮膜がMRIでみられるはずなので，これについてはパーセンテージはないんですが，その所見が得られなかったこと，それから症状のうち最たるものである頭痛。これは75％にみられるそうなんですが，頭痛がみられなかったことから，可能性は低いと判断しました。

岩田　なるほど。頭痛はね，75％ということは4人に1人は起きないわけだから，そんなに深刻に否定するものでもないんだけど，問題はやっぱり膿瘍は「かたまり」の病気だから，さっきのノカルジア，アクチノ，トキソプラズマ，こういったものに類するもので，要するに画像診断が便利な病気ですよね。
　かたまりをつくる病気がゆえに，鋭敏な画像検査であるMRI，CTで全然みえないということは脳膿瘍の可能性はかなり低いですよね。

　脳膿瘍もよくみるんだけどね。頭痛が起きない脳膿瘍もわりとありますよ。
　3カ月の経過の後，画像でみえないということはやっぱりそういう腫瘍性病変，ノカルジア，アクチノ，腫瘍，膿瘍，トキソプラズマはunlikelyになりますね。
　それで結論として，そのグループとしてはどういうふうにまとまった？

井上　結論としましては，感染性ということはいえると思うんですけど，特定の菌まではデータだとわからないと。

岩田　はい。いいですよ。かなりいいアプローチしていますよ。
　「何人寄れば文殊の知恵」って感じでよく頑張ったね。
　では7班。頑張って。意見訊こうか。……なにもめてるの？

竹内　言いたいことが全部言われてしまったので……。

岩田　そう。もうなにも言い残すことはない？

　(一同笑い)

岩田　結局何だと思う，これ？

石川　ぼくらの班では，一番確率として高いのはトキソプラズマかなと思ったんですけど。

岩田　なるほど。

石川　調べているうちに違うかなという話になって……結局わかりませんでした。

岩田　オッケー。はい，わかりました。2班，どうぞ。

山田　2班は，先ほど発表していただいたようにウイルス性の可能性は低く，細菌性の可能性も低い，ということを考えて，真菌と寄生虫に絞って調べてみました。
最終的に，どんな真菌がある，どんな寄生虫があるかというのについては，その話し合いの時間のうちにまとめられなかったので，その鑑別を挙げたのと，症状などから挙がっていた真菌と寄生虫の鑑別について，各自調べてきました。鑑別を担当したのは……。

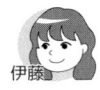

伊藤　寄生虫をちょっと調べたんですけれども。考えられるのは，トキソプラズマと神経症状を呈する寄生虫としてマラリアと……。

岩田　なるほど，うん。

伊藤　アメ……アメ……アメーバァ？

岩田　アメー……バァ？　なにそれ？（笑）

伊藤　のネグレ……リア……。

岩田　ネグレリア。おー，素晴らしい。

伊藤　……フォ……ウ，レリー……（苦笑）[14]。

岩田　（笑）いいよ。ネグレリアときたか。

---

14) *Naegleria fowleri*

伊藤　あと，有鉤条虫のテニア・ソリウムというものが調べたところ出てきまして。

岩田　*Taenia solium*。素晴らしい。

伊藤　ただアメーバ髄膜脳炎に関しては，曝露から発症に至るまで2〜3日の潜伏期間の後，たいてい1週間ほどで死に至ることが多いということで，この場合は違うかなと思いました。

岩田　そうだね。

伊藤　マラリアについては熱の出方からいって，毎日日内変動ということでちょっと否定的かなと思いました。
　　　トキソプラズマについてもさっき言われたとおりで，残ったのが有鉤条虫のみなんですけど，これに関しては……。

岩田　はい，有鉤条虫ってどこから感染するの？

伊藤　一番多いのは，加熱されていない豚肉を摂取することによって感染します。

岩田　そうですね。豚肉ね。

伊藤　主な症状としては，膿疱を形成すると書いてありまして，だからMRIの所見で膿疱がみられなかったことから，これもちょっと違うのかなと思いました。
　　　寄生虫に関しては以上です。

岩田　そうですね。まずマラリアからいくけど，マラリアは*Plasmodium*という単細胞の寄生虫（原虫）によって，蚊に刺されて感染するんだけど，熱帯の病気だよね。
　　　昔はアメリカにもいたらしいんだけど，今はいないんだよ。だから旅行歴がないからマラリアもアウトだよね。

　　　マラリアの熱は3日熱マラリア，4日熱マラリアといわれて，3日熱は48時間おき，4日熱マラリアは72時間おきに熱が出るとよくいわれるんだよね。熱が出て，48時間経ってまたボッと熱が出ると。

ただ，この周期性がみられないことも多いんだ。
これも何十回も繰り返すけど，周期熱はマラリアでみられることもあるけど，みられないこともあって，毎日熱が出るからといってマラリア除外はできないんですよ。みんなホントにとらわれているね，このパターンに。

というか，ほとんどのマラリアはだいたい毎日熱が出ます。発症初期は特に。
だから発熱症状の有無では全く否定できません。ただし，流行地帯に行ったことがなく，要するに感染経路はないと感染はしないので，マラリアのいないところにいる以上，マラリアに感染しない。だからこの人はマラリアじゃありません。
それに免疫がない患者の熱帯熱マラリアは，3カ月もほっといたらおそらく死んじゃっているからね。それも違うという根拠ですね。
ただ，たしかに熱が出て，意識障害も起きることはあるので，そこは合っていますね。

ネグレリアにたどり着いたのはすごく偉いなと思うんだけど。
アメーバも原虫ですね。単細胞の動物で，自由寄生性アメーバといって，いわゆる赤痢アメーバみたいに，動物のお腹にいなくても生きていけるというものです。川や沼，そういう真水のあるところに住んでいます。

一番有名な自由寄生性アメーバは，皆さんにも関係あるアカントアメーバ（*Acanthamoeba*）といって，アカントアメーバはなにから感染するかというと，コンタクトレンズ。ソフトコンタクトレンズをきれいにしてないとあそこにアメーバがくっついて角膜炎の原因になります。これ，日本で今めっちゃ増えています。
日本では今，「1dayア○ュビュー」とか「2weeksア○ュビュー」とかいろいろあるじゃん。みんな時間守っている？ 結構いい加減やろ？

ぼく自身もいい加減なんだけど(笑)。コンタクトレンズの洗浄をちゃんと守っていないと，アメーバがくっついて，角膜潰瘍を起こして……という結構恐い病気です。

ネグレリアはアカントアメーバとは違って，頭にいく傾向があって，沼で

泳いだり，トライアスロンやったりね，そういう真水との接触があったときに眼にどんどん入っていって，数日でドワーッと頭にいって死んじゃうという非常に恐い病気です。

治療法もあまり確立されていなくて，これは非常に恐い。自由寄生性アメーバの脳膿瘍の報告は，日本でもチラホラあります。

というわけで，この患者さんは進行が非常に遅いことと，なにしろこれも脳膿瘍をつくって，MRIですぐ診断がつくんで，アウトですね。

有鉤条虫。条虫というのは紐の虫，サナダムシのことだよね。条虫って，昨日ぼくが着ていたTシャツ。あれサナダムシの模様だったんだけど，覚えてる？

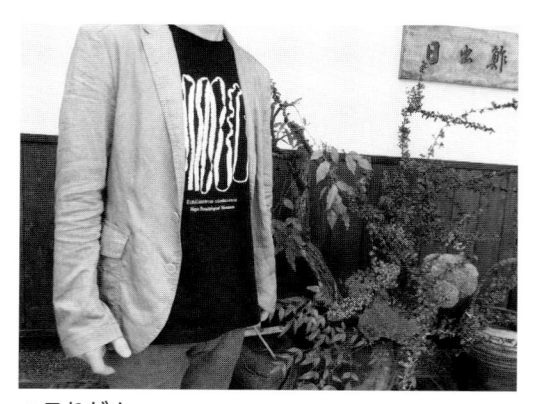

● これだ！

（一同笑い）

岩田 気がつかないよね，一見。
前にあれを着て奥さんと一緒に寿司屋に行ったことあって，かなりヒカレてしまったんだけど(笑)。

（一同笑い）

岩田 それはどうでもいいんだけど。ああいうペローンという紐，真田幸村たちが使っていた紐に似ているからサナダムシというんだよね。
……明日から何の役にも立たない知識だけど。

その条虫は豚肉のなかに入っていて，豚肉の火を十分通さないとそれがお腹のなかに入っていって，お尻から紐が出てくるわけ。うんちするときにズルズルズルって。
「うわぁ！ 何だこりゃあ！」みたいな感じで，ぼくらの外来にやってくる，というパターンがほとんどです。これが有鉤条虫なんですね。

話はややこしいんだけど，「有鉤条虫そのもの」は頭にいかないんですよ。基本的に有鉤条虫はヒトの腸にしか感染しない。条虫が作る卵が豚の糞と一緒に出てくるわけ。卵が孵って幼虫になって，それが野菜とかにくっついているわけですよ。特にサラダ菜。クレソンとかセリとかの生野菜，葉っぱの野菜にくっついていて，それを十分調理せずに食べると，その幼虫は頭に行くんですよ。幼虫が頭に行く。

寄生虫というのはね，トロピズムがあって，豚肉を食べてもほとんどは，それが豚肉のなかの卵が大きくなって成虫になって，その切れっ端が腸からベローンと出てくるだけで，あんまりたいして病気を起こさないんですよ。ただ気持ち悪いだけ。
ところがクレソンとかセリを，十分洗わずに食べたときにくっついている幼虫が頭にいって，それが頭のなかに穴を作るわけです。それで有鉤囊虫症neurocysticercosisという病気を起こすんですね。

『Dr. HOUSE』ってアメリカのドラマ知ってる？ 観たことあるって人いる？ 結構おもしろいやろ。
Houseって感染症の専門家なんだよね。感染症のドクターなんて絶対ドラマになんてならないんだけどね，一般的に。
普通は救急とかドクターコトーみたいに，脳外科医や心臓外科医とかね，だいたいそういうオペやって「治しました！ 助けました！」みたいなものが，ドラマになるんだけど，感染症の医者って，何か痰とかおしっことかを顕微鏡で見て「あー，原因菌見つけた」とか言って薬出したり……あんまりドラマ性がないんですよ。
だから，ぼくらは絶対ドラマの主人公にならない（笑）。

「Dr. HOUSE」はその例外ですね。彼は診断がめっちゃ上手なdiagnosticianなんですけど，すぐ家捜しするでしょ。観たことある人は知ってい

ると思うけど。
「患者さんの病気の原因は何だー」って言って不法侵入して，患者さんの家を開いてね。あるとき，患者さんが原因不明の筋肉痛を起こして，それで患者さんの家捜ししてね，冷蔵庫のなかに豚のハムが置いてあったのを見て，「豚のハムが置いてあるからこれは有鉤条虫だー」とか言い出してさ。あれもひどい話なんだけど（笑）。それで寄生虫をみつけたって話。
これは半分嘘。豚肉から有鉤嚢虫症ってあんまり起きないんですよね。まれに起きることもあるんだけど，普通は野菜からなんですよ。
……なにが言いたいかというと……あ，なにが言いたいんだろう？ 特に言いたいことはないんだけどね（笑）。

（一同笑い）

岩田▶ そういう感じです。有鉤嚢虫症は痙攣が主たる症状です。要するに虫が頭のなかで脳を刺激して痙攣を起こす。
アメリカにいたときには，メキシコからの移民で，豚の農場にいて，そこの野菜食べて感染するというパターンでこの病気をよくみましたね。基本的に熱は出ませんし，MRIですぐわかっちゃうし，この患者さんとは全然噛みあわないということですね。
でも，有鉤嚢虫症という病気に至ったというのは素晴らしいと思うよ。
はい，ほかに言いたいことある？

伊藤▶ さっきちょっと話が出た，トキソプラズマですが，画像診断の感度，特異度について調べました。
古い小さな研究がいくつかしかなくて，最近の大きな研究というのはなかったんですけれども，そのどの論文でもMRIでは90%以上にリングエンハンスメントなどの病変がMRIではみられるということでした。

岩田▶ 感度が90%以上なんだよね。

伊藤▶ と，一応どの論文でも載っています。

岩田▶ そうですね。MRIやCTは，感度はいいんですよ。だからトキソプラズマはあんまり見逃さないんだけど，特異度はあんまり良くないんだよね。
よく問題になるのは，HIVの患者さんでトキソプラズマが起きるんだけ

ど，HIVの患者さんは頭のなかにリンパ腫も起こしやすいんですね．そのリンパ腫とトキソプラズマの区別は，MRIやCTではわからないんですよ．最終的には生検しないといけないので，よく脳生検になります．
トキソプラズマ症は見逃すことはあんまりないんだけど，最終診断はかなり大変です．ぼくらも，トキソプラズマかリンパ種かわからなくて，最終的に脳生検してリンパ種だったという患者さんが，一昨年いたなあ．なかなか難しいです．ほかには？

伊藤 真菌症も調べましたが，ほとんど前の班と言っていたことと同じです．
カンジダとクリプトコッカスとアスペルギルス，ムコール，ヒストプラズマを考えたんですけど，カンジダだったら膿瘍の形成があったりするのでCTに映るかなと思いました．
クリプトコッカスは髄液検査の感度，特異度ともに高いので，診断にはわりと有用だったこと，アスペルギルスは，血管内に血栓形成をして梗塞に似た所見を呈することが多いと書いてあったんで，これもCTでわかるかなって思いました．それと呼吸器系になにも症状が出てないので微妙かなと思いました．

岩田 そうですね．アスペルギルスは画像で出てくることが多いですね．
よっぽど免疫抑制のある人では，アスペルギルスがときどき頭にいきますよ，なかなか治らないんだけど．はい，それで？

伊藤 ムコールはさっきもいっていたんですけど，急性に進行することが多いので3カ月というのは時間的に合わないかなと思いました．

岩田 そうですね．ムコールは合わない．アスペルギルスはちょっと微妙かな，いろんな振る舞いをしますからね．
はい，いいでしょう．よく頑張りました．うん，みんなよく頑張っているよ．
じゃあ8班．どうぞ．

早川 8班でもだいたい既に挙げられてしまったものを鑑別に挙げていて，細菌性髄膜炎ではリステリア，結核性の髄膜炎，梅毒性の髄膜炎，ウイルス性でムンプスとヘルペス．

岩田　うん，ムンプスも髄膜炎起こすね。あと何か言いたいことある？

早川　……特に，ないです。

岩田　特に言いたいことはない。はい。13班。

金子　13班も同じく，ほぼ挙がった疾患の名前しか調べられていないのですが，アプローチの仕方として，まずひとつめに，慢性の髄膜炎様の症状を呈する疾患から調べてみました。
髄液の所見では，糖が減少しているということから，髄液のなかに糖を利用するようなものがなにかいるんだろうと考えましたが，グラム染色や好酸菌を染める染色ではなにも染まっていないので，細菌や好酸菌がいることについては可能性は低いと判断しました。
ほかのものとして，アメーバとクリプトコッカス，コクシジオイデスと有鉤条虫，それからウイルスではエンテロウイルス属のいくつかとムンプスウイルスとAIDSウイルス。

岩田　AIDSね。AIDSも脳症起こすからね。そういうのも可能性は高いかもね。AIDSの場合，進行していないとAIDS脳症はなかなか起きないんだけど。はい，いいでしょう。

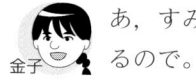

金子　あ，すみません。あともうひとつ，ほかのアプローチをしてくれた人がいるので。

岩田　ほうほう。どうぞー。

金子　不明熱が長く続いているので，感染性心内膜炎の可能性は考えておいた方がいいと思いました。

岩田　素晴らしい。そうですね。
Infective endocarditis。IEはたとえば頭に飛んだりして，頭に炎症を起こすってこともあるので，この人は心移植後，心臓の血流が良くないかもしれないし，そういうとこにばい菌がくっつくってことは当然考えられますよね。

金子　心雑音がないというところで，ちょっと疑問に思って……詳しい文献はな

かったんですが，心雑音がみられる確率が80〜85％と書いてありました。

岩田 心雑音なんて聞く人次第だしね。だからよく「心雑音ありませんでした」って研修医が言っていても，後で聞きに行ったらしっかりあることなんてことは，しょっちゅうだよ。
聴力はぼくの方が悪いに決まっているんだけどさ，あれは耳で聞くんじゃなくて，耳と耳の間で聞くんだよね。
……今の意味わかんなかった人は別にいいんだけどさ。

(一同笑い)

岩田 アメリカ人は，かなり診察下手なんですよ。見ていても思うけど。もう雑。胸の聴診も服の上からやっているしさ，「えー」って思うよね。
「もうちょっと丁寧に診察せんかい」って感じなんだけど。ちゃんと聞いてやろうという気持ちがないんだよね，「あとでエコーやるからええわ」っていう感じ。日本人でもそういう人はいますけどね。

(一同笑い)

岩田 たとえばね，インド人の医師は身体診察が上手いんだよね。むっちゃ上手いよ。
やっぱ途上国の医者の方が，なんというのかな，ほら目の見えない人は，鼻の嗅覚がすごく優れたり，耳が良くなったりするじゃん。ああいう感じで頼るものがないと，能力的に伸びると思うんだよ。日本人もアメリカ人もフィジカルが下手な人が多いですよね。
日本人は，ときどき打診がすっごく上手な人がいますよね。ぼくの学生のときも，打診ですごいいい音たてる先生がいて，やたら不必要に打診やっていたけどね(笑)。

(一同笑い)

岩田 はい，じゃあほかの班で今まで出なかったアイデアがある人いる？
心内膜炎は考えますよ。考えますけど，3カ月放っておいたら，やっぱりあちこちに塞栓像とか出ている可能性が高いので，ちょっと合わないかなと思うんだよね。

でも考えますね。ほかはない？　はい，どうぞ。いいよ。

川合　マイコプラズマでも髄膜炎を起こすことがあると書いてあったので，それもひとつ鑑別に入れられるかなと思います。

岩田　はい。マイコプラズマで起こすことはありますね，たしかに。

川合　あとは癌性髄膜炎で，胃や肺癌からの髄膜炎の転移。

岩田　そうですね。癌性髄膜炎ね。cancerね。そういうのは鑑別に入りますね。

川合　以上です。

岩田　はい，いいでしょう。ほかありますか？

佐々木　野兎病はないのかなと。

岩田　いいですね，野兎病。Tularemiaといいます。「のうさぎ」と書いて野兎（やとう）病と読むんだけど。
Tularemiaはグラム陰性桿菌の*Francisella tularensis*という菌が起こします。これは狩りに関連していることが多くて，狐とかの野獣を猟銃で撃って，獣から感染するんですね。結構長い熱になることもあります。
典型的に野兎病は肺炎を起こすことが多いのと，リンパ節腫脹，それから潰瘍。この3つが特徴的になります。この患者さんは前にハンティングをやっていたから，野兎病は鑑別に絶対入れると思うんだけど，特徴的な所見がどれもないので，ちょっと可能性としては低いなと思いますね。

佐々木　ありがとうございます。

岩田　でもいいと思うよ。野兎病。
……皆さんが挙げる鑑別疾患だと，ぼく，何でも答えられるでしょ？　今自分がちょっとプロだと思ってクラクラっときちゃった。

（一同笑い）

岩田　そうでもないか（笑）。ほかになにかありますか？　これで全部出尽くした？

そして,診断は……

岩田　はい。今,黒板の上に皆さんが挙げた鑑別をバーッと書いてみました。このなかに答えがあります。それはどれでしょう？
さぁ,皆さんが得意なマルチプルチョイスクエスチョンです！

(一同笑い)

岩田　今からひとつずつ訊いていくので,決をとっていきましょうね。
……多数決ってわけにいかないんだろうけどな(笑)。

はい,野兎病だと思う人？ ……はい,0。
ライム病。*Borrelia burgdorferi*の感染症。……いない。
ノカルジア症。……いない。
アクチノマイコーシス。放線菌の感染症。……いない。
トキソプラズマ症。……あれ,トキソプラズマは結構挙がっていたけど,いない？ 5人ぐらいいるね。はい,じゃあここはまだ残しましょう。
AIDS。……いない。
膿瘍,脳膿瘍。……いない。
GBS感染症。……いない。
インフルエンザ菌感染症。……いない。
結核性髄膜炎。……あ,これは何人か挙がりましたね。いいよ。たぶんこれ残るよな。
リステリア症。……あ,これ出ましたね。これも残るかな。
コクシジオイデス症。コクシジオイデスという真菌感染症。……これ,地域が合わないからたぶん合わないんだよね。アウト。
ムンプス。おたふく風邪。……これもアウト。
エンテロウイルス。……アウトね。
ヒトヘルペスウイルス。単純ヘルペス。……アウト。
梅毒。……アウト。
膠原病。……アウト。
有鉤条虫,有鉤嚢虫症。……アウト。
ネグレリア,アメーバ。……これは説明したよね。いいでしょう。アウト。

マラリア。……これはアウトだね。
カンジダ症。カンジダ感染。……アウト。
アスペルギルス。……アウト。
ムコール症。……アウト。
感染性心内膜炎。……アウト。
クリプトコッカス。……お，これは結構挙がったね。
PML。progressive multifocal leukoencephalopathy，進行性多巣性白質脳症。……はい，アウト。
マイコプラズマ。……アウト。
癌。癌性髄膜炎。……アウト。
オッケー。さぁ答えはなんだったでしょう？

> Three days later，検査してから3日目

> Cerebrospinal fluid culture grew ***Cryptococcus neoformans***. A PCR assay of the isolate showed it to be *C. neoformans* var. grubii (serotype A). The prozone phenomenon was ruled out by checking the cerebrospinal fluid for cryptococcal antigen after predilution of cerebrospinal fluid samples ; the cryptococcal-antigen test remained negative. The patient was started on liposomal amphotericin B and flucytosine.

アムホテリシンBとフルシトシンのコンビネーションはクリプトコッカス髄膜炎のファーストチョイスの治療ですね。

> After 1 week of treatment, his fever resolved and he became less apathetic. A repeat MRI scan 3 weeks later showed no hydrocephalus.

3週間後のMRIでは，水頭症はなくなっていました。

> The patient was treated with liposomal amphotericin Band flucytosine for 6 weeks,

6週間治療して

> followed by 400 mg of oral fluconazole

これはフルコナゾールという抗真菌薬ですね。

> daily indefinitely

生涯内服で,「もう死ぬまでずっと飲んでいなさい」と抗真菌薬のフルコナゾールを400mg出されました。

> Six weeks after the initiation of therapy, he still had problems with short-term recall and concentration but was more animated and interactive.

短期記憶はまだ落ちているんだけど,もっと元気になってコミュニケーションがとれるようになる。

> At a follow-up visit 4 months after therapy was started, his problems with short-term memory and concentration had completely resolved ; his wife stated, "He is back."

奥さんが「旦那が戻ってきた!」と言った,という話でした。

これはクリプトコッカス髄膜炎のケースでした。皆さん,おめでとうございます。拍手,拍手〜。
良かったよ。これで「やっぱり,神戸大学イケてるじゃん」みたいな話になりましたよね。
これは「The New England Journal of Medicine」の「Clinical Problem-Solving」というシリーズからとってきました[15]。難しいケースだと思います。
病歴と身体所見と検査所見からは,たしかにクリプトコッカス髄膜炎をかなり疑うんですね。

---

15) Safdar N, Abad CL, Narayan S : Clinical problem-solving, Keeping an open mind. N Engl J Med 360(1) : 72-76, 2009

が，感度が非常に高いクリプトコッカス抗原検査，さっき言っていたけど，95～100％といわれる感度の高い検査が陰性だったために，訳わかんなくなっちゃったんですね。
今配っているこの論文には「感度が100％の検査は存在しない」と書いてあります。
「There is no test which has sensitivity of 100％」。100％の感度の検査は世の中には存在しない。だから患者さんがクリプトコッカスの可能性が高い。つまり**検査前確率が非常に高い場合に，たとえ感度が高い検査が陰性であっても，それを否定することはできない**ということです。

○○の病気がある，ないというときに，感度100％の検査はない。感度100％の症状もない。感度100％の病歴というのはあるかなぁ。マラリア流行地に行ってなければマラリアにならないとかね，そういうのはある。だけど症状では，たとえば日内変動がある熱というのは，感度は全然低い。そういうものの有無で病気を除外できるのは国家試験の世界だけ。国家試験はコテコテの患者しか出てこないから，そういうやり方でも通用するけど現実世界では全く通用しない。

いいですね。必ず臨床症状，それから期間ですね。3カ月というスパン。患者さんのバックグラウンド。心移植をやっていて免疫抑制剤を飲んでいる。それから動物曝露だよね。この人は鳥に曝露されている。鳥に餌をあげていたからね。クリプトコッカスは，鳩や鳥の糞から感染するんですよね。
というわけで，話としてはバッチリ合うわけですよ。このように診断という活動は行っていきます。初日に話したように，患者さんに起きている現象の後ろにある実態をみつけるために，コトバを積み重ねて，患者さんに起きていることをみつけてやる。
そうすれば，皆さんがこうして1日くらい頑張れば，アメリカの多くのドクターが見事に見逃して，NEJMに載るような難しいケースでも診断することはできる！ということだったんですね。

月曜日の最初に，「頭が痛いー」って言っていた患者さんのこと覚えてる？ 頭が痛くて熱が出ていますって言っていたね（副鼻腔炎のケース）。

あのときに比べると，皆さんの患者さんに対するアプローチのレベルはものすごく上がったと思いますよ。
(初期研修医に) ねえ？ もうあと3日くらいこれやると，たぶん追いつかれるよ。

(一同笑い)

岩田 そんなことはないか(笑)。でもね，この5日間で皆さんはものすごく素晴らしい，長足の進歩をとげたと思いますよ。最初はもうなにやっていいんだか，よくわかんないって感じだったけど。
でも，これが現実の診断アプローチです。そして，これは感染症以外でも全部使えます。他の疾患群になっても，まったく同じやり方で通用する。応用して，活用してください。
必ず時間のスパンを考えること，患者さんのバックグラウンドを考えて病巣のフォーカスを考えて，病態を考えて，そして検査を考える。という順番にやっていけば，いきなり検査に飛びつくことをしなければ，そんなに間違えない。
ある，ないという二元論から離れて，必ずどれくらいあるかというグラデーションのある考え方をすれば，実際の患者さんと立ち向かうときにもそんなに困らない。
診断をきちっとやって初めて治療が出てきます。逆に言うと診断をしなければ治療なんて話にならないので，このプロセスを通っていくことは，どの病気を扱う場合もすごく重要なんですね。よく頑張ったと思います。
じゃあ，今の皆さんの答弁をもって，ぼくの評価にかえるので。
……あれは，みんなで頑張って答えを出したってことにしていいんだよね？ たぶん。

(一同笑い)

岩田 そうだよね。別に取ってつけたような試験とかレポートとかやらないから。みなさんがどういう感じで伸びていったかは，ぼくの中でだいたい雰囲気を掴めました。
それでは，感染症チュートリアルはこれで終わりにします。皆さん，ご苦労様でした。

あとがき

　本書を最後までお読みいただいた皆さん，どうもありがとうございました。とりあえずあとがきから読むあなた，こんにちは。
　TBLのライブ講義は，早稲田大学の西條剛央さんの質的研究の教科書を読んだ時から「いつかは作ってみたい」と思っていました〔ライブ講義・質的研究とは何か（SCQRMベーシック編，アドバンス編），新曜社〕。西條さんとはその後，彼の哲学理論である「構造構成主義」に関連したいろいろなお仕事でご一緒させていただきました。今回の企画も彼なしでは達成できなかったものなので，この場をお借りして深くお礼申し上げます。

　こうやってゲラを読みなおしてみると，学生たちの息づかいというか，空気の高まりがよみがえってきます。TBLは2年目でしたが，本当にやってよかったと思います。これは本当に一種の「ライブ」でして，ぼくと学生が一緒に構築してきたプロダクトです。そして，このプロダクトを書籍化できたことにも感謝しています。

　臨床医学の世界に置いても「ともに構築するco-constructed」な概念があります。それはナラティブ・メディシンです。ナラティブでは，患者と医者が一緒になってともに医療の方向を「構築」していきます。医者が勝手に診療方針を押しつけるのではなく，「患者中心の医療」なんて美辞麗句でごまかして丸投げするのでもなく。
　本書をお読みいただいた方はご理解いただけると思いますが，ここで学習された内容はどう逆立ちしても学生が自学自習でやったのでは到達不可能（でないとすれば，極めて困難）だったと思います。「学習者中心の学習」も一種の美辞麗句なのではないでしょうか。

　もちろん，教育に完成型はないので，今後もこのTBLについてはさらに改良を重ねていく必要があります。でも，だいたい「射程」は見えたと思います。ぼくは神戸大学感染症内科版のTBLはアメリカのオリジナルなものよりもずっとよくできたと，わりと自画自賛しています（こんなこ

と書くと反感を買うでしょうが，本当にそう実感されたのです．場の感じって重要だと思うんです）．

　読者の皆さんのご意見，ご感想をお待ちしたいと思います．

　医学教育の世界では国際化の流れが激しく，いわゆる「2023年問題」というものも出ています．アメリカの基準に準じた医学部卒業生でないとアメリカの卒後研修を受けることができなくなる（かもしれない）という問題です．

　日本の医学教育界も国際化に向けて「待ったなし」なのですが，国際化とは「アメリカの真似をする」ことではありません．真の国際化，真のグローバリズムは「他の国にも真似してもらえるような」コンセプトを発信することだと思っています．そこを見据えて，今後ももっともっと大事なコンセプトを発信したいのです．

　2013年1月

　　　　　　　　　　　　　岩田健太郎＠ハワイでのPBLワークショップ

著者紹介

岩田健太郎（いわた・けんたろう）

1997年	島根医科大学 卒業
1997年	沖縄県立中部病院 研修医
1998年	コロンビア大学セントルークス・ルーズベルト病院 内科研修医
2001年	アルバートアインシュタイン医科大学ベスイスラエル・メディカルセンター 感染症科フェロー
2003年	北京インターナショナルSOSクリニック 家庭医，感染症医
2004年	亀田総合病院総合診療部・感染症科 部長代理
2005年	同 部長
2008年	神戸大学都市安全研究センター感染症リスク・コミュニケーション研究分野教授
	神戸大学大学院医学研究科微生物感染症学講座感染症治療学分野教授

現在に至る

資格など

米国内科専門医，米国感染症専門医，世界旅行医学会認定医，日本内科学会認定内科専門医，日本感染症学会認定感染症専門医，PHPビジネスコーチ，ロンドン大学熱帯医学衛生学校感染症修士

近著

- 「リスク」の食べ方　食の安全・安心を考える（ちくま新書）
- Dr.岩田健太郎のスーパー指導術～劇的に効果が出る"教えるコツ""教わるコツ"（羊土社）
- 構造と診断 ゼロからの診断学（医学書院）

神戸大学感染症内科版 TBL
問題解決型ライブ講義 集中！5日間

定価(本体 4,500円＋税)

2013年3月25日　第1版第1刷発行
2013年4月25日　　　　第2刷発行

著　者　岩田　健太郎

発行者　古谷　純朗

発行所　金原出版株式会社
　　　　〒113-8687 東京都文京区湯島 2-31-14
　　　　電話　編集(03)3811-7162
　　　　　　　営業(03)3811-7184
　　　　FAX　　(03)3813-0288
　　　　振替口座　00120-4-151494　　　　　検印省略
　　　　http://www.kanehara-shuppan.co.jp/　Printed in Japan

ISBN 978-4-307-10160-8　　　　　　　　　　印刷・製本／永和印刷
©岩田健太郎，2013　　　　表紙デザイン／前田敬志(株式会社ティーエム企画)

|JCOPY| <(社)出版者著作権管理機構 委託出版物>
本書の無断複写は著作権法上での例外を除き禁じられています．複写される場合は，そのつど事前に，(社)出版者著作権管理機構（電話 03-3513-6969，FAX 03-3513-6979，e-mail：info@jcopy.or.jp）の許諾を得てください．

小社は捺印または貼付紙をもって定価を変更致しません．
乱丁，落丁のものはお買上げ書店または小社にてお取り替え致します．